国家卫生健康委员会"十四五"规划教材

全国高等中医药教育教材

供中医学、针灸推拿学、中西医临床医学等专业用

医学生物学

第 3 版

中醫

主　编　高碧珍　赵丕文

副主编　詹秀琴　宋　强　许　勇　张小莉

编　委　（按姓氏笔画排序）

王　萍（山东中医药大学）　　　　吴　静（云南中医药大学）

王志宏（长春中医药大学）　　　　宋　强（山西中医药大学）

王晓玲（天津中医药大学）　　　　张　凯（安徽中医药大学）

文礼湘（湖南中医药大学）　　　　张小莉（河南中医药大学）

包玉龙（内蒙古医科大学）　　　　赵丕文（北京中医药大学）

刘　艳（福建中医药大学）　　　　胡秀华（北京中医药大学）

许　勇（成都中医药大学）　　　　高碧珍（福建中医药大学）

孙　阳（黑龙江中医药大学）　　　董　秀（辽宁中医药大学）

孙　媛（大连医科大学）　　　　　詹秀琴（南京中医药大学）

李云峰（河北中医学院）

秘　书（兼）刘　艳　胡秀华

人民卫生出版社

·北京·

图书在版编目（CIP）数据

医学生物学 / 高碧珍，赵丕文主编 . —3 版 . —北京：人民卫生出版社，2022.2（2024.7重印）
ISBN 978-7-117-31649-1

Ⅰ.①医… Ⅱ.①高…②赵… Ⅲ.①医学 —生物学 —中医学院 —教材 Ⅳ.①R318

中国版本图书馆 CIP 数据核字（2022）第 015899 号

人卫智网　www.ipmph.com	医学教育、学术、考试、健康，购书智慧智能综合服务平台	
人卫官网　www.pmph.com	人卫官方资讯发布平台	

医学生物学
Yixue Shengwuxue
第 3 版

主　　编：高碧珍　赵丕文
出版发行：人民卫生出版社（中继线 010-59780011）
地　　址：北京市朝阳区潘家园南里 19 号
邮　　编：100021
E - mail：pmph @ pmph.com
购书热线：010-59787592　010-59787584　010-65264830
印　　刷：人卫印务（北京）有限公司
经　　销：新华书店
开　　本：850×1168　1/16　印张：13
字　　数：341 千字
版　　次：2012 年 5 月第 1 版　2022 年 2 月第 3 版
印　　次：2024 年 7 月第 5 次印刷
标准书号：ISBN 978-7-117-31649-1
定　　价：58.00 元
打击盗版举报电话：010-59787491　E-mail：WQ @ pmph.com
质量问题联系电话：010-59787234　E-mail：zhiliang @ pmph.com

◇◇◇ 数字增值服务编委会 ◇◇◇

◇◇◇ 修 订 说 明 ◇◇◇

为了更好地贯彻落实《中医药发展战略规划纲要(2016—2030年)》《中共中央国务院关于促进中医药传承创新发展的意见》《教育部 国家卫生健康委 国家中医药管理局关于深化医教协同进一步推动中医药教育改革与高质量发展的实施意见》《关于加快中医药特色发展的若干政策措施》和新时代全国高等学校本科教育工作会议精神,做好第四轮全国高等中医药教育教材建设工作,人民卫生出版社在教育部、国家卫生健康委员会、国家中医药管理局的领导下,在上一轮教材建设的基础上,组织和规划了全国高等中医药教育本科国家卫生健康委员会"十四五"规划教材的编写和修订工作。

为做好新一轮教材的出版工作,人民卫生出版社在教育部高等学校中医学类专业教学指导委员会、中药学类专业教学指导委员会和第三届全国高等中医药教育教材建设指导委员会的大力支持下,先后成立了第四届全国高等中医药教育教材建设指导委员会和相应的教材评审委员会,以指导和组织教材的遴选、评审和修订工作,确保教材编写质量。

根据"十四五"期间高等中医药教育教学改革和高等中医药人才培养目标,在上述工作的基础上,人民卫生出版社规划、确定了第一批中医学、针灸推拿学、中医骨伤科学、中药学、护理学5个专业100种国家卫生健康委员会"十四五"规划教材。教材主编、副主编和编委的遴选按照公开、公平、公正的原则进行。在全国50余所高等院校2 400余位专家和学者申报的基础上,2 000余位申报者经教材建设指导委员会、教材评审委员会审定批准,聘任为主编、副主编、编委。

本套教材的主要特色如下:

1. **立德树人,思政教育** 坚持以文化人,以文载道,以德育人,以德为先。将立德树人深化到各学科、各领域,加强学生理想信念教育,厚植爱国主义情怀,把社会主义核心价值观融入教育教学全过程。根据不同专业人才培养特点和专业能力素质要求,科学合理地设计思政教育内容。教材中有机融入中医药文化元素和思想政治教育元素,形成专业课教学与思政理论教育、课程思政与专业思政紧密结合的教材建设格局。

2. **准确定位,联系实际** 教材的深度和广度符合各专业教学大纲的要求和特定学制、特定对象、特定层次的培养目标,紧扣教学活动和知识结构。以解决目前各院校教材使用中的突出问题为出发点和落脚点,对人才培养体系、课程体系、教材体系进行充分调研和论证,使之更加符合教改实际、适应中医药人才培养要求和社会需求。

3. **夯实基础,整体优化** 以科学严谨的治学态度,对教材体系进行科学设计、整体优化,体现中医药基本理论、基本知识、基本思维、基本技能;教材编写综合考虑学科的分化、交叉,既充分体现不同学科自身特点,又注意各学科之间有机衔接;确保理论体系完善,知识点结合完备,内容精练、完整,概念准确,切合教学实际。

4. **注重衔接,合理区分** 严格界定本科教材与职业教育教材、研究生教材、毕业后教育教材的知识范畴,认真总结、详细讨论现阶段中医药本科各课程的知识和理论框架,使其在教材中得以凸显,既要相互联系,又要在编写思路、框架设计、内容取舍等方面有一定的区分度。

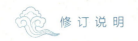

5. 体现传承,突出特色 本套教材是培养复合型、创新型中医药人才的重要工具,是中医药文明传承的重要载体。传统的中医药文化是国家软实力的重要体现。因此,教材必须遵循中医药传承发展规律,既要反映原汁原味的中医药知识,培养学生的中医思维,又要使学生中西医学融会贯通,既要传承经典,又要创新发挥,体现新版教材"传承精华、守正创新"的特点。

6. 与时俱进,纸数融合 本套教材新增中医抗疫知识,培养学生的探索精神、创新精神,强化中医药防疫人才培养。同时,教材编写充分体现与时代融合、与现代科技融合、与现代医学融合的特色和理念,将移动互联、网络增值、慕课、翻转课堂等新的教学理念和教学技术、学习方式融入教材建设之中。书中设有随文二维码,通过扫码,学生可对教材的数字增值服务内容进行自主学习。

7. 创新形式,提高效用 教材在形式上仍将传承上版模块化编写的设计思路,图文并茂、版式精美;内容方面注重提高效用,同时应用问题导入、案例教学、探究教学等教材编写理念,以提高学生的学习兴趣和学习效果。

8. 突出实用,注重技能 增设技能教材、实验实训内容及相关栏目,适当增加实践教学学时数,增强学生综合运用所学知识的能力和动手能力,体现医学生早临床、多临床、反复临床的特点,使学生好学、临床好用、教师好教。

9. 立足精品,树立标准 始终坚持具有中国特色的教材建设机制和模式,编委会精心编写,出版社精心审校,全程全员坚持质量控制体系,把打造精品教材作为崇高的历史使命,严把各个环节质量关,力保教材的精品属性,使精品和金课互相促进,通过教材建设推动和深化高等中医药教育教学改革,力争打造国内外高等中医药教育标准化教材。

10. 三点兼顾,有机结合 以基本知识点作为主体内容,适度增加新进展、新技术、新方法,并与相关部门制订的职业技能鉴定规范和国家执业医师(药师)资格考试有效衔接,使知识点、创新点、执业点三点结合;紧密联系临床和科研实际情况,避免理论与实践脱节、教学与临床脱节。

本轮教材的修订编写,教育部、国家卫生健康委员会、国家中医药管理局有关领导和教育部高等学校中医学类专业教学指导委员会、中药学类专业教学指导委员会等相关专家给予了大力支持和指导,得到了全国各医药卫生院校和部分医院、科研机构领导、专家和教师的积极支持和参与,在此,对有关单位和个人表示衷心的感谢! 希望各院校在教学使用中,以及在探索课程体系、课程标准和教材建设与改革的进程中,及时提出宝贵意见或建议,以便不断修订和完善,为下一轮教材的修订工作奠定坚实的基础。

人民卫生出版社

2021 年 3 月

◇◇◇ 前　言 ◇◇◇

21世纪是生命科学的世纪,随着科技的进步和多学科的交叉渗透,生命科学不断地向深度和广度进军,并取得了一个又一个重大突破,极大地推动了医学的发展,也大大促进了中医药的传承与创新。

医学生物学是一门专业基础课,着重介绍生命科学的基本理论、基本知识和基本技术,反映生命科学的新进展,在中医药教育中的地位和作用不容忽视。《医学生物学》教材自2012年第1版面世以来,在近10年的使用过程中,因其内容精练、文字简洁、重点突出,得到了中医药院校师生的肯定,是一本学生好学、教师好教的教材。本教材适用于全国中医药院校中医学、针灸推拿学、中西医临床医学等专业,也可作为中医药院校教师和其他专业学生的参考书。

此次修订依然紧紧围绕中医药人才培养目标,重视基础知识,注重培养学生创新精神和终身学习的能力;秉承原有的编写风格,保留了原有的编排体系。与第2版相比,第3版教材首先融入了思政元素,体现立德树人的根本宗旨;其次,将第三章第十节中细胞工程与第六章第三节细胞培养整合为第六章第四节细胞工程;再次,对部分内容进行了更新完善,如新增图片、知识链接和拓展阅读等;最后,优化数字资源,从内容和形式上弥补纸质教材的不足,为广大师生带来更好的教学体验。

本教材共分6章,第一章由高碧珍编写;第二章由孙媛编写;第三章由胡秀华、詹秀琴、孙阳、王志宏、宋强、许勇、王晓玲、赵丕文编写;第四章由包玉龙、宋强、刘艳、吴静、李云峰、王萍、张小莉、张凯编写;第五章由文礼湘编写;第六章由董秀编写。第一章、第二章由詹秀琴统稿;第三章由张小莉统稿;第四章由许勇统稿;第五章、第六章由宋强统稿。全书由高碧珍、赵丕文统稿。王萍、孙媛、胡秀华在后期PPT课件的编排、整理和校对上做了许多工作。

感谢第1版教材主编王明艳在编写的规划、组织和实施中所做的贡献,为后续的修订奠定了坚实的基础!感谢人民卫生出版社、福建中医药大学、北京中医药大学及各编委所在单位的大力支持和帮助!感谢首都医科大学谷春雨主任医师惠赠的精美照片!

参加本次教材修订的19位教师绝大多数来自国内各中医药大学,他们长期工作在教学一线,了解中医药院校学生的认知特点和规律。希望通过我们的共同努力,修订后的教材能更加适用、实用、够用、好用。由于时间仓促,编者学识水平和能力有限,书中难免存在不妥之处,诚恳希望广大师生提出宝贵意见,以便再版时更趋完善。

编者
2021年2月

◇◇◇ 目　　录 ◇◇◇

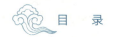

目　录

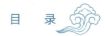

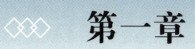

第一章

绪　论

生物学（biology）也称生命科学（life science），是研究生命现象、生命活动的本质、特征和发生、发展规律，以及各种生物之间和生物与环境之间相互关系的科学。广义的生命科学还包括医学、农学、生物技术，以及生物学与其他学科交叉的领域。生命科学是 21 世纪自然科学的带头学科，随着人类基因组计划的实施、后基因组计划的启动及系统生物学工作的全面开展，生命科学将极大推动医学的发展，造福人类。

第一节　生物学的形成与发展

人类的祖先很早就对与其生存密切相关的生物有所认识。人们在生存过程中，栽培植物，驯养动物，增长知识，积累经验。在疾病治疗中，对植物药和动物药也有了一定的了解。公元前 520 年，我国现存文献中最早记载具体药物的书籍《诗经》问世，该书收录了 100 多种药用动植物名称。公元前 384—前 322 年，古希腊学者亚里士多德描述了 500 多种动物并予以分类，编著了《动物志》《动物的繁殖》等书，取得了动物学较早的研究成果。公元前 372—前 287 年，古希腊学者狄奥弗拉斯特编写了《植物志》等书，描述了 500 多种野生和栽培植物，阐明了动物和植物在结构上的基本区别。随着历史的递嬗、社会的演进，人类对于生物的需要不断增加，对于生物的认识也不断深入。

自 16 世纪开始，生物学研究越来越多。明朝末年（1578 年）我国伟大医学家李时珍编写了 52 卷的巨著《本草纲目》，载药 1 892 种，详细描述了植物药、动物药等的形态和药性，对古本草进行了系统全面的整理总结。1628 年，英国生物学家 William Harvey 编著了《动物心血运动的研究》，建立血液循环理论。1665 年，英国物理学家 Robert Hook 用自制的显微镜，观察到死亡的植物细胞细胞壁构成的空泡，将其称为细胞（cell），出版了《显微图》。1674 年，荷兰显微镜学家、微生物学的开拓者 Leeuwenhoek 用放大倍数较高的显微镜观察到了单细胞藻类、水生原生动物、鱼类红细胞和人类精子，看到了生活状态的细胞。1735 年，瑞典植物学家 Linnaeus 在亚里士多德分类理论的基础上，建立了科学分类的方法，提出了"双名法"，出版了《自然系统》，揭示了动植物的亲缘关系，把生物分成植物界和动物界，奠定了生物分类学基础。

19世纪,生命科学已得到蓬勃发展,生命现象的研究也已经从观察、描述深入到分析、综合阶段。1838—1839年,德国植物学家Schleiden和德国动物学家Schwann提出了"细胞学说",恩格斯称之为19世纪自然科学的三大发现之一。1859年,英国生物学家Darwin通过多年的研究、考察和标本收集,提出了核心是"自然选择"的生物进化理论,发表了划时代的著作《物种起源》,推动了生命科学的发展。1865年,奥地利生物学家Mendel通过豌豆杂交试验,得出了遗传的基本定律——孟德尔定律。1892年,俄国微生物学家伊凡诺夫斯基发现了烟草花叶病毒,开始了病毒学研究。

20世纪,生物学研究已从整体水平、细胞水平深入到分子水平,取得了突破性的进展。1910年以后,美国遗传学家Morgan提出了连锁与互换定律,创立"基因理论"。1944年,Avery等通过肺炎双球菌的转化实验,证明了DNA是生物的遗传物质。1952年,Hershey和Chase利用噬菌体感染实验进一步证明了DNA是遗传物质。1953年,美国Watson和英国Crick根据DNA的X线衍射图谱阐明了DNA双螺旋结构,开创了分子生物学新纪元。1958年,Crick证明了遗传的"中心法则",揭示了生物遗传信息的传递过程。1961年,Monod和Jacob提出了乳糖操纵子模型,以此解释原核细胞基因调控机制。1965年,我国学者首次合成了具有生物活性的牛胰岛素,取得了令世人瞩目的成就。1966年,遗传密码的破译在揭开生命奥秘的研究中取得了重大突破。

20世纪70年代以来,分子生物学发展突飞猛进。1972年,美国斯坦福大学的Berg通过工具酶,在体外用猴病毒DNA和λ噬菌体DNA构建了重组DNA分子。1973年,美国的Cohen和Boyer在体外将构建的杂合DNA分子转入大肠杆菌中进行繁殖,并使杂合分子上的基因在大肠杆菌中成功表达。1979年,小鼠胰岛素基因被美国学者导入大肠杆菌,表达合成胰岛素,这些研究奠定了基因工程的基础。1981年,我国学者通过13年的努力,首次用人工方法成功合成了酵母丙氨酸转运核糖核酸,这是继人工合成牛胰岛素之后,我国取得的又一项世界领先的重大成果。1990年,一项全球范围内的大项目——人类基因组计划(Human genome project,HGP)启动了,该项目对人类所产生的影响不亚于曼哈顿原子弹试验计划和阿波罗登月计划,美国、英国、中国、德国、法国、日本科学家协作攻关,用13年时间完成了人类基因组序列图。1997年,英国生物学家Wilmut等成功克隆了来源于哺乳动物体细胞的"多莉"羊。1998年,美国学者发现了一种阻碍基因表达路径的方法——RNA干扰技术。

21世纪,生物学的研究已经发展为分子、细胞、组织、器官乃至整体水平的多方位综合研究。随着后基因组计划——功能基因组研究的启动,系统生物学、表观基因组学、转录组学和蛋白质组学等新兴学科的发展,生命科学已彻底由简单描述式的科学转变为定量描述和预测的科学,人类将从基因组整体水平对基因表达和调控的活动规律进行科学阐述。

近年来,人们在干细胞研究、基因工程药物开发、RNA干扰技术应用等方面取得了很大的进展。信息科学、纳米科学、大数据和人工智能等多个学科的渗透,使生命科学产生了新的飞跃。生物学不仅对工业、农业、医学等有巨大的推动作用,而且对整个国民经济及人类的生存和发展等都将产生重大和深远的影响。

第二节 生命的基本特征

生命是物质运动的高级形式,具有新陈代谢、生长、发育、生殖等多种生命现象。

一、生物大分子是生命的主要物质基础

生命的主要物质基础是蛋白质、核酸等生物大分子。蛋白质是细胞、组织、器官的重要组成成分,具有多种生理功能。核酸是生物体的遗传物质[绝大多数生物的遗传物质是DNA,极少数生物(如某些病毒)的遗传物质是 RNA],是遗传信息的载体,与生物的生长、发育、遗传、变异和生殖等有直接关系。

二、细胞是生命结构和功能的基本单位

自然界除病毒和类病毒等少数生物以外,绝大多数生物是由细胞组成的,细胞是生物体结构和功能的基本单位。部分低等生物由单细胞构成,如细菌及单细胞藻类等。高等生物则由多个细胞组成,如人体、鸟类、鱼类等。

三、新陈代谢是生命的基本运动形式

生物在生命过程中不断与周围环境进行物质交换和能量转换,并不断更新自我的过程即新陈代谢。新陈代谢是生命的基本运动形式,包括同化作用和异化作用两个方面。同化作用又称合成代谢,是生物从外界环境摄取物质,构建自身,储存能量的过程;异化作用又称分解代谢,是生物分解物质,释放能量的过程。新陈代谢是生命最基本的特征,也是区分生命与非生命的根本标志。

四、生命能进行生长、发育和生殖

生物在新陈代谢过程中表现出体积的增大和重量的增加,称为生长。生物在生活过程中,细胞逐渐分化,形成不同的结构,执行不同的生理功能,这一系列结构和功能的转化过程称为发育。多细胞生物体从受精卵开始到生命终结为止,经过胚胎、幼年、成年和老年几个不同的阶段,最终衰老、死亡,这一过程称为个体发育。

任何生命都具有繁衍后代的能力。生物体通过特定的方式产生子代个体,从而使生命得以延续的过程称为生殖。包括无性生殖和有性生殖。生长、发育和生殖是最普遍的生命现象。

五、生命具有遗传和变异现象

生物在生殖繁衍后代过程中,表现出来的亲代和子代之间、子代和子代之间性状相似的现象称为遗传;而同种生物世代之间或同代不同个体之间性状出现差异的现象称为变异。遗传和变异是生物界的普遍现象,是物种形成和生物进化的基础。遗传变异规律是生命科学的基本规律之一。

六、生命具有进化的历程

生命进化指地球上的生命从最初、最原始的形式,演变为形形色色生物的过程。生命进化包括化学进化和有机进化两个阶段。化学进化是在原始地球条件下,由无机物转化成有机物,进一步积聚成生物大分子,再进一步形成能复制和传递遗传信息的原始生命的过程。有机进化指从简单的生命形态,经过由原核生物到真核生物,直至发展到人类,并不断进化的过程。生命的进化经历了从无到有、从少到多、从简单到复杂、从低级到高级、从水生到陆生的过程。

七、生命能适应环境

生物生活在自然环境中,自然环境对生物产生多方面的影响,如生长、发育、繁殖,从而导致种群数量的变化等。生物在长期进化过程中,也能通过调节自身的形态结构和生理功能,适应环境的变化,如对光照周期、温度、水分、土壤环境等变化的适应,同时生物对环境也有反作用。

第三节 生物学的主要分支学科

生物学的发展经历了从宏观到微观、从定性到定量、从现象到本质的历程,随着人们对生物学的了解越来越多,学科的划分也越来越细。当今的生物学是一个由许多分支学科组成的综合学科。

一、根据生物类群划分的分支学科

人类早期主要是对自然的观察和描述,所以生物学最早是按类群划分学科的,如植物学(botany)、动物学(zoology)、微生物学(microbiology)和人类学(anthropology)等。随着研究的不断深入,学科的划分也更细,如植物学可划分为藻类学、苔藓植物学、蕨类植物学和种子植物学等;动物学划分为原生动物学、软体动物学、昆虫学、甲壳动物学、鱼类学、鸟类学和哺乳动物学等;微生物学又进一步分为细菌学、真菌学和病毒学等。

二、根据研究角度划分的分支学科

人们根据对生物学研究的角度来划分学科,如分类学(taxonomy)是对复杂的生物类群进行划分的学科,是研究生物的种类及生物在进化中相互关系的科学,细分为植物分类学和动物分类学等。

对生命运动的属性和特征等进行研究的学科有形态学(morphology)、生理学(physiology)、遗传学(genetics)、行为生物学(behavioral biology)、胚胎学(embryology)和免疫学(immunology)等。其中形态学是研究动、植物形态结构的学科;生理学以生物机体的生命活动和机体各个组成部分的功能为研究对象,分为植物生理学、动物生理学和细菌生理学;遗传学是研究生物性状的遗传和变异,阐明其规律的学科,有动物遗传学、微生物遗传学、人类遗传学和群体遗传学等分支学科;行为生物学主要研究动物的行为,但并不局限于对行为生理学的研究,而是对行为的综合理解;胚胎学是研究生物个体发育的学科,随着胚胎学的发展,个体发育的研究已深入到分子水平,发育的研究从胚胎扩展到生物的整个生活史,形成发育生物学(developmental biology),其内容是探索生物个体从出生到发育成熟、衰老和死亡的规律;免疫学是研究免疫系统结构和功能的学科。

三、根据研究层次划分的分支学科

生物界是一个多层次的复杂系统,为了揭示某一层次的规律及与其他层次的关系,出现了按研究层次划分的学科。

生态学(ecology)是研究有机体及其周围环境相互关系的学科,研究范围包括个体、种群、群落、生态系统及生物圈等层次。种群生物学(population biology)是把种群遗传学和种群生态学综合起来,研究生命现象在生物种群内发生发展规律的学科。

人体解剖学(human anatomy)和动物解剖学(animal anatomy)分别研究正常人体和动物的形态结构。组织学(histology)是研究机体微细结构及其相关功能的科学。细胞生物学(cell biology)是从细胞的显微、亚显微和分子三个水平研究细胞各种生命活动的学科。

分子生物学(molecular biology)是从分子水平研究生命现象、本质、生命活动规律的一门新兴学科。量子生物学(quantum biology)是运用量子力学的概念、方法研究生物学问题的学科,主要研究生物分子间的相互作用力和作用方式、生物分子的电子结构与反应活性、生物大分子的空间结构与功能等。

系统生物学(systems biology)是利用基因组学、蛋白质组学、转录组学及其他多种组学技术,将综合获得的数据进行定量、综合、动态研究的学科。系统生物学整合了不同层次的信息,以便更好地理解复杂的生物系统。

📖 知识链接

系统生物学与中医药研究

系统生物学在细胞、组织、器官和生物体整体水平基础上,研究基因、RNA、蛋白质等各种分子及其相互作用,并通过计算生物学进行定量描述,预测生物的功能、表型和行为。其主要技术平台为基因组学、蛋白质组学、代谢组学、转录组学和表型组学等。系统生物学完成由生命密码到生命过程的研究,被称为"21世纪的生物学"。

中医学认为人体是一个有机的整体,构成人体的各个组成部分之间在结构和功能上相互联系、相互补充、协调统一,在病理上则相互影响,并且人体与自然界密切相关,相互影响。

由于系统生物学以整体性研究为特征,而中医具有鲜明的整体观,因此系统生物学已受到中医药界的关注,它的研究技术已在中医药研究中得到应用。

四、由学科间交叉融合产生的分支学科

生物学发展过程需要借助其他学科知识技术,出现了生物学与其他学科交互融合后的综合性学科。生物物理学(biophysics)是运用物理学的理论和方法研究生物的结构和功能、研究生命活动的物理和化学过程的学科。生物化学(biochemistry)是研究生物体的化学组成和生命过程中的各种化学变化规律的学科,是一门生物学和化学相结合的基础学科。生物信息学(bioinformatics)是研究生物信息的采集、处理、储存、传播、分析和解释等方面的学科。生物数学(biomathematics)是数学和生物学结合的产物,它的任务是用数学的方法研究生物学问题,研究生命过程的数学规律。生物电子学(bioelectronics)是生物技术与电子学交叉的学科,涉及生物材料、系统和过程的电学性质,以及利用生物材料开发的纳米微电子管和电子装置等。

以上所述仅仅是生物学的主要分支学科,随着生物学的飞速发展,一些新的学科将不断分化出来,同时也将会有一些学科进一步走向融合。

笔记栏

第四节　医学生物学在中医药教育中的
地位和作用

医学生物学是研究人体生命现象和生命本质的科学,着重研究与医学相关的生物学问题,是医学与生物学相结合的一门交叉学科,是现代医学教育的基础。现代医学的重大成就,离不开生物学的发展,如体外受精技术的建立,解决了不育不孕的医学难题;基因工程生产的胰岛素,挽救了无数糖尿病患者的生命;人类宫颈癌的病原体——人乳头瘤病毒(human papilloma virus,HPV)的发现为开发宫颈癌疫苗打下了基础。可见现代医学的进步与生物学的发展密不可分。

"中医药学是中国古代科学的瑰宝,也是打开中华文明宝库的钥匙","传承精华,守正创新",推动中医药走向世界也是历史发展的必然。几千年来,由于中西文化的差异和历史条件的限制,使中医学只能从宏观角度,在整体上把握疾病,形成了以整体观念和辨证论治为特点的诊疗体系。在生命科学飞速发展的今天,我们应该以开放、包容的心态,主动学习并借助各种先进的理论技术,从微观的角度诠释中医理论的科学内涵、探讨中医病因病机的现代机制,不断丰富发展自己;同时,寻找中医经典名方的作用环节、作用靶点,开发和研制新药,让中医药走向世界,造福世界人民。2015年诺贝尔生理学或医学奖获得者屠呦呦,利用生命科学技术手段,从中药青蒿中发现青蒿素就是有力的证明。同样,中医药临床实践需要医学生物学。一个优秀的中医医生不仅要有扎实的中医药理论基础和技能,还应该具备一定的医学生物学知识,才能在临床实践中为患者做出正确的诊断、治疗和指导。

学好医学生物学是中医药发展和临床实践的需要,也是时代对中医药院校大学生的要求。因此,医学生物学在现代中医药教育中的地位和作用是不容忽视的。

思政元素

青蒿素——祖国医学对世界医学的伟大贡献

疟疾是一种古老的疾病,严重危害人类的生命健康,与艾滋病、结核一起被世界卫生组织列为世界三大公共卫生问题。

我国在3 000多年前就已有疟疾流行的记载,我们的祖先在与疟疾的斗争中积累了宝贵的经验。殷墟甲骨文中已有"疟"字,马王堆出土的《五十二病方》记载青蒿入药,《黄帝内经》中描述了疟疾的病因、病机、症状和针灸治法,《神农本草经》以草蒿为青蒿别名,汉代张仲景《金匮要略》阐述了不同类型疟疾的辨证论治,东晋葛洪《肘后备急方》首次记载青蒿治疟,唐代孙思邈《备急千金要方》记载常山、蜀漆、马鞭草治疟,宋代赵佶等编著的《圣济总录》记载青蒿汤治疟,明朝张景岳《景岳全书》中明确了疟疾是感受疟邪所致,李时珍《本草纲目》中也记载了青蒿治疟的用法。

1967年5月23日,为援助越南以及我国抗疟的需要,国家成立"523"项目组,开展抗疟药物的研究。1969年1月,屠呦呦作为既懂现代科学又有中医药知识背景的人才被任命为中国中医研究院中药研究所"523"项目抗疟中草药研究课题组的组长,开始抗疟中草药的研究。她和课题组成员一起走访老中医、整理中医古籍,仅用3个月的时间就收集了2 000余个中草药方,筛选出可能具有抗疟作用的640个,并从其中

200个方药中提取了380多种提取物。但在研究过程中发现,提取物的抗疟性一直达不到理想的效果,研究一度陷入了瓶颈。

1971年9月,课题组发现青蒿的提取物对疟原虫的抑制率达68%,但此后的多批次研究却不能重现较高的抑制率。为寻找答案,屠呦呦和团队的成员们重新系统地查阅中医文献,受《肘后备急方》中"青蒿一握,以水二升渍,绞取汁,尽服之"的启发,创新性地将原有加热提取的方式改为乙醚低温提取。经历了190次失败后,最终于1971年10月4日如愿获得抗疟效果显著的青蒿中性提取物。为加快研究进度,屠呦呦和另外两位同事以身试药,进行药物安全性试验。确认安全无毒后,在疟疾患者中开展临床研究,取得良好疗效。课题组随即进行有效成分的分离和提取。1978年11月18日,终于从提取物中分离纯化出青蒿素。

青蒿素作为防治疟疾的一线药物,在全世界,尤其在发展中国家拯救了数百万的生命。它是祖国医学对世界医学的伟大贡献,是传统中医药与现代科学技术相结合的产物,是以屠呦呦为代表的老一辈科学家们不畏困难、勇于创新、甘于奉献、努力奋斗的结果。

中医药学是祖先留给我们的宝贵财富,蕴含着深邃的智慧。党和国家对中医药事业的发展高度重视,也对中医药工作者提出了殷切希望。作为中医药院校的学生、未来的中医药工作者,肩负着时代赋予的责任与使命。我们应当增强中医药文化自信和民族自信,不负韶华,努力学习现代科学技术,坚持中西医并重,充分挖掘中医药宝藏,让古老的祖国传统医学熠熠生辉,为建设健康中国贡献力量,为维护世界人民健康贡献中国智慧。

第五节　医学生物学学习目的和要求

医学生物学是中医药院校的一门基础课,本教材根据中医药学生的人才培养目标编写,其目的和要求是加强中医药院校学生生物学基础,明确学习医学生物学的重要性,掌握中医药领域最需要的生物学知识和技术,为后期学习生物化学、组织胚胎学及生理学等课程奠定基础;同时培养学生动手能力和科研创新能力,将来更好地为传承和发展中医药做贡献。

本教材共分6章。第一章绪论,介绍生物学、医学生物学的概况及其在中医药教育中的地位与作用,引导学生认识学习医学生物学的重要性。第二章生命的化学基础,简要介绍组成生命的元素、化合物,以及生物大分子的结构与功能,使学生认识生命的物质基础。第三章生命的细胞学基础,阐述真核细胞的结构和功能,以及彼此之间的相互联系,使学生从显微、超微层次认识细胞生命活动的本质和基本规律。第四章生命的遗传与疾病,介绍遗传的基本规律及常见的遗传病,并初步介绍包括基因结构、基因功能在内的遗传的分子基础,使学生认识疾病与遗传的关系。第五章生命与环境,反映生命与环境的相互关系,强调生命和环境的统一性及中医"天人相应"思想。第六章生命科学的研究技术,介绍生命科学研究中的常用技术及其在中医药研究中的应用,引导学生学习生命科学技术,以便将来更好地应用。

（高碧珍）

复习思考题

1. 什么是生物学? 什么是医学生物学?
2. 简述生命的基本特征。
3. 中医药院校学生为什么要学习医学生物学?

第二章

生命的化学基础

学习目标

1. 掌握生物大分子 DNA、RNA、蛋白质的结构与功能。
2. 熟悉组成生命的元素和化合物。
3. 了解酶的种类与特性。

地球上绝大多数的生物是由细胞构成的,组成细胞的物质称为原生质。在不同细胞中,原生质的化学成分存在差异,但其化学元素基本相同。这些化学元素相互结合成无机化合物(水、无机盐)和有机化合物(糖类、脂类、蛋白质、核酸),其中核酸、蛋白质等生物大分子是生命组成和生命活动的重要物质基础。

第一节　组成生命的元素与化合物

一、组成生命的元素

组成原生质的化学元素约有 50 种,包括常量元素和微量元素。其中碳(C)、氢(H)、氧(O)、氮(N)4 种元素含量最多,其次为硫(S)、磷(P)、氯(Cl)、钾(K)、钠(Na)、钙(Ca)、镁(Mg)、铁(Fe)等元素。这些元素约占细胞元素总量的 99.9% 以上,被称为常量元素或宏量元素。常量元素是构成细胞最基本、最重要的化学元素,其中以碳最为重要,被认为是生命物质的分子结构中心。碳原子能同氢、氧、氮、硫、磷等形成稳定的共价键;碳与碳之间能形成链式或环式的结构,因此碳能构成结构复杂、分子量大的物质,如糖类、脂类、蛋白质和核酸等。就元素的总数而言,人体细胞中氢元素数量最多,约占 63%,但氢的分子量很小,所占的质量百分比小;氧元素质量百分比最大,约占人体的 65%。

铜(Cu)、锌(Zn)、锰(Mn)、钼(Mo)、钴(Co)、铬(Cr)、硒(Se)、镉(Cd)、锂(Li)、碘(I)等化学元素在细胞中含量很少,约占细胞元素总量的 0.05%,称为微量元素或痕量元素。1996年,WHO 将构成人体的微量元素分成三类,分别为必需微量元素、可能必需微量元素和具有潜在毒性微量元素。对人体而言,碘、锌、硒、铜、钼、铬等为必需微量元素,其作用是参与细胞内化学物质的组成,与许多酶的活性有关;锰、硅、硼、钒及镍为可能必需微量元素;氟、铅、镉、汞、砷、铝、锂及锡等为具有潜在毒性微量元素,但它们在低水平时可能具有一些基本功能。

原生质中存在的元素在非生物界都能找到,没有一种元素是生物特有的,因此生物界和非生物界在化学组成上具有统一性。

二、组成生命的化合物

(一) 无机化合物

细胞中的无机化合物主要包括水和无机盐。

1. 水 水是细胞中含量最多的一种成分,占细胞总量的 70%~80%。细胞中的水以两种形式存在:一种是游离水,占 95%~96%;另一种是结合水,通过氢键或其他键与蛋白质结合,占 4%~5%。游离水是细胞代谢反应的溶剂,结合水则是构成细胞结构的部分。水能调节体温、溶解物质、参与细胞内各种代谢反应。

2. 无机盐 细胞中无机盐的含量很少,约占细胞总量的 1%。无机盐在细胞中均以离子状态存在,含量较多的阳离子有 K^+、Na^+、Ca^{2+}、Mg^{2+} 等,阴离子有 Cl^-、HCO_3^-、HPO_4^{2-}、SO_4^{2-} 等。无机盐虽然在原生质中含量不多,但作用十分重要,能维持细胞的酸碱度、渗透压、膜电位,并参与构成某些蛋白质和脂类。

(二) 有机化合物

细胞中有机化合物包括有机小分子和生物大分子。

有机小分子是分子量为 10^2~10^3Da 的含碳化合物,如核苷酸(nucleotide)、氨基酸(amino acid)、单糖(monosaccharide)及脂肪酸(fatty acid)等。生物大分子以有机小分子为基础构成,分子量为 10^4~10^6Da,如核酸(nucleic acid)、蛋白质(protein)和多糖(polysaccharide)。这些生物大分子一般以复合分子的形式存在,如核蛋白、脂蛋白、糖蛋白与糖脂等。生物大分子结构复杂,在生命活动过程中承担着重要功能。

1. 核苷酸和核酸 核苷酸是核酸的基本组成单位,由戊糖、含氮碱基及磷酸构成。核苷酸中的戊糖是核糖(ribose)或脱氧核糖(deoxyribose)(图 2-1),分别形成核糖核苷酸或脱氧核糖核苷酸。核苷酸聚合而成的核酸也有两种:核糖核酸(RNA)、脱氧核糖核酸(DNA)。

核苷酸中的碱基是含氮的杂环化合物,分为嘌呤(purine,Pu)和嘧啶(pyrimidine,Py)。嘌呤主要有腺嘌呤(adenine,A)和鸟嘌呤(guanine,G);嘧啶主要有胞嘧啶(cytosine,C)、尿嘧啶(uracil,U)和胸腺嘧啶(thymine,T)(图 2-2)。腺嘌呤、鸟嘌呤和胞嘧啶并存于 DNA、RNA 分子,尿嘧啶仅限于 RNA 分子,而胸腺嘧啶仅限于 DNA 分子。

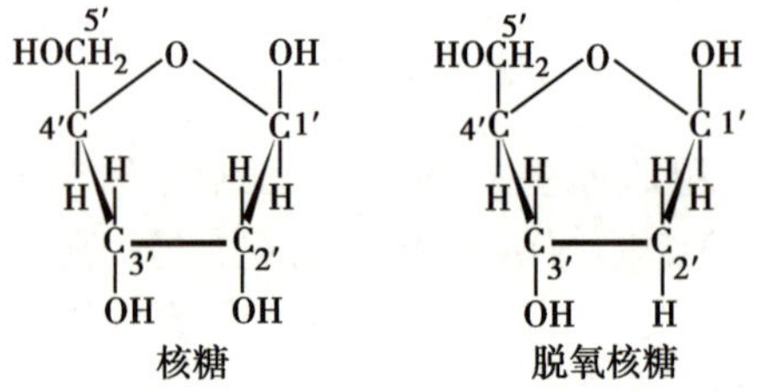

图 2-1 两种戊糖的结构式

核苷酸的形成分为两步:第一步戊糖和碱基以糖苷键相连形成核苷,通常是戊糖的 C1′ 的羟基与嘧啶的 N1 或嘌呤的 N9 上的氢脱水缩合;第二步核苷和磷酸以酯键相连形成核苷酸,通常是核苷戊糖的 C5′ 的羟基与磷酸分子上的氢脱水缩合。

核苷酸根据碱基和戊糖的不同而命名,如腺嘌呤、核糖、磷酸构成的核苷酸称为腺嘌呤核苷酸。组成 DNA 的核苷酸有腺嘌呤脱氧核苷酸、鸟嘌呤脱氧核苷酸、胞嘧啶脱氧核苷酸、胸腺嘧啶脱氧核苷酸 4 种;组成 RNA 的核苷酸有腺嘌呤核苷酸、鸟嘌呤核苷酸、胞嘧啶核苷酸、尿嘧啶核苷酸 4 种(图 2-3)。

根据所含磷酸的个数,核苷酸有一磷酸核苷酸、二磷酸核苷酸和三磷酸核苷酸等形式。有时候磷酸可同时与核苷上的两个羟基形成酯键,连接成环状核苷酸分子,常见的有环腺苷酸(cAMP)和环鸟苷酸(cGMP),两者均为细胞内重要的信使分子(图 2-3)。

图 2-2　五种含氮碱基的结构式

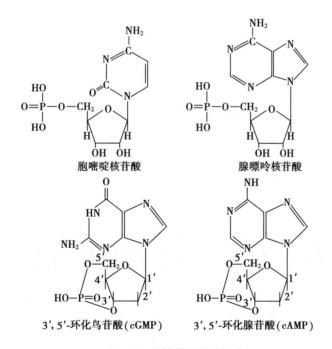

图 2-3　单核苷酸的结构式

　　核酸是由几十个乃至几百万个核苷酸脱水缩合而成的多聚核苷酸链,是含磷酸最多的生物大分子。在多聚核苷酸链中,前一个核苷酸戊糖 C3′ 上的羟基与后一个核苷酸磷酸上的氢脱水缩合,形成酯键,使核苷酸上的磷酸既与自身戊糖 C5′ 以酯键相连,又与前一个核苷酸的戊糖 C3′ 以酯键相连,形成了 3′,5′- 磷酸二酯键。每条多聚核苷酸链具有 2 个不同的末端,戊糖第 5 位带有游离磷酸基的叫 5′ 端,3′ 位带有游离羟基的叫 3′ 端,因此核酸分子具有方向性,通常以 5′→3′ 方向为正向(图 2-4)。核酸依化学组成的差异分为 2 类,即核糖核酸(ribonucleic acid,RNA)和脱氧核糖核酸(deoxyribonucleic acid,DNA),核糖核酸的基本组成单位是核糖核苷酸,脱氧核糖核酸的基本组成单位是脱氧核糖核苷酸(表 2-1)。核酸是存在于细胞内担负着储存和传递遗传信息的生物大分子,它参与生物的生长、发育、繁殖、遗传和变异。

表 2-1　DNA 和 RNA 分子组成

	DNA	RNA
磷酸	磷酸	磷酸
戊糖	脱氧核糖	核糖
碱基 {嘌呤 嘧啶	腺嘌呤(A)　鸟嘌呤(G) 胞嘧啶(C)　胸腺嘧啶(T)	腺嘌呤(A)　鸟嘌呤(G) 胞嘧啶(C)　尿嘧啶(U)

2. 氨基酸与蛋白质　氨基酸是组成蛋白质的基本单位,主要由 C、H、O、N 四种元素组成。天然氨基酸种类不少于 300 种,但仅有 20 种能组成蛋白质,可用英文缩写符号表示(表 2-2)。除脯氨酸外,每个氨基酸在其 α 碳原子上都含有一个羧基(—COOH)、一个氨基(—NH₂)和一个 R 基团(即侧链)(图 2-5)。不同的侧链可使各种氨基酸具有不同的特性,因此可分为碱性氨基酸(如精氨酸等)、酸性氨基酸(如谷氨酸等)、中性极性氨基酸(如丝氨酸等)、中性非极性氨基酸(如甘氨酸等)。根据人体细胞对氨基酸的合成情况,20 种氨基酸可分为必需氨基酸和非必需氨基酸两类。必需氨基酸人体自身不能合成,需由食物提供;非必需氨基酸人体能够合成,不需要食物提供。近年来,科学家们先后发现了密码子编码的第 21 种和第 22 种标准氨基酸(硒代半胱氨酸和吡咯赖氨酸)。由于其罕见性和特殊性,在本书的学习中仍以经典的 20 种基本氨基酸为标准。

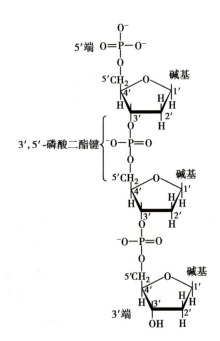

图 2-4　多核苷酸链的分子结构式

表 2-2　氨基酸的名称及缩写符号

特点	中文名称	英文名称	英文缩写	单字母代码
脂肪族	丙氨酸	alanine	Ala	A
	甘氨酸	glycine	Gly	G
	缬氨酸*	valine	Val	V
	亮氨酸*	leucine	Leu	L
	异亮氨酸*	isoleucine	Ile	I
芳香族	苯丙氨酸*	phenylalanine	Phe	F
	酪氨酸	tyrosine	Tyr	Y
含杂环	脯氨酸	proline	Pro	P
	色氨酸*	tryptophan	Trp	W
含巯基	半胱氨酸	cysteine	Cys	C
	蛋氨酸*	methionine	Met	M
含酰胺基	天冬酰胺	asparagine	Asn	N
	谷氨酰胺	glutamine	Gln	Q
含羟基	丝氨酸	serine	Ser	S
	苏氨酸*	threonine	Thr	T

续表

特点	中文名称	英文名称	英文缩写	单字母代码
含二羧基（酸性）	天冬氨酸	aspartic acid	Asp	D
	谷氨酸	glutamic acid	Glu	E
含杂环（碱性）	组氨酸	histidine	His	H
含二氨基（碱性）	赖氨酸*	lysine	Lys	K
	精氨酸	arginine	Arg	R

注：*为 8 种成年人必需氨基酸；婴儿必需氨基酸除这 8 种外，还包括组氨酸。

ER-2-1

遗传密码编码的第 21 种和第 22 种标准氨基酸

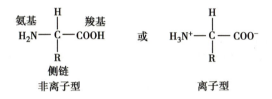

图 2-5　氨基酸的分子结构式

一个氨基酸的羧基与另一个氨基酸的氨基脱水缩合而成的酰胺键称为肽键（peptide bond）（图 2-6）。肽是氨基酸通过肽键缩合而成的化合物。2 个氨基酸缩合形成二肽（dipeptide）；3 个氨基酸缩合形成三肽；依次为四肽、五肽……一般而言，10 个以内氨基酸相连而成的肽称为寡肽（oligopeptide），10 个以上氨基酸相连而成的肽称为多肽（polypeptide）。肽链中的氨基酸分子因脱水缩合而基团不全，称为氨基酸残基（residue）。许多氨基酸通过肽键连接形成的链称为多肽链（polypeptide chain）。

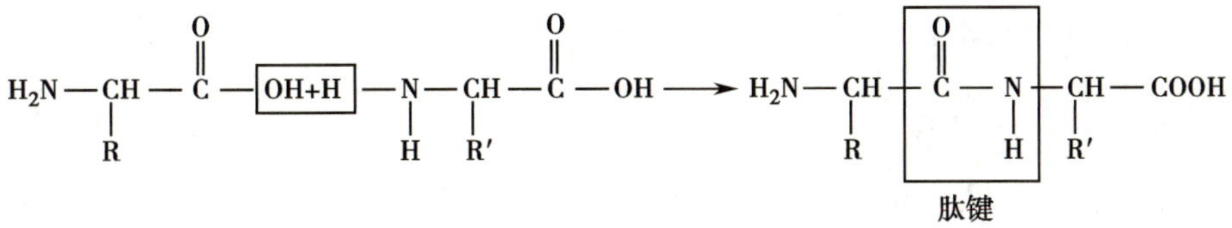

图 2-6　肽键的形成

多肽链中有游离氨基的一端称为氨基端（amino terminal）或 N 端；有游离羧基的一端称为羧基端（carboxyl terminal）或 C 端。肽的命名从 N 端开始指向 C 端。蛋白质由多肽链组成，1 个蛋白质分子可以含有 1 条或几条多肽链。

3. 糖类　糖类是含有 C、H、O 三种元素的化合物，它的化学分子通式为 $(CH_2O)_n$，又称为碳水化合物。根据能否水解及水解程度的不同，糖类分为单糖、寡糖和多糖。

单糖是不能再被水解的最小糖单位，可根据分子中所含碳原子的数量进一步命名（如丙糖、丁糖、戊糖和己糖等）。人体内最典型的单糖是葡萄糖，含 6 个碳原子，分子式是 $C_6H_{12}O_6$，是大多数细胞可利用的能源物质。细胞中重要的单糖还有核糖、脱氧核糖，含 5 个碳原子，它们是组成细胞内遗传物质的主要成分。

寡糖又称低聚糖，分子结构最简单的是含 2 个糖分子的双糖。双糖由 2 个单糖分子经

笔记栏

脱水形成的糖苷键连接而成。常见的双糖有蔗糖、麦芽糖和乳糖。在细胞膜表面含有一些由几个至几十个单糖分子组成的低聚糖链,对细胞膜的功能起着重要的作用。

多糖是构成生物体的重要成分之一,由许多单糖分子(一般为 10 个以上)脱水缩合而成。人体内重要的多糖有糖原、肝素等。多糖依据分子中糖类化学成分的不同,可分为简单糖和复合糖。简单糖指完全由单糖组成的糖,又可分为由同一种单糖组成的同多糖和由不同种单糖组成的杂多糖;复合糖指分子中除含糖外还含有其他非糖成分,如糖蛋白、糖脂。近年来发现糖蛋白、糖脂在细胞的结构和生物信息传递过程中发挥着重要作用。

4. 脂类　脂类是脂肪和类脂的总称,是一大类不溶于水而易溶于有机溶剂的化合物。

脂肪是由 1 分子甘油和 3 分子脂肪酸所构成的中性脂,亦称为甘油三酯。有的脂肪酸含有 1 个或多个双键,这种含双键的脂肪酸称为不饱和脂肪酸。人体和动物的脂肪所含脂肪酸都为不含双键的饱和脂肪酸。脂肪是机体重要的储能、供能物质,一分子脂肪分解产生的能量比一分子葡萄糖分解产生的能量大得多。

类脂包括磷脂、糖脂及胆固醇等,是细胞内各种膜结构的主要成分,参与细胞间识别、细胞信号传送等活动,与生物特异性等有关。胆固醇是细胞重要的前体物质,是性激素、维生素 D 等的合成原料。

第二节　核酸的结构与功能

核酸是生物的遗传物质,控制着生物的生长、发育、遗传与变异等,核酸分为 DNA 和 RNA 两种类型,前者储存和携带生物的所有遗传信息,后者则与遗传信息表达等有关。

一、DNA 的结构与功能

(一) DNA 分子的一级结构

DNA 的一级结构指脱氧核糖核酸分子中核苷酸从 5′ 端到 3′ 端的排列顺序及其连接方式,DNA 中核苷酸彼此之间的差别仅见于碱基部分,所以说 DNA 的一级结构又指其碱基序列(base sequence)。

(二) DNA 的二级结构

1953 年美国科学家 Watson 和英国科学家 Crick 根据有关 DNA 样品的 X 射线衍射分析结果的提示,提出了 DNA 的双螺旋结构模型,认为 DNA 分子是由两条核苷酸链组成,其两条链具有如下特征:

1. 两条反向平行的多核苷酸链围绕一个中心轴呈螺旋状盘绕,DNA 双螺旋中的一条链是 5′ → 3′ 走向,另一条链是 3′ → 5′ 走向。

2. 在双螺旋结构中,所有核苷酸的碱基都位于双螺旋的内侧并互补配对,即 A 与 T 为互补碱基,形成 2 个氢键(A=T,T=A);G 与 C 为互补碱基,形成 3 个氢键(G≡C,C≡G)。因此,互补的双螺旋结构内嘌呤的总数与嘧啶的总数相等(A+G=C+T)。而核苷酸分子中的脱氧核糖和磷酸则位于双螺旋结构的外侧。氢键是维系 DNA 二级结构的主要化学键。

3. 双螺旋的直径为 2nm,位于同一平面上每一碱基对垂直于螺旋轴,每一相邻碱基对旋转 36°,间距 0.34nm,10 个碱基对旋转 360°,间距为 3.4nm(图 2-7)。

4. DNA 双螺旋的两股链之间在空间上形成一条大沟和一条小沟,是蛋白质识别并与其发生相互作用的 DNA 碱基序列。

Watson 和 Crick 提出 DNA 的双螺旋模型是右手螺旋结构,但当溶液的离子浓度、相对湿度等条件改变时,DNA 双螺旋结构的螺距、旋转角都会发生变化。在 1979 年,Rich 等人发现自然界中也存在 DNA 左手螺旋结构。一般将 Watson-Crick 的模型结构称为 B-DNA,Rich 的模型结构称为 Z-DNA。DNA 二级结构具有多态性。

(三) DNA 的三级结构

在细胞中,DNA 双螺旋结构还可以进一步盘曲形成更加复杂的空间结构,这称为 DNA 的三级结构。它具有多种形式,主要表现为超螺旋结构。真核生物线粒体中的环状 DNA 及某些细菌、病毒的环状 DNA 都可以在双螺旋基础上进一步形成超螺旋结构。研究发现大肠杆菌 DNA 可形成许多小环,并通过蛋白质连接在一起。每个小环又可形成超螺旋,小环和超螺旋可以使环状 DNA 体积压缩。真核生物具有三级结构的 DNA 和组蛋白结合在一起形成染色质。DNA 的三级结构使 DNA 高度压缩,有利于装配。此外,超螺旋结构可影响 DNA 复制和转录。

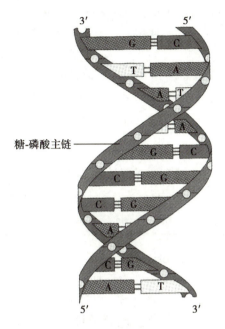

图 2-7　DNA 双螺旋结构模型示意图

糖-磷酸主链

(四) DNA 的功能

DNA 分子是遗传信息的载体。组成 DNA 分子的四种核苷酸数量庞大且随机排列,使 DNA 分子呈现复杂性和多样性,蕴藏着大量的遗传信息,控制着细胞乃至生物体的生长、发育和繁殖。

DNA 复制实现了遗传信息在亲子代细胞间的传递。DNA 双螺旋结构是传递遗传信息的基础,两条核苷酸链通过碱基互补配对结合而成,每一条链都携带相同的遗传信息。DNA 自我复制从 DNA 双链局部解螺旋开始,在 DNA 聚合酶参与下,以每条分离的单链为模板,按碱基互补配对原则合成 DNA 子链;DNA 模板链与新生成的 DNA 子链最终形成完整的子代 DNA 分子。由于子代 DNA 分子在核苷酸或碱基序列上与亲代 DNA 分子完全相同,一股单链来自亲代 DNA、另一股单链是新合成的,所以,这种复制方式称为 DNA 的半保留复制(semiconservative replication)。

以 DNA 分子中的一条链为模板,在 RNA 聚合酶的作用下,互补合成 RNA 分子的过程称为转录(transcription)。转录实现了遗传信息从 DNA 向 RNA 分子的传递。转录时 DNA 分子在 DNA 解旋酶的作用下局部解开,然后在 RNA 聚合酶的作用下,以双链 DNA 分子中的一条链为模板,以四种核糖核苷酸为原料,根据碱基互补配对的原则(DNA 中的 A 与 RNA 中的 U 配对),形成 RNA,最后,DNA 分子重新恢复双螺旋结构,而转录后的 RNA 进入细胞质进行蛋白质合成。

二、RNA 的结构与功能

RNA 由 DNA 转录而来,参与蛋白质的生物合成。RNA 和蛋白质共同负责基因的表达和调控。细胞内的 RNA 均是由一条多核苷酸链组成,但局部可自行折叠形成假双链。RNA 分子小的仅有数十个核苷酸,大的由数千个核苷酸组成,其种类、大小和结构都比 DNA 更加多样。

RNA 按结构与功能可分为多种,最主要的是 mRNA、tRNA 和 rRNA,另外还有核仁小

RNA(snoRNA)、核内小 RNA(snRNA)等(表 2-3)。

表 2-3 动物细胞内主要 RNA 的种类、定位及功能

RNA 种类	细胞内定位	功能
信使 RNA(mRNA)	细胞核和细胞质,线粒体(mt mRNA)	蛋白质合成模板,指导蛋白质合成
核糖体 RNA(rRNA)	细胞核和细胞质,线粒体(mt rRNA)	核糖体(蛋白质合成场所)的组成成分
转运 RNA(tRNA)	细胞核和细胞质,线粒体(mt tRNA)	转运氨基酸,参与蛋白质合成
核内不均一 RNA(hnRNA)	细胞核	真核细胞成熟 mRNA 的前体
核内小 RNA(snRNA)	细胞核	参与 hnRNA 的剪接、加工
核仁小 RNA(snoRNA)	细胞核	参与 rRNA 的加工和修饰
微 RNA(miRNA)	细胞核和细胞质	基因表达调控
核酶	细胞核和细胞质	催化 RNA 剪接

(一) mRNA

mRNA 全称为信使核糖核酸(messenger RNA,mRNA)。含量很少,占细胞总 RNA 的 5% 以内;种类很多,约有 10^5 种;大小各异,由几百至几千个核苷酸组成,其长短决定了它翻译出的蛋白质分子量的大小;寿命最短,从几分钟到数小时不等。绝大多数真核细胞 mRNA 3′ 端有 30~300 个腺苷酸,形成多腺苷酸尾[polyadenylic tail,Poly(A)tail]结构,5′ 端有 "m7GpppN" 的 "帽子" 结构,而原核细胞则没有这些结构(图 2-8)。

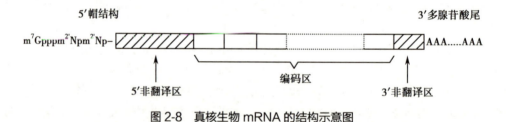

图 2-8 真核生物 mRNA 的结构示意图

mRNA 分子中三个相邻的碱基组成一个密码子(codon),密码子排列顺序决定了蛋白质中氨基酸的排列顺序。因此,在遗传信息传递过程中,mRNA 的功能是为蛋白质的生物合成提供模板,依照自身的碱基顺序指导蛋白质的合成。

(二) tRNA

tRNA 全称为转运 RNA(transfer RNA,tRNA)。含量占细胞总 RNA 的 15% 以内;分子较小,由 74~95 个核苷酸组成;结构稳定性较好。在结构上具有以下特点:tRNA 分子含有多种稀有碱基;tRNA 具有茎环结构,分子大部分区域为单链结构,但局部可形成双链,中间不能配对的部分则膨出形成环状结构,称为茎环(stem-loop)结构或发夹(hairpin)结构。由于这些茎环结构的存在,使 tRNA 的二级结构形似三叶草(cloverleaf)(图 2-9A):靠近柄部的一端,即游离的 3′ 端有 CCA 三个碱基,它能以共价键与特定氨基酸结合,为氨基酸臂;与柄部相对应的另一端呈球形,称为反密码子环,反密码子环上的三个碱基组成反密码子(anticodon),反密码子与 mRNA 上三联体密码子遵循碱基互补配对原则,在解读密码子之后可将正确的氨基酸引入合成位点。在二级结构基础上,通过茎间折叠形成 tRNA 三级结构,分子全貌呈倒 "L" 形(图 2-9B)。每种 tRNA 只能转运一种特定的氨基酸,参与蛋白质合成。

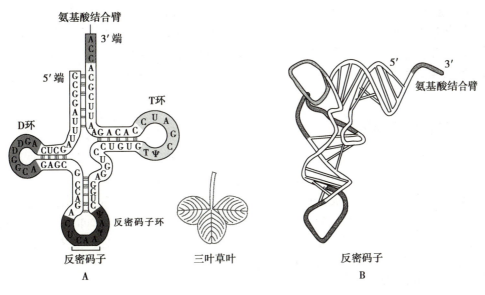

图 2-9　tRNA 结构

A. 三叶草结构；B. 倒 "L" 形结构

(三) rRNA

rRNA 全称为核糖体 RNA（ribosomal RNA，rRNA）。是细胞内含量最多的 RNA，约占 RNA 总量的 80% 以上。rRNA 的大小一般用沉降系数 S 表示（沉降系数用于衡量溶液中的某种物质在离心过程中沉降速度的快慢，1S=10^{-13} 秒），原核生物有 5S、16S 和 23S 三种 rRNA，真核生物有 5S、5.8S、18S 和 28S 四种 rRNA。rRNA 与核糖体蛋白（ribosomal protein）共同构成核糖体（ribosome），rRNA 约占核糖体总量的 60%，蛋白质约占 40%。核糖体是合成蛋白质的场所，含有大小不同的两个亚基。原核细胞的核糖体为 70S，其大小亚基分别为 50S 和 30S；真核细胞的核糖体为 80S，其大小亚基分别为 60S 和 40S。

(四) 核酶

核酶（ribozyme）也是 RNA，是具有催化活性的 RNA 小分子，不同于传统意义上的蛋白酶。1981 年，美国科学家 T. Cech 等人在研究原生动物嗜热四膜虫（tetrahymena thermophilia）rRNA 的加工时，发现 rRNA 前体在鸟苷或其衍生物存在下能够进行自剪接（self-splicing），这是有高度催化活性的 RNA 分子完成的分子内催化反应。1983 年，S. Altman 等确认大肠杆菌 RNase P（一种核糖核蛋白复合体酶）中的 RNA 组分在较高 Mg^{2+} 浓度下具有类似全酶的催化活性。核酶的作用底物可以是不同的核酸分子，有些作用底物就是同一RNA 分子中的某些部位，都是通过与序列特异性的靶分子配对而发挥作用。核酶的功能很多，有的能够切割 RNA，有的能够切割 DNA，有些还具有 RNA 连接酶、磷酸酶等活性。核酶作为催化剂，与蛋白酶相比，具有酶的相应特点，如核酶有高度专一性，但核酶的催化效率较低，是一种较为原始的催化酶。核酶的发现打破了 "酶的本质就是蛋白质" 这一传统观念，同时也为寻找新型催化剂和探讨生命起源提供了线索。

第三节　蛋白质的结构与功能

蛋白质（protein）是构成细胞的主要成分，约占细胞干重的 50% 以上。它存在于细胞中,决定着生物体的形态、结构和功能,是生命的物质基础。蛋白质分子是由 20 种氨基酸通过肽键相连形成的生物大分子,分子量大多在 10^4 Da 以上,是由几十个至几百个以上氨基酸组成的多聚体。在人体内具有生理功能的蛋白质都是有序结构,每种蛋白质都有其一定的氨基酸种类及氨基酸排列顺序,以及肽链空间的特定排布位置,以独特的三维构象形式存在。

一、蛋白质的结构

1952 年,丹麦科学家 K.U.Linderstrom-Lang 建议根据蛋白质复杂分子结构的折叠程度不同,将蛋白质分子结构分成一级结构、二级结构、三级结构、四级结构 4 个层次,后三者统称为高级结构或空间构象(conformation)。蛋白质的空间构象涵盖了蛋白质分子中的每一原子在三维空间的相对位置,是蛋白质特有性质和功能的结构基础,但并非所有的蛋白质都有四级结构。由一条多肽链形成的蛋白质只有一级结构、二级结构和三级结构,由两条或两条以上多肽链形成的蛋白质才可能有四级结构。

(一) 蛋白质的一级结构

蛋白质多肽链中氨基酸的种类、数量、排列顺序称为蛋白质的一级结构(primary structure)。一级结构中的主要化学键是肽键,有些蛋白质还有二硫键,是两个硫原子之间形成的共价键,即由两个半胱氨酸巯基脱氢氧化而成。牛胰岛素(图 2-10)是第一个被测定一级结构的蛋白质分子,该工作由英国化学家 F. Sanger 于 1955 年完成。1965 年,我国在世界上首次用人工方法全合成结晶牛胰岛素。

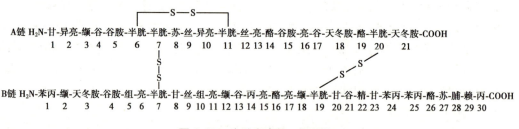

图 2-10 牛胰岛素的一级结构

中国首次人工合成结晶牛胰岛素蛋白

20 世纪初人们就发现胰岛素能够治疗糖尿病,但由于当时胰岛素多取自猪、牛、羊等动物的胰腺,产量有限,无法满足临床的需求,因此,人们梦想着有一天能够用人工方法合成胰岛素。1955 年,英国科学家 F. Sanger 完成了胰岛素的全部测序工作并因此于 1958 年获得诺贝尔化学奖。随后人工合成胰岛素就成了一项世界性的热门课题。

对于一个蛋白质的合成来说,必须获得与天然物的生物活性和结构完全相同的纯产物,才能算得上实现了它的全合成。因此,人工合成胰岛素不仅要完成肽链的合成,还要使其具有与天然胰岛素同样的构象和活性。这项工作意义重大,但过程复杂而艰巨。20 世纪 50 年代末,世界权威杂志 *Nature* 曾发表评论文章,认为人工合成胰岛素短期内无法实现,有待于遥远的将来。

中华民族从来就是勇于面对挑战、不怕困难的民族。1958 年 12 月底,我国人工合成胰岛素课题正式启动。中国科学院生物化学研究所、中国科学院有机化学研究所与北京大学联合组成研究小组,钮经义、龚岳亭、邹承鲁等科学家通力合作,攻克一个个难关,取得一个个进展。1959 年首先实现天然胰岛素的 A、B 两条链重新组合,合成的产物与天然胰岛素结晶的活力相同、形状一样;1964 年成功合成胰岛素的两条链,并用人工合成的 B 链同天然的 A 链结合生成半合成的牛胰岛素;1965 年 9 月 17 日,终于在世界上首次用人工方法合成了具有与天然牛胰岛素相同生物活力和结晶形状的结晶牛胰岛素。我国科学家仅用短短 7 年的时间,达成了"世界上第一次用人工方法合成的蛋白质在中华人民共和国实现"的宏伟目标。1966 年,这项研究成果发表后,在国际上引起极大的轰动,成为中国科学家与诺贝尔奖间的一次接近零距离的接触。

　　人工合成牛胰岛素的成功,是科学上的一次重大飞跃,它标志着人工合成蛋白质时代的开始;是生命科学发展史上一个新的重要里程碑,在揭示生命奥秘的伟大历程中迈进了可喜的一大步。同时,它也是中国自然科学基础研究的重大成就,更是老一辈科学家敢为人先、勇攀科学高峰的生动写照。

（二）蛋白质的二级结构

　　蛋白质的二级结构(secondary structure)指蛋白质多肽主链骨架的局部构象,不涉及侧链的空间排布;是肽链中相近氨基酸残基间主要靠氢键维系的有规律、重复有序的空间结构。蛋白质的二级结构主要包括 α- 螺旋(α-helix)、β- 折叠(β-sheet)、β- 转角(β-turn)和无规则卷曲。蛋白质二级结构是在一级结构基础上形成的,是肽链主链内氨基酸残基之间相互作用的结果(图 2-11)。

　　α- 螺旋是蛋白质中最常见、含量最丰富的二级结构。在 α- 螺旋结构中,多肽链主链围绕中心轴呈有规律的螺旋式盘旋上升,螺旋走向是顺时针方向的,即右手螺旋。氨基酸侧链伸向螺旋外侧。每 3.6 个氨基酸盘旋上升一圈。α- 螺旋的每个肽键的 N-H 和第四个肽键的羧基氧形成氢键,氢键方向与螺旋长轴基本平行。肽链中的全部肽键都可形成氢键,用来稳固 α- 螺旋结构。α- 螺旋是多肽链最稳定的构象,主要存在于球状蛋白分子中,如肌红蛋白分子中约有 75% 的肽链呈 α- 螺旋。

　　β- 折叠与 α- 螺旋的形状截然不同,呈折纸状。在 β- 折叠结构中,多肽链分子处于伸展状态,多肽链来回折叠,呈反向平行,氨基酸残基侧链交替地出现在折纸平面的上、下方,相邻肽段肽键之间形成的氢键使多肽链牢固结合在一起。β- 折叠结构主要存在于纤维状蛋白(如角蛋白)中。但在大部分蛋白质中,这两种结构同时存在。

　　β- 转角是由 4 个连续的氨基酸残基构成,第一个氨基酸残基的羧基与第四个氨基酸残基的亚氨基之间形成氢键,使肽链形成 U 形结构。

　　无规则卷曲是由肽链平面不规则排列造成的,在其他类型的二级结构肽段之间起调节作用。

（三）蛋白质的三级结构

　　蛋白质的三级结构(tertiary structure)是蛋白质分子在二级结构的基础上进一步盘曲、折叠形成的更为复杂的空间结构。蛋白质三级结构的形成和稳定主要靠次级键——疏水作用、离子键(盐键)、氢键和范德华力等(图 2-11)。具有三级结构的蛋白质即表现出生物学活性,但某些蛋白质的结构较复杂,由两条或两条以上的多肽链所组成,需要构成四级结构才能表现出生物活性。

（四）蛋白质的四级结构

在人体内有许多蛋白质含有两条或两条以上多肽链,每一条多肽链都有完整的三级结构,称为亚基(subunit)。亚基与亚基之间呈特定的三维空间排布,并以非共价键相连接。这种蛋白质的各个亚基通过非共价键相互作用排列组装而成的立体结构称为蛋白质的四级结构(quaternary structure)。并不是所有的蛋白质都具有四级结构,但具有四级结构的蛋白质只有形成四级结构才表现生物活性。机体中的大部分酶类在发挥作用时即呈现四级结构。在四级结构中,各亚基间的相互作用主要是疏水作用、氢键和离子键等(图 2-11)。

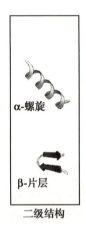
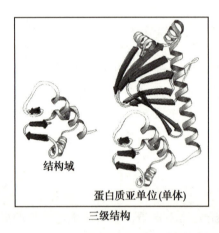
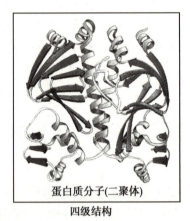

图 2-11　蛋白质分子高级结构示意图

二、蛋白质的功能

蛋白质是重要的生物大分子,担负着生物体多种多样的重要功能(表 2-4)。有结构支持作用:蛋白质是细胞、组织的重要组成成分,参与构成细胞膜、细胞器、细胞核等结构;有生物催化作用:绝大多数酶的化学本质是蛋白质,能催化生物体内各种生化反应;有调节作用:生物体内一些激素属于蛋白质,调节着生物的新陈代谢、生长、发育;有运输作用:细胞膜上的一些蛋白质能负责物质跨膜运输,血红蛋白能运输氧和二氧化碳;有生物防御作用:某些免疫反应中的抗体是免疫球蛋白,能抵御外来有害物质。此外,蛋白质还与细胞运动、肌肉收缩等有关。在某种意义上,可以说没有蛋白质就没有生命。

表 2-4　细胞内蛋白质的某些功能

功能	举例	功能	举例
结构材料	胶原蛋白、角蛋白	激素的体液调节	胰岛素、生长激素
运动	肌动蛋白、肌球蛋白	物质运输	Na^+-K^+ 泵
营养存储	酪蛋白、铁蛋白	信号转导	乙酰胆碱受体
基因调控	阻遏蛋白	渗透压调节	血清白蛋白
免疫作用	抗体	毒素	白喉毒素和霍乱毒素
电子转移	细胞色素	酶的催化作用	氧化还原酶、核酸酶

虽然组成蛋白质的基本成分只有 20 种氨基酸,但 20 种氨基酸的排列组合以及蛋白质空间构象的形成可决定蛋白质功能的多样性。蛋白质的一级结构是其高级结构与功能的基础,一般一级结构相似的蛋白质,高级结构与功能也相似。此外,蛋白质的氨基酸序列包含

着生物个体重要的进化信息,比较不同物种间的蛋白质的一级结构,可以帮助了解物种进化的顺序及物种间的亲疏关系。例如,比较细胞色素 c(cytochrome c)在不同物种间的结构发现,物种越接近,其细胞色素 c 的一级结构越相似,其空间构象和功能也越相似。重要蛋白质的氨基酸序列改变可引起疾病。例如,在人体的血红蛋白 β 链第 6 位的谷氨酸如果被缬氨酸替代,则形成异常血红蛋白,导致镰状细胞贫血。

第四节　酶的特性及种类

酶(enzyme)是由生物体活细胞产生的具有催化作用的蛋白质或核酸,能增加化学反应的速度而本身并不被消耗。细胞或生物体进行的新陈代谢及各种化学反应,都是在酶的催化下进行的。酶所催化的物质称为底物,在酶的作用下,底物转化为产物。一般认为酶是天然的蛋白质,但核酶为 RNA 分子,也具有生物催化功能。酶可以由人工方法产生,如人工合成的蛋白质和多肽类人工酶,利用有机化学方法合成的非蛋白质模拟酶、酶工程生产的酶等均具有与天然酶相似的特性。

一、酶的特性

生物体内的酶和一般催化剂一样,在化学反应前后都没有质和量的改变,只是加快生物化学反应速度。由于酶是蛋白质(或核酸),具有一般催化剂所没有的生物大分子特性,因此,在生物体内的酶促反应具有其特殊的性质。

(一) 高度的催化效能

酶的催化效率通常比一般催化剂高 $10^6 \sim 10^{12}$ 倍。例如,尿素在 20℃的微酸中分解成氨和碳酸,在脲酶的作用下分解成氨和二氧化碳,但脲酶的催化能力要比酸高 100 万倍。

(二) 高度的专一性

与一般催化剂不同,酶对其所催化的化合物具有较严格的选择性,即一种酶仅作用于一种或一类化合物,或一定的化学键,催化一定的化学反应并产生一定的产物。酶的这种特性称为酶的特异性。根据酶对其底物分子结构选择的严格程度不同,酶的特异性可大致分为以下三种类型:第一种是酶的绝对特异性。有的酶只能催化特定结构的底物分子,而对其他各类无作用。如脲酶只能催化尿素分解成氨和二氧化碳,而对尿素的衍生物——甲基尿素不起作用。第二种是酶的相对特异性。有的酶能作用于一类化合物或某种化学键,选择性不太严格。如蔗糖酶不仅水解蔗糖分子中的 β-1,2 糖苷键,也可水解棉子糖分子中葡萄糖与果糖之间的 β-1,2 糖苷键。第三种是有些具有立体异构特异性的酶,仅能作用于底物分子的某种异构体。如蛋白质代谢的酶类仅作用于 L- 氨基酸使其氧化脱氨,对它的异构体 D- 氨基酸不起作用。

(三) 高度的不稳定性

由于大部分酶具有蛋白质四级结构特点,很容易受机体内各种环境因素影响而改变。酶容易受温度、pH 值、金属离子和某些有机物质的影响,某些物质可增强酶的活性,称为酶的激活剂,如 Cl^- 是淀粉酶的激活剂;某些物质则可使酶的活性降低或丧失,故称为酶的抑制剂,如 Cu^{2+}、Ag^+、Hg^{2+} 等。在最适环境条件下,酶的催化活性最高。人体内大多数酶在 37℃,pH 6~8 条件下活性较高。但并不是机体内所有的酶都是这样,如胃蛋白酶最适 pH 是 2 左右,因此在胃中,有胃酸存在的酸性环境中,它能有效地发挥作用。

此外,人体内某些酶在初始分泌时没有活性,是以酶的前体分子即酶原的形式存在,需要被激活后才有活性。例如,胰蛋白酶原在胰腺细胞内合成和初分泌时无活性,进入小肠后,在 Ca^{2+} 存在下受肠激酶作用被激活成为有活性的胰蛋白酶。酶原激活有重要的生理意义,如消化酶只在特定部位激活,可防止自身消化,起到保护消化管的作用;凝血酶以酶原形式存在,可防止血液在血管内流动时凝固等。

二、酶的种类

酶在人体细胞中有几千种之多,且具有不同的作用,酶的分类方式也有多种。

根据作用底物和反应类型可将酶分为水解酶、氧化还原酶、转移酶、裂解酶、异构酶、连接酶六大类。而根据酶分子化学组成的不同,则可分为单纯酶(simple enzyme)和缀合酶(conjugated enzyme)两大类。单纯酶仅由氨基酸残基构成,其组成与其他蛋白质一样,它的酶活性取决于分子构型,如脲酶、胃蛋白酶、核糖核酸酶、脂肪酶、淀粉酶等。缀合酶也称全酶(holoenzyme),由蛋白质部分和非蛋白质部分组成,前者称为酶蛋白(apoenzyme),后者称辅因子(cofactor)。辅因子以辅酶或辅基的形式与酶蛋白结合。辅酶是与酶蛋白结合疏松、易于分开的小分子有机化合物,通常是可溶性维生素;而辅基是与酶蛋白结合牢固、不易分离的金属离子。缀合酶只有以全酶形式存在才能表现出其活性,分开后的酶蛋白或辅因子都不能单独起催化作用。酶蛋白决定反应的特异性,辅因子决定反应的种类与性质。

—— ●（孙　媛）

复习思考题

1. 简述 DNA 双螺旋结构的特点。

2. 试述 mRNA、tRNA 及 rRNA 分子的基本特点、结构和功能。

3. 什么是蛋白质的一级结构? 维持蛋白质一级结构、二级结构、三级结构、四级结构的化学键有哪些?

4. 简述酶的特性和种类。

第三章

生命的细胞学基础

03章PPT

PPT 课件

📌 学习目标

1. 掌握细胞的进化特征；细胞膜、细胞的内膜系统、线粒体、核糖体、细胞骨架和细胞核的组成、结构与功能。

2. 掌握有丝分裂和减数分裂的特点；细胞增殖、分化、衰老、死亡和干细胞等基本概念。

3. 熟悉细胞的形态、大小及其功能适应性；细胞结构改变与疾病发生的关系。

4. 了解细胞增殖、分化、衰老和死亡的调控因素；干细胞的临床应用。

第一节　细胞的基本特征

细胞是生物体的基本结构和功能单位，是生命活动的基本单位。1665 年，英国人 Robert Hooke 在其出版的显微图册中，显示了一张软木薄片的显微图片，上有许多蜂房状的结构，Robert Hooke 将这些蜂房状的"小室"称为"cell"。接着，1674 年荷兰人 Leeuwenhoek 观察到细菌、精子和纤毛虫等自由活动的细胞，才真正意义上观察到了活细胞。1838—1839 年，德国植物学家 Schleiden 在《关于植物的发生》、德国动物学家 Schwann 在《关于动植物在结构和生长中的相似性的显微研究》两书中都提出：一切动、植物都是由细胞组成的，细胞是一切动、植物的基本单位，从而使人们对细胞的认识理论化，并由此建立了"细胞学说"。1855 年，德国病理学家 Virchow R. 提出"一切细胞只能来自原来的细胞"，补充和完善了细胞学说。细胞学说的要点是：①一切生物体，包括单细胞生物、植物和动物，都是由细胞组成的；②所有细胞在结构、组成上基本相似；③生物体通过细胞的活动反映其功能；④新细胞是由已存在的细胞分裂而来。几个世纪以来，经过历代生物学家的不懈努力，人们对细胞的结构、功能、发生发展，以及细胞的衰老和死亡已有了全面的认识。

细胞是生命活动的基本单位。对细胞概念的理解，主要体现在：①细胞是构成有机体的基本单位；②细胞是代谢与功能的基本单位，具有独立完整的代谢体系；③细胞是有机体生长和发育的基础；④细胞是遗传的基本单位。没有细胞就没有完整的生命。

一、细胞的大小、形态和基本结构

(一) 细胞的大小

不同种类的细胞大小不同，一般常用微米（μm）和纳米（nm）作为描述细胞大小的单位。鸵鸟的卵细胞直径可达 12~15cm，原生动物细胞的直径为数百至数千微米，高等动植物的细胞直径一般为 10~100μm, 细菌的平均直径一般为 1~2μm, 支原体细胞直径为 0.1~0.3μm, 是目前已知最小的细胞。

细胞的大小通常与其功能相适应。卵细胞体积通常较大, 这是因为在其胞质内储存了大量的营养物质, 以保证受精后卵裂和早期胚胎发育的需要。神经细胞的轴突可长达 1m 左右, 与其传导功能有关。

通过分析高等动植物细胞的大小, 可以发现一个规律: 无论其种属的差异有多大, 同种类器官与组织的细胞大小通常在一个恒定的范围内。即一个生物体的机体大小及器官大小与细胞的大小无关, 而与其数量成正比, 此规律称为细胞的体积守恒定律。

(二) 细胞的形态

细胞的形态同样也具有多样性(图 3-1), 常与细胞在机体中所处的位置及功能相关。游离的细胞通常为球状或椭球状, 如血液中的各种血细胞; 组织中的细胞通常呈扁平状、柱状、梭形和多角形等, 如上皮细胞一般呈扁平状或柱状, 肌细胞一般为梭形, 而神经细胞常呈多角形。

细胞特定形态的维持, 既有细胞内骨架结构的支撑, 也受相邻细胞及细胞外基质的制约, 并与细胞的生理功能有关。如衬贴在心血管和淋巴管腔面的内皮细胞, 通常为单层扁平状, 游离面光滑, 有利于血液和淋巴液的流动及营养物质透过; 神经细胞为了感受和传导刺激, 通常呈多角形; 人的红细胞为双凹圆盘形, 体积小, 便于透过毛细血管, 表面积大, 利于进行气体交换。

此外, 细胞的形状也会随着其生存环境的变化而发生改变, 如成纤维细胞, 在体内通常呈梭形, 而在体外环境中, 则可能变成球状或椭球状。

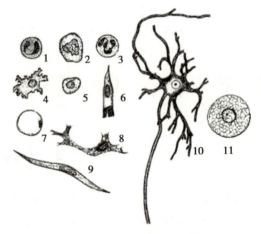

图 3-1　人体细胞的几种形态

1~3. 血细胞; 4~6. 上皮细胞; 7~8. 结缔组织细胞;
9. 肌细胞; 10. 神经细胞; 11. 卵细胞

(三) 细胞的基本结构

在光学显微镜下, 真核细胞(eukaryotic cell)的基本结构分为细胞膜、细胞质、细胞核, 在细胞核中可见核仁。细胞质经特殊染色, 可见线粒体、高尔基复合体、糖原颗粒等(图 3-2)。

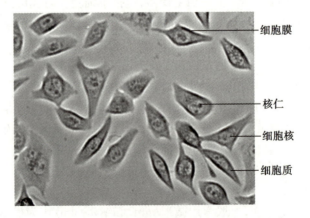

细胞膜

核仁

细胞核

细胞质

图 3-2　光镜下, 体外培养的正常肝细胞的形态及结构(400×)

在电子显微镜下,通常可将真核细胞的结构分为膜相结构(membranous structure)和非膜相结构(non-membranous structure)两部分(图3-3)。

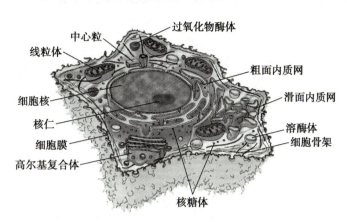

图 3-3 电镜下真核细胞的模式图

膜相结构主要包括细胞膜、内质网、高尔基复合体、溶酶体、过氧化物酶体、线粒体、核膜及各种膜性小泡等。在电镜下观察,所有膜相结构的膜均呈现"暗—明—暗"三夹板式的结构,这三层结构称为单位膜(unit membrane)。线粒体、细胞核的膜是由两层单位膜包裹,其他的膜相结构均由一层单位膜包裹。膜相结构具有"区域化作用"。它的出现,将真核细胞的细胞质划分成许多功能区室,使特定的代谢反应能在相对稳定的内环境中进行,大大提高了代谢效率,保证了细胞各种活动的协调运作。

非膜相结构指细胞内没有单位膜包裹的结构,主要包括核糖体、细胞骨架(微管、微丝、中间纤维等)、染色质(染色体)、中心体、核仁等,也称非膜性细胞器。

二、原核细胞与真核细胞

原核细胞(prokaryotic cell)是组成原核生物的细胞。原核生物包括衣原体、支原体、立克次体、细菌、放线菌、蓝绿藻等。原核细胞的结构比真核细胞简单,外部也有质膜包裹,胞质内只含有核糖体,而没有内质网等膜性细胞器。这类细胞最主要的特征是没有明显可见的细胞核,没有核膜和核仁,只有一个形状不规则、边界不明显的含有遗传物质的区域,称为原核或拟核(nucleoid)。它的遗传物质一般为单个环状的 DNA 分子,裸露在细胞质中,通常不与组蛋白结合。原核细胞的进化地位较低。

真核细胞是组成真核生物的细胞。真核生物包括所有动物、植物、真菌和原生生物。

真核细胞的结构比原核细胞复杂,除了与原核细胞一样有细胞膜、核糖体外,在真核细胞的胞质内出现了内质网、高尔基复合体、线粒体、溶酶体、过氧化物酶体、叶绿体等膜相结构,并且最重要的特征是出现了有核膜包裹的细胞核。在真核细胞的细胞核中,DNA 与组蛋白等蛋白质共同组成染色质结构,并具有核仁。因此,真核细胞与原核细胞最根本的区别是膜系统的分化与演变,以及遗传信息量与遗传装置的扩增和复杂化。真核细胞以膜系统的分化为基础,首先分成细胞核与细胞质两个独立的部分;细胞质内又以膜系统为基础分隔成各种重要的细胞器。细胞内部结构与职能的分工是真核细胞区别于原核细胞的重要标志。由于真核细胞结构和功能的复杂化,遗传信息量相应扩增,重复序列与染色体多倍性的出现也是真核细胞区别于原核细胞的另一重要标志(表3-1)。

表3-1　原核细胞与真核细胞的比较

	原核细胞	真核细胞
细胞大小	较小(1~10μm)	较大(10~100μm)
细胞结构		
细胞壁	有,主要由肽聚糖组成	有,植物的主要由纤维素组成
内膜系统	无	有
核糖体	70S(50S+30S)	80S(60S+40S)
细胞核	拟核,无核膜、核仁	有核膜、核仁
基因组结构		
染色质(染色体)	单个环状DNA,与少量非组蛋白结合,裸露于胞质中	有2个以上DNA分子,DNA与组蛋白结合,形成染色质(染色体)
基因结构特点	无内含子和DNA重复序列	有内含子和DNA重复序列
基因表达的调控	主要以操纵子方式进行 转录与翻译在细胞质中同时进行	具有复杂性和多层次性 核内转录,细胞质中翻译
细胞增殖	无丝分裂	无丝分裂、有丝分裂、减数分裂

注:S为沉降系数。

第二节　细胞膜与细胞表面

　　细胞膜(cell membrane)又称质膜(plasma membrane),是包围在细胞质外周的一层界膜,是细胞的基本结构之一。细胞膜最基本的功能是维持细胞内微环境的相对稳定,并与外界环境不断进行物质交换、能量转换和信息传递。细胞膜的出现是非细胞形态生物进化成细胞形态生物的重要标志之一。真核细胞除了细胞膜以外,细胞内还存在很多的膜结构,称为细胞内膜(internal membrane),包括核膜和细胞器膜。通常把细胞所有的膜结构统称为生物膜(biomembrane),它是细胞膜与细胞内膜的总称。生物膜有着共同的化学组成、形态特征和特性,参与细胞全部的生命活动。

一、细胞膜的化学组成

　　在各种不同类型的细胞中,细胞膜的化学组成基本相同,主要由类脂、蛋白质和糖类三类有机物组成,并且三类物质常以复合物的形式存在。除有机物外,在膜的内、外两侧还含有水、无机盐和金属离子等。

(一) 膜脂

　　细胞膜上的类脂统称为膜脂,是细胞膜的基本组成成分。主要包括磷脂(phospholipid)、糖脂(glycolipid)和胆固醇(cholesterol)三种类型(图3-4)。

　　1. 磷脂　磷脂是膜脂的主体,占整个膜脂含量的50%以上,是一种兼性或双亲性分子,一端亲水,一端疏水。在细胞膜中,形成脂双层结构,是构成整个细胞膜的结构基础。根据磷脂所含醇的种类不同,将细胞膜中的磷脂分为甘油磷脂和鞘磷脂两大类。

　　甘油磷脂分子是由磷脂酰碱基和脂肪酸通过甘油结合在一起形成的。根据组成中碱基(胆碱、乙醇胺、丝氨酸和肌醇)的不同,常见的甘油磷脂有卵磷脂(磷脂酰胆碱)

（phosphatidylcholine，PC）、脑磷脂（磷脂酰乙醇胺）（phosphatidylethanolamine，PE）、磷脂酰丝氨酸（phosphatidylserine，PS）和磷脂酰肌醇（phosphatidylinositol，PI）。

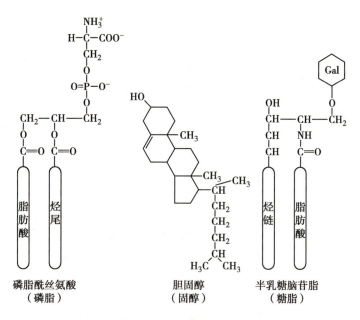

图 3-4 三种类型的膜脂分子

甘油磷脂的结构可简单分为"头"和"尾"两部分。"头"部（head group）是碱基和磷酸组成的磷脂酰碱基，是亲水的部分，带不同电荷，在生理 pH 条件下，PS 和 PI 的头部基团总体带负电，而 PC 和 PE 的头部基团呈中性。磷脂分子的疏水端是两条长短不一的烃链，称为"尾"部，一般含有 16~20 个偶数碳原子，其中一条烃链常含有一个或数个双键，双键的存在造成这条不饱和链有一定角度的扭转。磷脂烃链的长度和饱和度的不同可以影响磷脂的相互位置，进而影响膜的流动性。

鞘磷脂（sphingomyelin，SM）因在脑和神经细胞膜中特别丰富，故又称神经鞘磷脂。它是以鞘氨醇（sphingosine）为骨架，取代了甘油磷脂当中的甘油（丙三醇），由脂肪酸链组成疏水尾部，亲水头部由胆碱与磷酸和鞘氨醇结合。鞘磷脂一般只存在于动物细胞中，原核细胞和植物细胞中则无鞘磷脂。

2. 胆固醇 胆固醇是一种固醇类的类脂，仅存在于真核细胞膜上，含量一般不超过膜脂的 1/3。在某些动物的细胞膜中，含量可占膜脂的 50%，而植物细胞膜中含量较少。胆固醇也是一种兼性分子，其分子结构包括三部分：羟基基团组成的极性头部、非极性的类固醇环结构和一个非极性的碳氢尾部。胆固醇分子为扁平环状，分子较小，散在磷脂分子之间，其头部以亲水羟基与磷脂分子的头部靠近，而尾部呈游离状插在磷脂分子疏水尾部中间，对磷脂的脂肪酸尾部的运动具有干扰作用，因此，胆固醇对于调节膜的流动性和加强膜的稳定性有着重要作用。

3. 糖脂 糖脂是一种含有一个或几个糖基的类脂，普遍存在于原核细胞和真核细胞的质膜上，其含量占膜脂总量的 5% 以下，神经细胞膜糖脂含量较高，占 5%~10%。糖脂也是一种兼性分子，动物细胞中的糖脂结构与鞘磷脂很相似，是由一个或多个糖基代替了磷脂酰胆碱而与鞘氨醇的羟基结合。而细菌和植物细胞膜中，一般为磷脂酰胆碱衍生的糖脂。糖脂中的糖基暴露于细胞外表面，可作为膜受体，参与细胞识别和信号转导等。

不同类型的膜含有不同类型的膜脂,赋予膜不同的特性,对膜的生物学功能具有重要的影响。膜脂的主要作用是构成细胞膜的基本骨架,阻止水溶性物质的通过,作为膜表面的受体参与信息传递,有些膜脂对膜蛋白的活性有影响。

(二) 膜蛋白

膜蛋白占膜含量的 40%~50%,有 50 余种。在不同细胞中,膜蛋白的种类及含量有很大差异。一般来说,功能越复杂的膜,其上的蛋白质种类越多。膜蛋白没有固定的分类标准,通常根据膜蛋白与膜脂双层分子的关系,可将膜上的蛋白分为外周蛋白(peripherin)、镶嵌蛋白(mosaic protein)和脂锚定蛋白(lipid-anchored protein)。

1. 外周蛋白 又称附着蛋白(attachment protein),一般占膜蛋白总量的 20%~30%,主要附着在质膜的内、外表面。是一种以 α- 螺旋为主的球形蛋白,常以非共价键和离子键与膜脂的亲水基团或内嵌蛋白的亲水部分相连接,结合力较弱。外周蛋白在细胞吞饮、细胞吞噬、细胞收缩、细胞运动等方面发挥作用。

2. 镶嵌蛋白 又称整合蛋白(integral protein),其含量占膜蛋白总量的 70%~80%。镶嵌蛋白也是一种兼性分子,其疏水部分埋在脂双层中,以疏水氨基酸与膜脂的疏水端共价结合,结合较紧密,通常需要用去垢剂处理,才能将其分离出来,其亲水部分暴露于膜内、外表面,因而能与分子量较小的水溶性物质(如激素)相互作用。镶嵌蛋白可不同程度地嵌入脂双层分子,有的从膜的一侧(内侧、外侧)嵌入,有的整个嵌入膜的内部,或跨越全膜两端暴露在膜的内外表面。镶嵌蛋白通常可作为膜上的酶,如核苷酸酶等,也可作为细胞膜物质运输过程中的各种载体蛋白或离子泵,或充当信息传递过程中的各种受体,也与膜表面各种抗原、抗体的形成有关。

3. 脂锚定蛋白 又称脂连接蛋白(lipid-linked protein),能通过共价键的方式与膜脂分子结合。这种结合主要有两种方式:一种是直接与脂双层中的碳氢链形成共价键进行锚定,目前至少发现有两种蛋白(Src 和 Ras)是通过这种方式被锚定在质膜的胞质面,这种锚定方式可能与细胞从正常状态向恶性转化有关;另一种是通过与包埋在脂双层外层中的磷脂酰肌醇相连的寡糖链共价结合,而被锚定在质膜的外侧,它们又被称为糖基磷脂酰肌醇锚定蛋白(glycosylphosphatidylinositol-anchored protein,GPI),这类脂锚定蛋白通常是膜受体、水解酶和细胞黏附分子等,与细胞水解反应、信号转导、免疫反应有关。

(三) 膜糖类

真核细胞表面都有糖类,糖含量的多少依细胞的不同而异,一般占膜重量的 2%~10%。细胞膜上的糖类都位于细胞膜的外表面,而细胞内膜中的膜糖则位于膜的内表面,总之,膜糖类都分布在膜的非胞质面。

自然界存在的单糖及其衍生物有 200 多种,但存在于膜上的糖类只有 9 种,而在动物细胞膜上的主要是 7 种,即 D- 葡萄糖(D-glucose)、D- 半乳糖(D-galactose)、D- 甘露糖(D-mannose)、L- 岩藻糖(L-fucose)、N- 乙酰半乳糖胺(N-acetyl-D-galactosamine)、N- 乙酰葡萄糖胺(N-acetyl-D-glucosamine)、唾液酸(sialic acid)。

细胞膜上的糖类通过共价键与膜上的蛋白质或脂类分子连接,其中 90% 以上的糖类与蛋白质连接形成糖蛋白,糖蛋白是细胞膜中最为丰富的蛋白质。而其他的糖则与膜脂结合形成糖脂。在糖蛋白中,糖以寡糖链的形式与蛋白质相结合,一般每个支链的糖分子数在 15 个以下,在支链的末端通常是唾液酸分子。寡糖链中单糖的种类、数量、排列方式及寡糖链分支等的多样化信息是细胞识别、黏着、通信的分子基础。

糖蛋白和糖脂的糖链分布在细胞膜的外表,与细胞分泌出来的糖蛋白、蛋白聚糖结合,形成一层厚约 200nm 的外被,称细胞外被(cell coat)或糖萼(glycocalyx)。

细胞膜表面的糖类在细胞生命活动中有着多方面的重要作用,如能保护细胞,免受外来微生物入侵;参与细胞识别、细胞通信;还与细胞黏着作用、膜抗原等有关,并能帮助新合成蛋白质进行正确的运输和定位。

二、细胞膜的分子结构及基本特性

(一)细胞膜的分子结构模型

细胞膜主要由脂类、蛋白质和糖类组成,研究这些成分之间的排列、组织及相互作用等问题对于膜功能活动及机制的阐明十分重要。多年来人们开展了不少这方面的研究。其中比较早的是 1925 年荷兰的两位科学家 Gorter 和 Grendel 通过实验发现了红细胞膜由双层类脂分子组成,首次提出脂双层是细胞膜的基本结构,为细胞膜分子结构模型的提出打下了基础。

1935 年,James Danieli 和 Hugh Davson 提出了“三夹板”模型,认为细胞膜是由两层磷脂分子构成,内外两侧面由球形蛋白质以静电作用与磷脂分子相吸附。磷脂分子的亲水端朝向膜的内外两侧,疏水的烃链在膜的内部彼此相对。后来“三夹板”模型得到了进一步修正,认为细胞膜脂双层上有一些小孔,其内表面具有亲水基团,便于物质运输,这些小孔是由蛋白质构成的。该模型一直沿用至今。

1959 年,J.D.Robertson 运用超薄切片技术,通过电子显微镜获得了清晰的细胞膜照片,显示“暗—明—暗”三层结构,总厚度约 7.5nm,由厚约 3.5nm 的双层脂分子和内外表面各厚约 2nm 的蛋白质构成,其中磷脂双分子层是膜的主体,膜蛋白是单层肽链,以 β- 折叠形式存在,通过静电作用与磷脂分子极性端相结合,从而形成“蛋白质—磷脂—蛋白质”的三层结构,这就是所谓的“单位膜模型”(unit membrane model)。单位膜模型的不足之处在于把膜的动态结构描写成静止不变的,因而不能用来很好地解释膜的动态变化和各种相关的重要功能。

1972 年,S.J.Singer 和 G.Nicholson 根据免疫荧光技术、冷冻蚀刻技术的研究结果,提出了“液态镶嵌模型”(fluid mosaic model)(图 3-5),该模型保留了三夹板模型和单位膜模型中磷脂双分子层的排列方式,其要点是:细胞膜是一种可塑的、流动的、嵌有蛋白质的脂质双分子层结构。在脂质双分子层中,磷脂分子以疏水性尾部相对排列于膜的中央,极性头部朝向膜的表面;膜中的蛋白质分子有的镶嵌在脂双层中,有的附着在脂双层表面;膜两侧各化学组分分布不对称;膜脂和膜蛋白具有一定的流动性。液态镶嵌模型强调了细胞膜的可塑性、不对称性和流动性,比较合理地解释了膜中所发生的生理现象,特别是以动态的观点分析膜中各种化学组分的相互关系,因此是目前被普遍接受的一种模型。

随着研究的不断深入,还有学者提出生物膜的膜脂是在无序(流动性)和有序(晶态)之间相互转变的“晶格镶嵌模型”(1975 年),以及生物膜是由流动程度不同的“板块”镶嵌而成的“板块镶嵌模型”(1977 年)。最近还有学者提出“脂筏模型”(lipid raft model)。这些模型可解释生物膜的某些性质和功能,但仍需更多的证据。事实上,它们都可看作对液态镶嵌模型的补充和完善。

(二)细胞膜的基本特性

细胞膜具有两个基本特性:流动性和不对称性。

1. 流动性   细胞膜的流动性是细胞进行生命活动的必要条件。根据液态镶嵌模型,细胞膜是一种动态的结构,膜上的各种成分都处于运动变化之中。细胞膜的流动性主要体现在膜脂分子上。在生理条件下,细胞膜上的脂质为液晶态,当温度下降至某一点时,液晶态转变为晶态;温度升高,晶态又变为液晶态。膜的这种状态改变称为相变(phase transition),

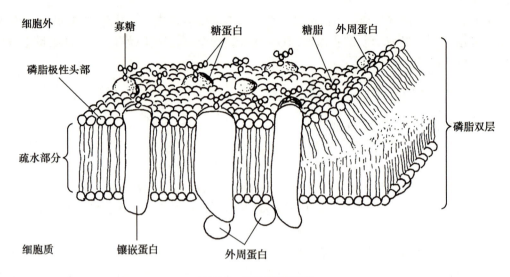

图 3-5 液态镶嵌模型

引起相变的临界温度称为相变温度。膜脂处于流动状态时,主要进行侧向扩散、左右摆动、旋转运动、翻转运动等。膜脂的流动性是局部的,并非整个脂质双分子层都在流动。膜蛋白也能进行转动和侧向扩散,但膜蛋白不如膜脂分子自由。细胞膜的流动性是维系细胞膜正常地行使细胞信号传送、物质运输等功能的重要基础。

知识链接

胆固醇对细胞膜流动性的双向调节作用

在动物细胞中,胆固醇对膜的流动性起到了重要调节的作用。一方面,在温度较高、磷脂分子运动较强时,胆固醇分子与磷脂分子相结合,限制磷脂分子的热运动,降低了膜的流动性;另一方面,在温度较低、磷脂分子运动较弱时,胆固醇分子将磷脂分子隔开,降低脂肪酸尾部之间的色散力,使其更易流动。其最终效应取决于上述两种效应的综合结果,使细胞膜在很大温度范围内保持相对稳定的半流动状态。了解了这一点以后,就能很好地解释动物细胞膜中总是富含胆固醇,而植物细胞膜中一般不含胆固醇的原因了。

动物细胞膜中构成磷脂分子尾巴的大多是饱和脂肪酸,如硬脂酸,在常温常压下为固体。饱和脂肪酸是碳碳单键相连接的线性结构,脂肪酸尾部之间的色散力相对较强,而环状结构的胆固醇尾部(类固醇环)与脂肪酸分子间的色散力较弱,夹杂在这些脂肪酸尾之间,平衡了脂肪酸分子间相互较强的结合力,从而使动物细胞膜具有一定的流动性。从进化的角度看,植物细胞则采取了不同的策略,保证了植物细胞膜的流动性。因为植物细胞膜磷脂双分子层的脂肪酸大多是不饱和脂肪酸,不饱和脂肪酸中含有 1 个到多个碳碳双键,这些双键在脂肪酸的烃链上会产生约 300° 角的弯曲,扰乱了线性碳碳单键分子间较强的色散力,从而维持了细胞膜的流动性。

但也有例外,如动物的红细胞及深海鱼。它们的细胞膜中磷脂分子的特点更类似于植物细胞,含有大量的花生四烯酸(不饱和脂肪酸,含有 4 个碳碳双键),而胆固醇的含量则相对较低。

2. 不对称性　细胞膜的不对称性指质膜内外两层的结构和功能有明显的差异。膜脂、膜蛋白和糖类在膜上均呈不对称分布,成分、含量、比例在膜的内外两层有差异,导致膜功能的不对称性和方向性,即膜内外两层的流动性不同,使物质运输、信号的接收和传递等均有一定方向性。

三、细胞膜的功能

作为细胞表面的重要组成,细胞膜发挥着重要的功能,如物质转运、信号转导、胞间通信和功能定位等,下面重点介绍细胞膜的物质转运和信号转导功能。

(一) 物质转运

活细胞必须与周围环境不断发生物质、能量及信息的交换,以完成特定的生理功能。因此,细胞必须具备一套物质转运体系,用来获得所需物质和排出代谢废物。

细胞膜是一种半透性的膜,对物质具有高度的选择性。一般来说,脂溶性大,分子量小,不带电荷的物质易通过细胞膜;反之,则不易透过细胞膜。根据物质进出细胞的形式,细胞膜的物质运输可分为跨膜运输和膜泡运输。

1. 跨膜运输　是物质直接通过细胞膜的一种运输形式,一般是小分子和离子的转运方式,也称穿膜运输。包括被动转运(passive transport)和主动转运(active transport)两种方式。

(1) 被动转运:物质通过细胞膜从高浓度的一侧到达低浓度的一侧,不消耗能量。包括简单扩散和易化扩散两种方式。

1) 简单扩散:分子量小且不带电荷的脂溶性物质顺浓度梯度直接通过质膜的运输方式,称为简单扩散(simple diffusion),也称自由扩散(free diffusion)。

在简单扩散的跨膜过程中,跨膜物质需先溶解在膜脂中,再从膜脂一侧扩散到另一侧,最后进入胞质中,该过程不需要细胞提供能量。其通透性主要取决于分子大小和极性。通常,分子量越小、脂溶性越高且不带电荷的非极性分子越容易以简单扩散的方式通过细胞膜,如 O_2、CO_2、维生素 A、维生素 B、维生素 E、乙醇、甘油、尿素等,都是以简单扩散的方式通过细胞膜的。

2) 易化扩散:物质顺浓度梯度,不需消耗能量,但需膜上的运输蛋白协助才能完成运输过程的方式,称为易化扩散(facilitated diffusion),又称促进扩散或协助扩散。

易化扩散与简单扩散最大的区别在于是否需要膜运输蛋白的协助。简单扩散不需要,而易化扩散必须借助细胞膜上运输蛋白的帮助。

在细胞膜上存在两类主要的运输蛋白:载体蛋白(carrier protein)和通道蛋白(channel protein)。载体蛋白又称作载体(carrier)、转运体(transporter)和通透酶(permease),是细胞膜上的镶嵌蛋白,能够与特定分子结合,通过自身构象变化,将所结合的物质从膜的一侧转移到膜的另一侧。通道蛋白是一种横跨质膜的亲水性通道,允许适当大小的分子和带电荷的离子顺浓度梯度通过,又称离子通道(ion channel),如 Na^+ 通道、Ca^{2+} 通道等。按照其开放的连续性,通道蛋白可分为持续开放通道和间断开放通道两类。持续开放通道始终处于开放状态,起到分子筛的作用,可以允许符合其孔径大小的水分子和一些离子通过,如某些革兰氏阴性菌细胞膜上或真核细胞线粒体外膜上的通道蛋白(孔蛋白)即属于持续开放通道。间断开放通道的通道蛋白不是一直处于开放状态,这些通道的开关受细胞外化学物质、电荷或外界刺激等许多因素的影响,故间断开放通道又可分为配体门控通道、电压门控通道和应力激活通道等。

易化扩散的特点是:有高度的选择性;有饱和现象;需一定的浓度梯度;需要膜运输蛋白;比自由扩散转运速率高。各种极性分子和无机离子,如氨基酸、葡萄糖、核苷酸及一些金属离子通常通过易化扩散的方式进行运输。

（2）主动转运：是一种需要细胞膜上的特异性载体蛋白参与，需消耗代谢能，逆浓度梯度或电化学梯度的物质运输方式。在动物细胞中，根据利用能量的方式不同，主动转运可分为直接利用能量（ATP）的主动转运和间接利用能量（ATP）的主动转运两种基本类型。

1）直接利用能量（ATP）的主动转运：这种运输方式是通过膜上的离子泵（ion pump），直接利用水解 ATP 产生的能量将离子从低浓度向高浓度运输。常见的离子泵有 Na^+-K^+ 泵、Ca^{2+} 泵和 H^+ 泵，它们既是载体又是 ATP 酶。

细胞膜的内外两侧常存在很大的离子浓度差，特别是阳离子的浓度。如一般情况下，细胞内 K^+ 的浓度比细胞外高、Na^+ 的浓度比细胞外低，Ca^{2+} 的浓度也是细胞外高于细胞内，这种离子浓度差对细胞的正常生命活动具有多方面的意义。如 Na^+、K^+ 梯度是神经细胞、肌细胞兴奋的基础。膜两侧离子浓度差的形成与维持是细胞膜主动转运的结果，而主动转运的过程需要依靠离子泵。细胞膜内外 Na^+、K^+ 浓度差的维持与细胞膜上的 Na^+-K^+ 泵有着密切的关系。Na^+-K^+ 泵的本质是一种 Na^+-K^+-ATP 水解酶，具有水解 ATP 提供能量的功能。一般认为是由 2 个大亚基（α 亚基）和 2 个小亚基（β 亚基）组成的四聚体。α 亚基 120kDa，有 ATP 水解酶活性；β 亚基 50kDa，是有组织特异性的糖蛋白。Na^+-K^+ 泵能将 ATP 水解成 ADP 和 Pi，其本身蛋白的构象也能在磷酸化和去磷酸化过程中发生变化，导致与 Na^+、K^+ 的亲和力发生变化，从而使 Na^+、K^+ 从低浓度向高浓度跨膜转移。

2）间接利用能量（ATP）的主动转运：物质跨膜运输所需要的能量来自膜两侧的离子浓度梯度或电化学梯度，而这种离子浓度梯度或电化学梯度的维持则是通过 Na^+-K^+ 泵或 H^+ 泵消耗 ATP 来实现的，因此，这种运输方式是一种由 Na^+-K^+ 泵或 H^+ 泵与载体蛋白协同作用、间接利用能量（ATP）完成的主动转运方式，也称协同转运（co-transport）。根据物质运输的方向与离子顺电化学梯度转移方向的关系，协同转运可以分为同向转运和反向转运。

物质运输方向与离子转移方向相同即为同向转运（symport），如动物小肠上皮细胞对葡萄糖的吸收。物质跨膜运输的方向与离子转移的方向相反即反向转运（antiport），如动物细胞常通过 Na^+、H^+ 反向转运的方式来转运 H^+，以调节细胞内的 pH 值。

主动转运的特点是：逆浓度梯度或逆电化学梯度运输；需要能量（ATP 或膜两侧离子浓度梯度/电化学梯度）；需要载体蛋白。

2. 膜泡运输　蛋白质等大分子和颗粒性物质不能直接通过跨膜运输，而必须通过膜的一系列膜泡的形成和融合来完成。在运输过程中，物质包裹在由脂双层膜形成的囊泡中，因此称膜泡运输。该种运输方式可同时转运一种或一种以上数量不等的大分子和颗粒性物质，因此也称为批量运输（bulk transport）。

（1）入胞作用（胞吞作用）：通过细胞膜内陷形成囊泡（内吞泡），将外界物质裹进并输入细胞的过程。

根据内吞物质的性质及大小的不同，可分为吞饮作用和吞噬作用。细胞对液体或微小颗粒的入胞作用称为吞饮作用（pinocytosis）。在吞饮过程中，细胞膜的特殊区域内陷形成小窝或小泡，包围被吞饮物质，形成胞饮体（吞饮体），胞饮体在细胞中与溶酶体等融合后被降解。吞饮作用广泛存在于人类白细胞、肾细胞、肝细胞、小肠上皮细胞等。细胞对较大的固体颗粒或大分子复合物进行的一种入胞作用称为吞噬作用（phagocytosis）。细胞摄入这些物质时，细胞膜凹陷或形成伪足，包裹这些颗粒形成吞噬体，吞噬体在细胞中也通过与溶酶体等融合后被降解。吞噬作用仅限于少数特化的细胞，如单核细胞、巨噬细胞等，这些细胞广泛分布于组织和血液中，能吞噬一些微生物、衰老死亡的细胞碎片，起着防御和保护的作用。

大分子物质的入胞作用除上述非特异性的吞饮、吞噬作用外，还有特异性的吞饮、吞噬作用,这些过程通过受体的介导摄取细胞外专一性蛋白质或其他化合物,这种物质运输方式称为受体介导的入胞(receptor-mediated endocytosis)。其过程是被转运的物质先与膜上特异性受体结合,膜内陷形成囊泡,囊泡脱离膜进入细胞。该过程可迅速专一地使细胞大量摄入并消化特定的大分子,是一种选择性浓缩机制。动物细胞依赖受体介导的入胞作用摄取很多重要的物质,胆固醇的利用就是一个很好的例子,其所涉及的受体为低密度脂蛋白(low density lipoprotein,LDL)受体,此外,激素、生长因子、淋巴因子、胰岛素等的运输也是通过该方式。因此,受体介导的入胞作用在动物细胞中具有一定的普遍性。

(2)出胞作用(胞吐作用):细胞内合成的多肽物质或分泌物质运出细胞外的过程称为出胞作用。出胞作用通过形成分泌泡或其他膜泡,与细胞膜融合形成许多小孔,分泌物由此孔排出。出胞作用可分为组成型胞吐途径和调节型胞吐途径两种。

所有真核细胞新合成的分泌蛋白在高尔基复合体进行修饰、浓缩、分选后装入分泌泡,随即被运输到细胞膜,与质膜融合,将分泌物排出细胞外的过程称为组成型胞吐途径(constitutive exocytosis pathway)。通过该途径,分泌蛋白有的成为质膜外周蛋白,有的成为胞外基质组分,还有的作为营养成分或信号分子扩散到细胞外液等。

真核细胞中,有些特化的分泌细胞可以将产生的分泌物(如激素、黏液或消化酶等)存储在分泌泡中,当受到胞外信号刺激时,分泌泡与质膜融合,将内含物释放出去,该作用称为调节型胞吐途径(regulated exocytosis pathway)。

此外,细胞内病毒、未被消化的残渣等也通过出胞作用排出细胞。

无论是入胞作用还是出胞作用,都需要能量,而且都涉及膜的融合和重组过程。正常的细胞膜不能自发地融合,只有除去膜表面的水分子,使膜之间的距离近至1.5nm,才有可能发生融合。因此,推测在细胞的内吞和外排过程中,有某种膜融合蛋白的参与。

知识链接

新型冠状病毒是如何进入人体某些特定类型细胞的?

新型冠状病毒属于有包膜的病毒,研究表明,有包膜的病毒一般能够通过两种方式进入细胞,一种叫作内吞,另一种叫作膜融合。无论通过内吞还是膜融合方式,接触靶细胞都是新型冠状病毒进入细胞的第一步。新型冠状病毒最外层有刺突糖蛋白(spike glycoprotein),简称S蛋白,新型冠状病毒要侵入人体细胞,必须借助S蛋白识别人体细胞膜表面的ACE2蛋白,并与之结合。ACE2由805个氨基酸组成,是具有单一胞外催化结构域的Ⅰ型跨膜糖蛋白。人类ACE2基因已经被克隆并定位在X染色体上。ACE2有两个结构域:氨基末端催化结构域和羧基末端结构域。当病毒的S蛋白与ACE2连接时,ACE2的胞外结构域被裂解,而跨膜结构域被内在化,使病毒颗粒和宿主细胞进一步融合,病毒进入细胞。研究发现,80%ACE2受体存在于Ⅱ型肺泡。

(二)信号转导

信号转导(signal transduction)是细胞对外界刺激或信号发生反应的过程。细胞外信号通过与细胞膜受体作用,转换成细胞内信号,进一步发生传递级联反应,产生效应。参与信号转导的化学分子称为信号分子(signal molecule)。能特异性识别并结合胞外信号分子,进而激活胞内一系列生物化学反应,使细胞对外界刺激产生相应生物学效应的生物大分子称为受体(receptor),细胞膜上和细胞内都有受体。能与受体结合的生物活性物质统称为配体

(ligand)。细胞间信号分子就是一类最常见的配体。

1. 信号分子　生物通过信号分子调节生命活动。外来的作用于受体的信号分子,称为第一信使或配体。根据其溶解性,可分为两类:

(1)亲脂性信号分子:主要有甾类激素、甲状腺素、维生素 D、维 A 酸等亲脂性物质,可穿过质膜进入细胞,与细胞质或细胞核中的受体结合,触发信号转导。

(2)亲水性信号分子:包括氨基酸、肽、蛋白质等,如神经递质、生长因子和大多数肽类激素。它们通常不能穿过靶细胞膜,而是通过与细胞表面的受体结合,触发信号转导,传递信息。

20 世纪 80 年代后期,人们发现一氧化氮(NO)能进入细胞直接激活相关效应酶,参与体内众多的生理和病理活动。因此,NO 被认为是一种气体信号分子。

除胞外信号分子外,细胞内也存在着传递信号的物质,如 cAMP、cGMP、IP_3(三磷酸肌醇)、DG(甘油二酯)等,称为第二信使(second messenger),第二信使能对胞外信号起转换和放大的作用。Ca^{2+} 可视为第三信使,因为 Ca^{2+} 的释放依赖于第二信使。

2. 细胞膜受体　细胞膜受体(membrane receptor)简称膜受体,是细胞膜上能特异性识别信号分子并与之结合,进而引起生物学效应的特殊蛋白质。多为糖蛋白,个别为糖脂。

膜受体的结构一般至少包括两个功能区:与配体结合的区域和产生效应的区域。膜受体具有特异性。细胞对胞外特殊信号分子的反应能力取决于细胞是否具有相应的受体,同一种化学信号分子对不同的靶细胞可产生不同的效应。位于细胞质和细胞核中的受体称为胞内受体(intracellular receptor),为 DNA 结合蛋白。

常见的膜受体有 G 蛋白偶联受体(G-protein coupled receptor)、离子通道受体(ion channel linked receptor)和酶联受体(enzyme-linked receptor)等。

(1)G 蛋白偶联受体:这一类受体的受体 - 配体复合物与靶蛋白(酶或离子通道)的作用要通过 G 蛋白的介导产生生物效应。神经递质、激素、肽类等信号分子的受体为 G 蛋白偶联受体。

GTP 结合蛋白(GTP binding protein)简称 G 蛋白,是一种鸟苷酸结合蛋白,同时也是位于细胞膜胞质面的外周蛋白,介于膜受体与效应蛋白之间,能偶联膜受体并传导信息,其活性受 GTP 调节。由于这种调节蛋白通过与鸟苷酸结合发挥作用,所以称为 G 蛋白。G 蛋白由 α 亚基(45kDa)、β 亚基(35kDa)和 γ 亚基(7kDa)三个亚基组成,α 亚基是决定 G 蛋白功能的主要亚基,具有 GTP 水解酶的活性,能促进其结合的 GTP 分解为 GDP,β 亚基和 γ 亚基一般以 βγ 二聚体形式存在(图 3-6)。

G 蛋白分为与 GTP 结合的活化型调节蛋白(Gs)和与 GDP 结合的抑制型调节蛋白(Gi)。Gs 通过 α 亚基与 GTP 结合,导致 βγ 二聚体的脱落;Gi 则以 αβγ 三聚体存在,并与 GDP 结合。

近来的研究发现,除了 α 亚基有活性外,βγ 二聚体同样可以作为一个功能单位参与信号传递过程,βγ 二聚体不仅能够介导独立的信号传递通路,而且可能是 G 蛋白与其他信号通路交互转导的调控点。

(2)离子通道受体:是一类自身为离子通道的受体,这种离子通道的开启和关闭取决于该通道型受体与配体的结合状态。此类受体由多个亚基共同围成离子通道,每个亚基由单一多肽链反复多次穿过细胞膜形成,受体与配体结合可直接导致通道开放,使 K^+、Na^+、Ca^{2+} 等离子产生跨膜流动,进行信息转导,无需中间步骤。它们主要存在于神经、肌肉等细胞中,在神经冲动的快速传递中起作用。

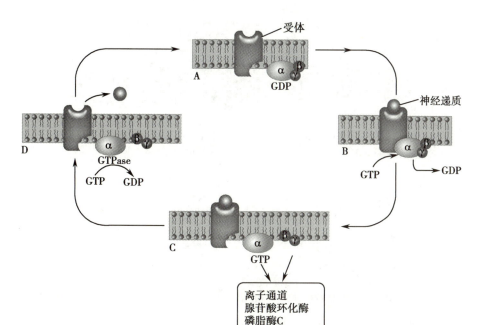

图 3-6　G 蛋白作用过程示意图

（3）酶联受体：又称催化型受体，当胞外配体与受体结合后，即激活受体胞内段的酶活性，产生效应。酶联受体通常包括五类：①受体酪氨酸激酶；②受体型丝氨酸/苏氨酸激酶；③受体型酪氨酸磷酸酯酶；④受体型鸟苷酸环化酶；⑤酪氨酸激酶偶联受体。生长因子、分化因子等信号分子的受体属于酶联受体。

此外，细胞膜上还有其他类型的受体，如能介导入胞作用的受体。因此，细胞膜受体是细胞信号传递、物质运输的重要"枢纽"。

3. 信号转导途径　信号转导有多种途径，G 蛋白偶联受体所介导的信号转导途径有环腺苷酸（cAMP）信号通路、磷脂酰肌醇信号通路和 MAPK 信号通路等，其中 cAMP 信号通路和磷脂酰肌醇信号通路为常见的两条信号转导通路。

（1）环腺苷酸（cAMP）信号通路：是细胞外信号分子与相应受体结合后，通过腺苷酸环化酶催化形成 cAMP，导致细胞内第二信使 cAMP 的水平变化，引起胞内效应的信号通路。

该通路涉及受体、G 蛋白、腺苷酸环化酶（adenylate cyclase，AC）等分子。腺苷酸环化酶是一种分子量为 150kDa 的糖蛋白，在 Mg^{2+} 和 Mn^{2+} 的存在下，催化 ATP 生成 cAMP。该通路的受体分为活化型激素受体（Rs）和抑制型激素受体（Ri），为跨膜 7 次的膜蛋白，有胞外和胞内两个结构域，胞外结构域与胞外信号作用，胞内结构域与 G 蛋白作用。G 蛋白介于受体（Rs/Ri）与腺苷酸环化酶之间，使细胞外信号跨膜转换为细胞内信号（cAMP）。cAMP 可以特异性激活蛋白激酶 A（PKA），活化的蛋白激酶 A 可使特殊的靶蛋白磷酸化，进而引起细胞应答。

该通路的信号转导过程为：胞外配体分子（第一信使）与 G 蛋白偶联受体结合，诱发受体分子构象改变，受体、G 蛋白、腺苷酸环化酶依次相互作用，使细胞内 cAMP（第二信使）的水平升高，cAMP 激活蛋白激酶 A（PKA），活化的蛋白激酶 A 即可使核内特殊的基因调控蛋白磷酸化，从而引起细胞产生相应的生物学效应（图 3-7）。

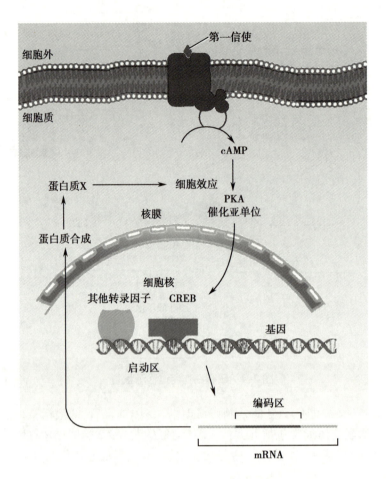

图 3-7 cAMP 通过 PKA 调节细胞代谢

（2）磷脂酰肌醇信号通路：配体与细胞表面 G 蛋白偶联受体结合，偶联 G 蛋白活化质膜上磷脂酶 C（phospholipase C，PLC），催化位于膜内层的磷脂酰肌醇 4,5- 双磷酸（PIP_2）水解产生两个重要的第二信使——甘油二酯（DG）和三磷酸肌醇（IP_3）。DG 结合于质膜（脂溶性），可激活与质膜结合的蛋白激酶 C（protein kinase C，PKC）。PKC（分子量 80kDa）有两个功能区：一个是疏水的膜结合区，另一个是亲水的催化活性区。PKC 被活化后，可催化细胞生理反应，如能活化细胞膜上的 Na^+-H^+ 通道，使 H^+ 排出细胞、Na^+ 进入细胞，引起细胞内 pH 升高。

IP_3 可以动员细胞内源钙释放到细胞质，使胞内游离 Ca^{2+} 浓度上升，活化各种 Ca^{2+} 结合蛋白（如钙调蛋白等），引起细胞内生物效应。钙调蛋白（calmodulin，CaM）由 148 个氨基酸残基组成，含 4 个结构域，每个结构域结合一个 Ca^{2+}。该蛋白本身无活性，当 Ca^{2+} 与之结合后，构象发生相应改变，形成活化的 Ca^{2+}-CaM 复合物，然后与酶结合形成活化的钙调蛋白 - 酶复合物，继而调节各种酶的活性，如腺苷酸环化酶、鸟苷酸环化酶、磷酸化酶等。

该信号通路最大的特点是胞外信号分子与膜受体结合后，同时产生两个胞内信使 IP_3 和 DG，分别激活两条信号通路，即 DG-PKC 和 IP_3-Ca^{2+} 途径。因此，该信号系统又被称为"双信使系统"。

四、细胞表面及细胞外物质

细胞表面（cell surface）包括细胞外被、细胞膜及膜下富含细胞骨架蛋白的胞质溶胶，此外还包括细胞之间的连接及细胞膜的一些其他特化结构。细胞表面以质膜为主体,是细胞膜结构和功能的衍生和发展,承担着多种功能。

电镜下可看到质膜外侧有薄薄的染色较深的物质,即细胞外被。细胞表面有膜受体,它们能特异地与配体结合,从而引起生物学效应。细胞外侧面一般较为平坦,亦有凹凸不平者,这是由于细胞膜与膜下的细胞骨架系统相互联系,形成了特化结构,如鞭毛、纤毛及微绒毛等。在肠上皮细胞纹状缘中的细胞表面有微绒毛,微绒毛的存在,扩大了上皮细胞的吸收面积。鞭毛、纤毛是细胞表面向外伸出的细长突起,它们是细胞表面特化的运动结构。

黏附物质是细胞外微环境的重要组成部分,主要由细胞分泌的含糖大分子物质组成。通过细胞表面特定的黏附分子介导细胞与细胞之间、细胞与细胞外基质之间的黏着。

黏附物质厚薄不一,大多数细胞上的黏附物质只有 20~30nm,其中还有丝状结构。黏附物质经重金属染色后,能在电子显微镜下显示出来,但与细胞表层的界限难以划清。其中一些含糖物质(如唾液酸、透明质酸等)带有电荷,能吸附离子以保持微环境中的电荷和酸碱度的恒定,这对发挥质膜上酶的活性和细胞的活动都是有利的。许多脊椎动物的毛细血管周围,特别是肾血管球周围的黏附物质对分子的通过起着过滤作用。

五、细胞膜与疾病

细胞膜是细胞的界膜,也是细胞内外物质转运、信息交流的"中转站",膜的结构和功能改变都会导致疾病。

细胞膜上载体蛋白、通道蛋白、离子泵等与细胞物质运输功能有关,很多疾病的发生与细胞膜上的转运蛋白异常有关。如胱氨酸尿症由于肾小管上皮细胞某种载体蛋白缺陷造成;部分家族性高胆固醇血症患者缺乏 LDL 受体,也有的虽然 LDL 受体数目正常,但结构发生改变,因而导致疾病。囊性纤维化是目前研究得最清楚的遗传性离子通道异常疾病,患者细胞膜上受 cAMP 调控的离子通道异常。此外,重症肌无力、先天性肌强直等疾病也属于通道蛋白异常引起的遗传病。重症肌无力的病因是机体内产生了乙酰胆碱受体的抗体,占据了乙酰胆碱受体,封闭了乙酰胆碱的作用。该抗体还可以促使乙酰胆碱受体分解,使患者的受体数量大大减少,导致重症肌无力。

细胞膜受体与细胞信号传送密切相关,很多遗传性疾病由膜受体及其介导的信号通路异常所引起。如部分胰岛素抵抗的糖尿病与胰岛素受体异常有关。某些 1 型糖尿病患者由于细胞膜表面胰岛素受体减少,使胰岛素不能与细胞膜受体结合产生生物学效应,导致糖尿病的发生。

G 蛋白是细胞膜受体介导的信号转导途径的重要偶联体,G 蛋白功能异常也可导致疾病,如百日咳的发生与 G 蛋白异常有关,霍乱患者的 G 蛋白也有异常改变。

第三节 内 膜 系 统

细胞内膜系统(endomembrane system)指细胞质内在结构、功能及发生上具有相互联系的膜性结构的总称,包括内质网、高尔基复合体、溶酶体、过氧化物酶体、核膜及各种膜性小泡等。内膜系统是真核细胞的特有结构,是细胞进化过程中膜性结构高度分化和特化的产物。内膜系统的出现,使细胞的结构复杂化,为细胞生命活动提供了丰富的膜表面,使细胞的功能活动区域化,生化反应互不干扰,极大提高了细胞代谢活动的效率。同时,各细胞器间及细胞器与胞质间又彼此相互依存、高度协调地进行细胞内的各种生命活动。

一、内质网

内质网（endoplasmic reticulum，ER）广泛存在于除哺乳动物成熟红细胞以外的所有真核细胞的细胞质内，占细胞内膜系统的 50% 左右。1945 年，Porter 等应用电子显微镜首次对培养的小鼠成纤维细胞进行观察，发现细胞质内存在着由一些小管和小泡样结构连接成的网状结构，故命名为内质网。

（一）内质网的形态结构及类型

内质网是由一层单位膜围成的扁囊状、管状、泡状结构，膜厚 5~6nm。这些小管、小泡和扁囊互相吻合连通成三维网状膜系统（图 3-8）。内质网膜与核膜外膜相连续，内质网腔与核膜腔相通。

内质网的形态结构、分布状态和数量多少在不同的细胞中各不相同，这常与细胞类型、生理功能及分化程度等有关。如鼠肝细胞中的内质网以扁囊和管状结构为主，扁囊成组排列，并与细胞质外质区的小管相连；而睾丸间质细胞中的内质网则由大量的小管连接成网状。

根据内质网膜外表面有无核糖体颗粒附着，可将内质网分为两大类，即粗面内质网（rough endoplasmic reticulum，rER）和滑面内质网（smooth endoplasmic reticulum，sER）。

粗面内质网多为扁囊状，也有少数的管状和泡状，其膜外表面有大量颗粒状核糖体附着。粗面内质网的形态在不同类型的细胞中有所不同。例如，浆细胞和胰腺外分泌细胞都是分泌活动旺盛的细胞，它们的粗面内质网有许多扁囊平行排列，往往形成同心层板状结构，而滑膜细胞和软骨细胞的粗面内质网则为不规则的囊泡。

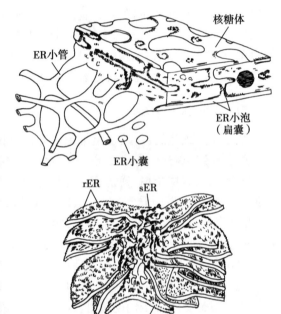

图 3-8　内质网立体结构模式图

粗面内质网是一种可变的细胞器，其发达程度可作为判断细胞功能状态和分化程度的形态学指标。如高度分化的胰腺外分泌细胞在分泌旺盛时，粗面内质网增加，静止时减少。未分化或未成熟的细胞，如干细胞和胚胎细胞等，粗面内质网则不发达。肿瘤细胞中也是如此，如在实验性大鼠肝癌中，凡分化程度高、生长慢的癌细胞粗面内质网都很发达；反之，在分化程度低、生长快的癌细胞中，则偶见少数粗面内质网。

滑面内质网的膜表面光滑，无核糖体颗粒附着。滑面内质网的结构常由分支的小管和小泡构成，很少有扁囊。皮脂腺细胞、汗腺细胞及分泌甾类激素的细胞滑面内质网比较丰富。

（二）内质网的功能

1. 粗面内质网的功能　主要是蛋白质的合成与转运，以及对蛋白质的修饰和加工。

（1）粗面内质网与蛋白质合成：粗面内质网膜上附着有核糖体颗粒，核糖体是蛋白质合成的场所，内质网膜为核糖体附着提供了支架。附着于粗面内质网膜上的核糖体上合成的蛋白质主要为分泌蛋白、可溶性内质网驻留蛋白（ER retention protein）、溶酶体酶蛋白和膜蛋白等。有关合成的蛋白质是如何进入粗面内质网腔或被整合到粗面内质网膜中的研究很多,颇受支持的是1975年提出的"信号肽假说"(signal peptide hypothesis)。该假说认为:①带有合成蛋白质密码的mRNA,从细胞核进入细胞质后,与若干个核糖体结合形成多聚核糖体,进行蛋白质合成活动。在核糖体上首先由mRNA特定的信号密码(signal codon)翻译合成一短肽——信号肽(signal peptide),它由18~30个氨基酸组成,中间有6~12个氨基酸是疏水性的。②在细胞质基质中存在着信号识别颗粒(signal recognition particle,SRP),它由6条肽链和7S RNA组成,结构上分为不同功能区域。SRP既能识别露出核糖体外的信号肽,又能识别粗面内质网膜上的SRP受体,还能与核糖体的A位点结合。③当SRP与信号肽识别并结合形成SRP-信号肽-核糖体复合物时,核糖体的蛋白质合成暂时停止。结合的SRP-信号肽-核糖体复合物由SRP介导引向粗面内质网膜上的SRP受体,并与之结合,核糖体大亚基与内质网膜上称为易位子(translocon)的膜通道蛋白结合。④SRP受体在内质网膜上是一种停靠蛋白质(docking protein),SRP与SRP受体的结合是临时性的,在核糖体附着于内质网膜上后,SRP便离去。⑤当核糖体与内质网膜结合后,信号肽便经易位子插入膜腔内,而先前处于暂停状态的蛋白质合成活动又恢复。进入内质网腔的信号肽,由位于内质网膜内表面的信号肽酶切掉,与之相连的合成中的肽链继续进入内质网腔,直至肽链合成终止。最后核糖体脱离内质网,重新加入"核糖体循环"。

(2)粗面内质网与蛋白质的折叠:新合成的多肽链在内质网腔里进行折叠。蛋白质折叠需要内质网腔内的可溶性内质网驻留蛋白[如蛋白质二硫键异构酶(protein disulfide isomerase,PDI)、结合蛋白(binding protein,Bip)和分子伴侣(molecular chaperone)]的参与。这类蛋白质能帮助多肽链快速折叠、装配和转运,其本身并不参与最终产物的形成。

ER-3-2
信号肽假说

(3)粗面内质网与蛋白质糖基化:在糖基转移酶催化下,寡聚糖链与蛋白质的氨基酸残基共价连接的过程称为蛋白质糖基化。蛋白质糖基化主要在高尔基复合体中进行,粗面内质网腔内也进行部分糖基化。粗面内质网腔中进行的糖基化主要是N-糖基化,即寡聚糖链与蛋白质的天冬酰胺残基侧链上的—NH_2连接。寡聚糖先与粗面内质网膜上一种特殊脂类——多萜醇(polyprenol)分子连接,变成活化型寡聚糖,一旦新合成的肽链出现天冬酰胺(Asn)残基,粗面内质网膜上的糖基转移酶即催化低聚糖链转位于该残基上,形成N-连接的糖蛋白。

2. 滑面内质网的功能

(1)脂质的合成与运输:滑面内质网是细胞内合成脂质的重要场所,在滑面内质网膜上含有脂类合成有关的酶类,可合成甘油三酯、磷脂和胆固醇等。在肾上腺皮质细胞、睾丸间质细胞、卵巢黄体细胞等分泌类固醇激素的细胞中,滑面内质网非常发达。滑面内质网含有合成胆固醇所需的全套酶系和使胆固醇转化为类固醇激素(如肾上腺激素、雄激素、雌激素)的酶类。

ER-3-3
蛋白质的
N-糖基化

滑面内质网还具有运输脂类的作用,如小肠上皮细胞的滑面内质网可将甘油酯和脂肪酸合成脂肪,并与蛋白质结合生成脂蛋白后,将其输出至高尔基复合体进一步加工转运出细胞。

(2)糖原的合成与分解:肝细胞中常见滑面内质网与糖原相伴存在。滑面内质网上含有葡萄糖-6-磷酸酶,能将肝糖原分解成葡萄糖释放入血液,维持血糖平衡。

(3)解毒作用:肝的解毒作用主要由肝细胞的滑面内质网来完成,滑面内质网含有参与解毒的各种酶系,如细胞色素P450家族酶系等。如果给动物服用大量苯巴比妥,可见肝细胞内滑面内质网增生,同时与解毒作用有关的酶含量也明显增多。肝细胞的解毒作用主要通过滑面内质网膜上的氧化酶系对药物和毒物进行氧化和羟化反应,使药物转化或消除其毒性,并且易于排出体外。

(4)肌肉的收缩:滑面内质网在肌细胞中形成一种特殊结构称为肌质网(sarcoplasmic reticulum),肌质网的作用是储存和调节肌细胞中 Ca^{2+} 浓度,肌质网将 Ca^{2+} 释放至肌原纤维之间,通过肌钙蛋白等一系列相关蛋白的构象改变和位置变化引起肌肉收缩。当肌肉松弛时,肌质网上的 Ca^{2+} 泵将 Ca^{2+} 泵回肌质网。故肌细胞中的滑面内质网通过释放和摄取 Ca^{2+} 参与肌肉的运动。

(三) 内质网与疾病

内质网是比较敏感的细胞器,在射线、缺氧、化学毒物和病毒等各种因素作用下会发生变化,如肿胀、脱颗粒、肥大和某些物质的累积等。

肿胀是粗面内质网发生的最普遍的病理变化,是一种水样变性,主要由于水分和钠的流入,使内质网变成囊泡,这些囊泡还可互相融合而扩张成更大的囊泡。如果水分进一步聚集,便可使内质网肿胀破裂,内质网腔扩大并形成空泡,继而核糖体从内质网膜上脱落下来,这是粗面内质网上蛋白质合成受阻的形态学标志。可见于病毒性肝炎和四氯化碳引起的肝细胞中毒。

当某些感染因子刺激特定细胞时,会引起细胞的内质网肥大。如当 B 淋巴细胞受到病菌等刺激时,可转变成浆细胞,此时浆细胞内的内质网肥大,免疫球蛋白的分泌增加。巨噬细胞的内质网肥大,表现为溶解酶的合成增强。当细胞受到药物作用时,常会出现内质网的代偿性肥大,对药物进行解毒或降解。

在某些遗传病中,可观察到蛋白质、糖原和脂类在内质网中的贮积。例如,在 α_1- 抗胰蛋白酶缺乏症患者的血清中,缺乏 α_1- 抗胰蛋白酶,而在肝细胞的粗面内质网和滑面内质网中却聚集着 α_1- 抗胰蛋白酶。在脂肪肝患者的肝细胞内,可见大量脂肪滴贮留在内质网腔中。

💠 思政元素

Blobel 与信号肽假说

分泌蛋白可以通过内质网膜进入内质网腔,然后被运输到高尔基复合体进一步加工运输。这一过程中被转运的分泌蛋白如何进入内质网腔? 蛋白的结构和合成过程又有什么特点呢? 这些问题困扰了人们很长时间。

德国科学家 Blobel G 围绕这些难题,选择内质网为研究对象,开展了一系列实验研究。研究发现,被转运的分泌蛋白前体比成熟肽链长;被转运的蛋白进入内质网的过程与蛋白合成过程是同时进行的。Blobel 推测起始段的肽链可能起到引导作用,只有存在那段肽链的蛋白才可能进入内质网。1971 年,Blobel 第一次提出“信号肽假说”(signal hyothesis),该假说解释了分泌蛋白如何转运到细胞特定的位置,并且通过内质网膜进入内质网腔。当时,由于这个假说没有确切有力的实验数据的支撑,引起了科学界的尖刻批评,否证该假说的论文不断出现,他的论文也屡次被拒。但这些挫折并没有阻碍 Blobel 前行的脚步,反而驱动他以百折不挠的决心继续研究,用实验来证实假说中的预言,而这一过程充满艰辛,一直持续了四分之一世纪。

首先,Blobel 和他的团队对内质网识别信号肽的机制进行了深入研究。他们发现了细胞中的一种蛋白质——信号识别蛋白(signal recognition protein,SRP),该蛋白在内质网识别信号肽过程中发挥着重要作用。1975 年,Blobel 详细描述了分泌蛋白进入内质网的步骤。1980 年,他总结出蛋白质的不同区域具有引导其定位的信息,即这些特定的氨基酸序列决定了蛋白是进入细胞器,还是被运输到细胞外。

Blobel 和他的同事们对"信号肽假说"进行了反复研究和验证,最终证实该假说不仅正确,且在酵母、植物和动物细胞中具有普遍性。信号肽假说不仅解释了分泌蛋白进入内质网腔的问题,而且为人类认识疾病的发病机理奠定了基础,对现代细胞生物学的发展意义深远。1999 年,Blobel 荣获诺贝尔生理学或医学奖。

Blobel 一生致力于研究这一复杂的科学难题,并且反复验证理论的正确性,他严谨细致、勤奋踏实和坚持不懈的科研素养值得我们学习。

二、高尔基复合体

高尔基体(Golgi apparatus)是 1898 年意大利科学家高尔基(Golgi)应用银染等方法首次在神经细胞中发现的细胞器。20 世纪 50 年代,电镜技术证实高尔基体是一组复合结构,故称高尔基复合体(Golgi complex)。

高尔基复合体普遍存在于真核细胞中,它对蛋白质加工、分选和运输起着重要的作用。

(一)高尔基复合体的形态结构

在电镜下,高尔基复合体是一层单位膜包裹,由扁平囊、小囊泡和大囊泡组成的膜性结构,其显著特征是重叠的扁平囊堆积在一起,并且构成了高尔基复合体的主体结构(图 3-9)。扁平囊多呈弓形,周围有大量的大小不等的囊泡结构。高尔基复合体是具有极性的细胞器,扁平囊凸面朝向细胞核或内质网为顺面高尔基网(cis-Golgi network,CGN),也称形成面

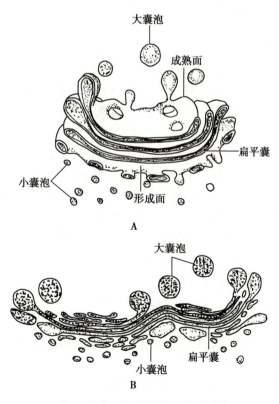

图 3-9 高尔基复合体结构模式图

A. 立体结构;B. 切面图

(forming face);扁平囊凹面朝向细胞膜为反面高尔基网（trans-Golgi network, TGN），也称成熟面（maturing face）。高尔基复合体的形态结构、数量、分布状态在不同细胞中有很大差异，这与细胞的生理功能有关。

1. 小囊泡 在扁平囊的形成面，常可见到许多膜厚 6nm 的小泡，称高尔基复合体小囊泡。一般认为小囊泡是由附近内质网"芽生"而来，载有粗面内质网合成的蛋白质和滑面内质网合成的脂类，通过膜融合将内含物转运到扁平囊中，并不断补充扁平囊的膜结构，此种小囊泡也称为运输小泡（transport vesicle）。

2. 扁平囊 扁平囊为高尔基复合体中最富特征性的一种结构，一般 4~8 个平行排列在一起。扁平囊片层至少可分为三个区隔，各由一个或多个扁平囊组成，每个区隔含有不同的酶，行使不同的功能。例如，顺面扁平囊含有磷酸转移酶，催化磷酸基团加到溶酶体酶蛋白上。高尔基复合体顺面的主要功能是筛选由内质网新合成的蛋白质和脂类，并将其大部分转入高尔基复合体的中间扁平囊区，一小部分逃逸蛋白和脂类再返回内质网；中间扁平囊含有 N- 乙酰葡糖胺转移酶，主要进行蛋白质的糖基化修饰、糖脂形成及多糖合成；反面扁平囊则含有半乳糖基转移酶，执行蛋白质的分选功能。

3. 大囊泡 在扁平囊的成熟面，常有体积较大、膜厚 8nm、数量不等的大泡，称高尔基复合体大囊泡。大囊泡是由扁平囊的末端或局部膨大凸起，并带着扁平囊所形成的物质脱离扁平囊而形成。在分泌细胞中，这种大囊泡又称分泌泡或浓缩泡（condensing vesicle），随着分泌物的外排，大囊泡的膜掺入细胞膜，因而使细胞膜得到了补充和更新。

（二）高尔基复合体的功能

高尔基复合体的主要功能是参与细胞的分泌活动，对来源于内质网合成的蛋白质进行糖基化等加工修饰，并将各种蛋白产物进行分选和转运。此外，高尔基复合体在细胞内膜系统的运输过程中起着重要的交通枢纽作用。

1. 高尔基复合体与蛋白质的加工修饰 糖蛋白是由粗面内质网合成的蛋白质经糖基化修饰后形成的。蛋白质糖基化有两种形式，N- 糖基化发生在粗面内质网中，O- 糖基化主要或全部发生在高尔基复合体内。O- 糖基化是寡糖链与蛋白质的酪氨酸、丝氨酸和苏氨酸残基侧链的羟基基团共价结合，而形成 O- 连接糖蛋白。同时，在内质网腔内合成的 N- 连接糖蛋白必须在高尔基复合体内进行进一步的加工修饰，形成具有特定功能的蛋白质。因此，高尔基复合体在蛋白质糖基化中起着重要的修饰加工作用。

糖基化可以为各种蛋白质打上不同的标志，以利于高尔基复合体的分类和包装，同时保证糖蛋白从粗面内质网向高尔基复合体膜囊单方向转移；糖基化还会帮助蛋白质在成熟过程中折叠成正确的构象。此外，蛋白质经过糖基化后，其稳定性也将增加。

在粗面内质网上合成的蛋白质有些是无生物活性的前体物，称为蛋白质原（proprotein），这类蛋白质原需经过加工水解为成熟的蛋白，才具有生物活性。如胰岛素最初以无活性的胰岛素原的形式存在，由 86 个氨基酸残基组成，含 A、B、C 三个肽链，在高尔基复合体内，其中的 C 链被切除，余下的 A、B 链以二硫键连接成有生物活性的胰岛素。

2. 高尔基复合体与蛋白质的分选、转运 高尔基复合体的层状扁平囊结构具有不同的生化区隔，每个区隔含有完成蛋白质修饰的特有酶类，对蛋白质的寡糖链按顺序修饰，这种顺序修饰有利于糖蛋白的分选，使粗面内质网合成的蛋白质成为分泌蛋白、跨膜蛋白或溶酶体蛋白。

粗面内质网核糖体上合成的蛋白质穿过内质网膜，进入内质网腔，经过折叠和糖基化，内质网以出芽方式形成小泡，将蛋白从内质网运输到高尔基复合体中加工，经高尔基复合体的糖基化进行分选，由运输小泡把蛋白质从高尔基复合体输送到靶部位。不同类型的运输小泡首先从高尔基复合体的反面形成,并由衣被包裹,衣被小泡中包含经分选的特异蛋白,分选蛋白一般与运输小泡膜上的特异受体结合。衣被小泡在运输过程中,其中的衣被逐渐消失,并返回高尔基复合体反面。当运输小泡到达靶部位的细胞膜或溶酶体膜时,以膜融合的方式将内容物排出。可见,高尔基复合体在细胞分泌活动中起着重要的加工修饰和转运作用;同时,在细胞内膜泡运输中起着重要的交通枢纽作用。

3. 高尔基复合体与溶酶体的形成　一般认为,溶酶体是从反面高尔基膜囊以出芽方式形成的。溶酶体中含有各种酸性水解酶,它们都是糖蛋白,这些酶的前体在粗面内质网核糖体上合成后移入内质网腔内,并形成 N- 连接糖蛋白,通过小囊泡转运到高尔基复合体内进行加工修饰。在高尔基复合体顺面膜囊内,溶酶体酶寡糖链上的甘露糖残基磷酸化形成甘露糖 -6- 磷酸(M-6-P),M-6-P 是溶酶体水解酶分选的重要识别信号。在高尔基复合体的反面膜囊内有识别 M-6-P 的受体,能特异地与溶酶体酶糖链末端的 M-6-P 结合,引导溶酶体酶聚集形成有被小囊。当有被小囊出芽与高尔基复合体分开时,脱掉了包被成为特异的运输囊泡,运输囊泡与晚期内体(late endosome)融合。晚期内体内的 pH 值为 6,在酸性环境中水解酶从 M-6-P 受体上分离下来,然后去磷酸化成为溶酶体的酶,最后形成溶酶体。通常将这种状态下的溶酶体称为初级溶酶体。M-6-P 受体释放其结合的溶酶体酶后,在晚期内体内经出芽形成运输囊泡,随后返回高尔基复合体反面膜囊,被回收再利用(图 3-10)。

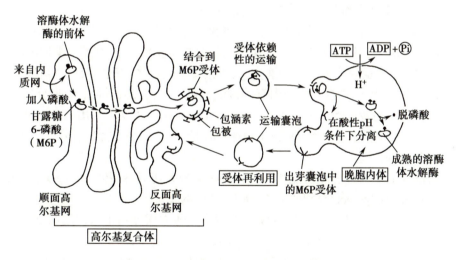

图 3-10　高尔基复合体与溶酶体的形成

(三) 高尔基复合体与疾病

高尔基复合体在各种病理条件下会发生不同程度的形态和数量变化。

1. 高尔基复合体的肥大或萎缩　高尔基复合体的肥大或萎缩,包括数量的增减及囊泡的扩张或塌陷。高尔基复合体肥大见于功能亢进或代偿性功能亢进的情况,高尔基复合体萎缩、破坏和消失常见于中毒等病理情况下的肝细胞,这是由于脂蛋白合成及分泌功能障碍所致。癌细胞内高尔基复合体有变化,在生长迅速、分化程度低的癌细胞中,高尔基复合体常不发达,如人胃低分化腺癌细胞;而分化程度较高的癌细胞中,高尔基复合体则比较发达。有时在癌细胞内还可以看到高尔基复合体肥大和变形,如人的肝癌细胞。

2. 高尔基复合体内容物的变化　由于高尔基复合体与脂蛋白的形成、分泌有关,因此在肝细胞的高尔基复合体中,常可见到电子密度不等的颗粒。电子密度低反映了其中所含的脂肪酸是饱和的,而电子密度高则说明其脂类成分中是不饱和脂肪酸。当某些中毒因素

(如四氯化碳)引起脂肪肝时,肝细胞内充满大量脂质体,高尔基复合体中含脂蛋白的颗粒消失,形成大量扩张或断裂的大囊泡。又如骨关节炎患者的滑膜细胞内,高尔基复合体明显小而少,而附近细胞中的高尔基复合体大而多。

三、溶酶体

溶酶体(lysosome)是细胞内一种膜性结构的细胞器,内含多种酸性水解酶,能分解各种内源性或外源性物质,被称为细胞内的"消化器官"。溶酶体几乎存在于所有的动物细胞中,只有极少数的细胞例外,如哺乳动物的成熟红细胞。

(一) 溶酶体的结构和组成

1. 溶酶体的结构特点 溶酶体是由一层单位膜围成的球形或卵圆形囊状结构,大小不一,常见直径为 0.2~0.8μm,内含物的电子密度较高,故着色深,因此易与其他泡状细胞器区别。溶酶体的数量、形态和体积不仅在不同细胞中有差异,在同一细胞中也不相同。

2. 溶酶体的酶 溶酶体含有丰富的酸性水解酶,最适 pH 值为 5.0。全套的溶酶体酶有 60 多种,主要有酸性磷酸酶、酸性 RNA 酶、酸性 DNA 酶、蛋白磷酸酶、组织蛋白酶、氨基肽酶、胶原酶、α- 葡萄糖苷酶、磷脂酸磷酸酶、脂肪酶、磷脂酶和芳基硫酸酯酶等。这些酶能将蛋白质、多糖、脂类和核酸等水解为小分子物质。虽然不同类型细胞内溶酶体酶的种类和比例不同,同一细胞内不同溶酶体中酶的种类和数量也有差异,但所有的溶酶体中均含酸性磷酸酶,因而将酸性磷酸酶作为溶酶体的标志酶。

3. 溶酶体的膜 溶酶体膜厚约 6nm,比质膜薄,脂质双层中以鞘磷脂居多。溶酶体的膜具有特殊的性质,表现在:①构成溶酶体膜的蛋白质高度糖基化,其糖基朝向溶酶体内,可保护溶酶体膜免受溶酶体内蛋白酶的消化;②溶酶体膜上有多种载体蛋白,可将消化后的产物向外转运,这些分解产物进入胞质内有的被细胞再利用,有的被排出于细胞外;③溶酶体膜上含有一种特殊的转运蛋白——质子泵(proton pump),质子泵可利用 ATP 水解时释放的能量将 H^+ 泵入溶酶体内,从而维持腔内的酸性 pH 值,使水解酶发挥最有效的作用。

(二) 溶酶体的类型

根据溶酶体的形成过程和功能状态可将溶酶体分为初级溶酶体(primary lysosome)、次级溶酶体(secondary lysosome)和残余体(residual body)。

1. 初级溶酶体 是由高尔基复合体扁平囊边缘膨大而分离出来的泡状结构和内体合并而成。不含作用底物,仅含水解酶,一般体积较小,直径为 0.25~0.50μm。

2. 次级溶酶体 是由初级溶酶体和含底物的小泡融合形成的,其中含有消化酶、作用底物和消化产物。细胞中所见的溶酶体大多数属于次级溶酶体。根据底物的来源和性质不同,次级溶酶体又可分为异噬溶酶体(heterophagic lysosome)和自噬溶酶体(autophagolysosome)。

异噬溶酶体的作用底物来源于细胞外,包括细菌、异物及坏死组织碎片等。细胞首先以内吞方式将外源物质摄入细胞内,形成吞噬体或胞饮体,然后与初级溶酶体融合形成异噬溶酶体。

自噬溶酶体的作用底物来源于细胞内,如细胞内衰老和崩解的细胞器及细胞质中过量贮存的糖原颗粒等。这些物质可被细胞本身的膜(如内质网或高尔基复合体的膜)包围,形成自噬体(autophagosome),自噬体与初级溶酶体融合形成自噬溶酶体。

3. 残余体 在次级溶酶体到达末期阶段时,还残留一些未被消化和分解的物质,并保留在溶酶体内,形成残余体。在电镜下,残余体为电子密度较高、色调较深的物质。常见的残余体有脂褐质、多泡体、髓样结构和含铁小体等。这些残余体有的能将其残余物通过胞吐

ER-3-5

自噬溶酶体和异噬溶酶体形成过程

作用排出细胞外,有的则长期存留在细胞内不被排出,如脂褐质。

(三)溶酶体的功能

溶酶体是细胞内消化的主要场所,可消化多种内源性和外源性物质,此外还参与机体的某些生理活动和发育过程。

1. 对细胞内物质的消化

(1)自噬作用:溶酶体消化细胞自身衰老或损伤的各种细胞器的过程称自噬作用(autophagy)。细胞内衰老或损伤的细胞器,首先被来自滑面内质网或高尔基复合体的膜所包围,形成自噬体,并与初级溶酶体的膜融合,形成自噬溶酶体并完成消化作用。溶酶体对细胞内衰老破损的细胞器进行消化分解,可供细胞再利用,对细胞结构的更新具有十分积极的意义。此外,当机体处于饥饿状态时,细胞可通过自噬作用获得营养,以维持其生存的基本条件。

(2)异噬作用:溶酶体对细胞外源性异物的消化过程称为异噬作用(heterophagy)。这些异物包括作为营养成分的大分子颗粒,以及细菌、病毒等。异物经吞噬作用进入细胞,形成吞噬体(phagosome);或经胞饮作用形成胞饮体(pinosome)。吞噬体或胞饮体进入细胞后,其膜与初级溶酶体膜相融合,成为异噬溶酶体,异物在异噬溶酶体中被水解酶消化分解成小分子,透过溶酶体膜扩散到细胞基质中供细胞利用,不能被消化的成分仍然留在异噬溶酶体内形成残余体,多数的残余体经出胞作用排至细胞外,但是某些细胞(如神经细胞、肝细胞、心肌细胞等)的残余体不被释放,仍蓄积在细胞质中形成脂褐质和髓样结构。

2. 对细胞外物质的消化　某些情况下,溶酶体可通过胞吐方式将溶酶体酶释放到细胞之外,消化细胞外物质的过程称胞外消化。这种现象体现在受精过程和骨质更新方面。例如,溶酶体能协助精子与卵细胞受精,精子头部的顶体(acrosome)实际上是一种特化的溶酶体,顶体内含有透明质酸酶、酸性磷酸酶及蛋白水解酶等多种水解酶类。当精子与卵细胞的外被接触后,顶体膜与精子的质膜融合并形成孔道,此时顶体内的水解酶可通过孔道释放出来,消化分解掉卵细胞的外被滤泡细胞,并协助精子穿过卵细胞各层膜的屏障而顺畅进入卵细胞内实现受精。在骨骼发育过程中,破坏骨质的破骨细胞与造骨的成骨细胞共同担负骨组织的连续改建过程,其中破骨细胞的溶酶体释放出来的酶参与陈旧骨基质的吸收、消除,是骨质更新的一个重要步骤。

3. 溶酶体的自溶作用与器官发育　在一定条件下,溶酶体膜破裂,水解酶溢出致使细胞本身被消化分解,这一过程称为细胞的自溶(autolysis)。如两栖类蛙的变态发育过程中,蝌蚪尾部逐渐退化消失,这是尾部细胞自溶的结果;高等动物死亡后消化道黏膜很快就腐败,也是溶酶体膜破裂的结果。

4. 溶酶体与激素分泌的调节　在分泌激素的腺细胞中,当细胞内激素过多时,溶酶体与细胞内部的分泌颗粒融合,将其消化降解以消除细胞内过多的激素,参与分泌过程的调节。通常把溶酶体分解胞内剩余分泌颗粒的作用称为分泌自噬(crinophagy)。如哺乳期的母鼠,其乳腺细胞功能旺盛,细胞中分泌颗粒丰富,一旦停止授乳,细胞内多余的分泌颗粒即与初级溶酶体融合而被分解,重新利用。此外,某些激素(如甲状腺激素)的形成也是在溶酶体的参与下完成的。在甲状腺滤泡上皮细胞内合成的甲状腺球蛋白,分泌到滤泡腔内被碘化后,又重新吸收到滤泡上皮细胞内(通过上皮细胞胞吞作用)形成大胶滴,大胶滴与溶酶体融合,由蛋白水解酶将碘化的甲状腺球蛋白分解,形成大量的甲状腺激素中的四碘甲腺原氨酸(T_4)和少量三碘甲腺原氨酸(T_3),最后甲状腺激素由细胞转入血液中。

(四)溶酶体与疾病

溶酶体异常与许多疾病的发生有着密切的关系。

1. 先天性溶酶体病　基因缺陷可引起溶酶体缺乏某种溶酶体酶,导致相应的作用底物不能被分解而积累于溶酶体内,造成溶酶体过载,从而引起各种病理变化。如泰 - 萨克斯病(Tay-Sachs disease),又称家族性黑矇性痴呆,是由于患者神经细胞溶酶体内缺少 β- 氨基己糖苷酶 A,致使神经节苷脂无法降解而积累在溶酶体中造成的,患者表现为渐进性失明、瘫痪和痴呆;糖原贮积症 Ⅱ 型(glycogen storage disease type Ⅱ)是由于患者的常染色体隐性基因缺陷,不能合成 α- 葡萄糖苷酶,使糖原无法分解而大量积累于溶酶体内,造成代谢障碍,此种情况可出现于肝、肾、心肌及骨骼肌中,严重影响上述器官的功能。

　　2. 溶酶体与硅沉着病　硅沉着病是一种职业病,其形成原因主要是溶酶体膜的破裂。当肺吸入空气中的矽尘颗粒(二氧化硅,SiO_2)后,矽尘颗粒便被肺部的巨噬细胞吞噬形成吞噬体,吞噬体与初级溶酶体融合形成异噬溶酶体,二氧化硅在异噬溶酶体内形成硅酸分子,与溶酶体膜结合而破坏溶酶体膜,造成大量水解酶和硅酸流到细胞质中,导致巨噬细胞自溶而死亡,由死亡细胞释放的二氧化硅再被正常巨噬细胞吞噬。如此反复,巨噬细胞的不断死亡诱导成纤维细胞的增生并分泌大量胶原物质,而使吞入二氧化硅的部位出现胶原纤维结节,导致肺组织纤维化,肺的弹性降低,肺功能受到损害。克矽平类药物能治疗硅沉着病,机制是该药物中的聚 α- 乙烯吡啶氧化物能与硅酸分子结合,代替了硅酸分子与溶酶体膜的结合,从而使溶酶体膜不发生破裂。

　　3. 溶酶体与类风湿关节炎　虽然类风湿关节炎的发病原因目前尚不清楚,但由该病所引起的关节软骨细胞的侵蚀,被认为是由于细胞内的溶酶体膜脆性增加、溶酶体酶局部释放引起的,被释放出来的酶中有胶原酶,它能侵蚀软骨细胞。吲哚美辛(indomethacin)和可的松(cortisone)具有稳定溶酶体膜的作用,所以被用来治疗类风湿关节炎。

　　4. 溶酶体与肿瘤　溶酶体与恶性肿瘤的发生有关。有人应用电镜放射自显影术观察到致癌物质进入细胞之后,先贮存于溶酶体内,然后与染色体整合。也有人提出,作用于溶酶体膜的物质有时也能诱发细胞异常分裂。还有人证实,致癌物质引起的染色体异常和细胞异常分裂,可能与细胞受到损伤后溶酶体释放出来的水解酶有关。

四、过氧化物酶体

　　过氧化物酶体(peroxisome)又称微体(microbody),普遍存在于高等动物和人体细胞中,常见于哺乳动物的肝细胞和肾细胞内,是真核细胞中一种异质性的细胞器,内含氧化酶和过氧化氢酶。

(一)过氧化物酶体的形态结构和化学组成

　　过氧化物酶体是由一层单位膜包裹的球形或椭球形小体,直径约 0.5μm。小体中央常含有电子密度较高、排列规则的结晶状结构,称类核(nucleoid)或类晶体(crystalloid),为尿酸氧化酶的结晶。人类和鸟类的过氧化物酶体不含尿酸氧化酶,故没有类核。在哺乳动物中,肾细胞和肝细胞中可观察到典型的过氧化物酶体。

　　过氧化物酶体中含有 40 多种酶,如过氧化氢酶、尿酸氧化酶及 D- 氨基酸氧化酶等。尽管每个过氧化物酶体所含氧化酶的种类和比例不同,但是过氧化氢酶存在于所有细胞的过氧化物酶体中,所以过氧化氢酶可视为过氧化物酶体的标志酶。

(二)过氧化物酶体的功能

　　各种过氧化物酶体的功能有所不同,但都能氧化多种底物,催化过氧化氢生成并使其分解。在氧化底物的过程中,氧化酶能使氧还原成为过氧化氢,过氧化氢对细胞有毒害作用,而过氧化氢酶能使过氧化氢还原形成水而解毒。在过氧化氢还原成水的反应中,供氢体为甲醇、乙醇、亚硝酸盐或甲酸盐等小分子。饮酒过量造成的酒精中毒,约有一半酒精是通过过氧化物酶体的氧化分解作用来解毒的。过氧化物酶体在肝细胞、肾细胞内主要的功能是解毒作用,防止产生过量的过氧化氢,保护细胞,避免引起细胞中毒。另外,过氧化物酶体对细胞氧张力具有调节作用,还参与脂肪、核酸和糖的代谢过程。

(三)过氧化物酶体与疾病

过氧化物酶体的形态、数量、体积等变化与疾病有关,如甲状腺功能亢进、慢性低氧等患者肝细胞中过氧化物酶体数量增多,而高脂血症、甲状腺功能减退等患者过氧化物酶体数量减少。在感染性疾病和肿瘤等的病理变化中也会出现过氧化物酶体大小和数目变化、酶含量超常等情况。

五、膜流

细胞膜相结构中膜性成分的相互移位和转移的现象称为膜流(membrane flow)。细胞内膜相结构的细胞器彼此有一定的联系,并可相互转变。如细胞核膜与内质网的膜相连,有利于两者间物质交换,内质网膜又与高尔基复合体的膜密切相关。内质网通过"芽生"形成高尔基复合体的小囊泡,小囊泡在与扁平囊融合时,将蛋白质和脂类运输到扁平囊,扁平囊末端或局部膨大形成的分泌泡在完成分泌时其膜结构并入细胞膜中。与此相反,通过入胞作用,细胞膜的一部分被带入细胞内,再与溶酶体膜融合成为内膜系统的一部分。因此,在内质网、高尔基复合体(小囊泡、扁平囊、大囊泡)和细胞膜之间存在着膜流现象。

活细胞的膜系统处于一种积极的动态平衡状态,细胞的膜性成分可以更新,可以相互转移。细胞通过膜流,进行物质分配和运输。对膜的厚度和化学成分分析显示,高尔基复合体膜的厚度和化学组成介于内质网膜和细胞膜之间。高尔基复合体的顺面与内质网膜的厚度接近,反面与细胞膜接近,这说明细胞内存在膜转变的过程。膜流现象说明细胞膜系统处于运动和变化之中,使膜性细胞器的膜成分不断得到补充和更新,细胞中各种膜性结构相互联系、相互依存,协调统一,以维持细胞正常的生命活动。

第四节　线 粒 体

生命的基本特征是新陈代谢,通过与环境的物质和能量交换维持生命的运行。生物的基本能量来源是太阳的辐射能,自养生物能将光能转变为化学能,人类不能直接利用太阳的辐射能,只能在分解利用营养物质的过程中,通过线粒体(mitochondrion)将储存在生物大分子中的化学能转换为细胞可以利用的能源 ATP,取得能量。

一、线粒体的形态结构

线粒体是一个动态细胞器,其形态、大小、数量与分布在不同细胞内变动很大,即使在同一细胞,随着代谢条件的不同也会发生变化。一般来说,以线状、杆状和粒状的线粒体最常见,直径为 0.5~1.0μm。生理活动旺盛的细胞中线粒体数目多,如肝细胞中有 2 000 个左右。通常,线粒体在细胞质中的分布是均匀的,而在某些细胞中,线粒体往往集中在细胞代谢旺盛的需能部位,如分泌细胞的线粒体聚集在分泌物合成的区域、肌细胞的线粒体沿肌原纤维规则排列。在有些细胞中,线粒体则形成分支的相互连接的网状结构,而且能不时地改变自身的形状,甚至相互之间可发生融合和再分离。线粒体在细胞质中的定位与迁移往往与微管有关。

线粒体是由内外两层彼此平行的单位膜套叠而成的囊状结构(图 3-11、图 3-12)。外膜起界膜作用,内膜向内折叠形成嵴,它们共同形成线粒体的两个独立空间,一个是内外膜之间的腔,称为外腔,又称膜间隙;另一个是内膜所包围的基质区,称为内腔,也称基质腔。如果精细地分离、纯化线粒体各个组成部分,就会发现每部分都含有一组独特的蛋白质。

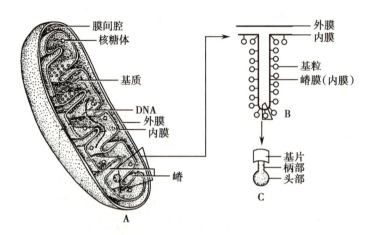

图 3-11　线粒体结构模式图

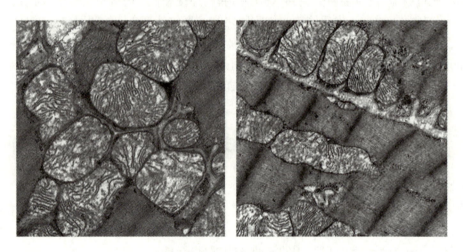

图 3-12　线粒体的电镜图

(一) 外膜

外膜(outer membrane)是线粒体最外面的一层单位膜,厚约 6nm,表面光滑,蛋白质和脂质约各占 50%。蛋白质成分中含有许多孔蛋白分子,孔蛋白是由 β 链形成的桶状运输蛋白,中心是一直径为 2~3nm 的小孔,即内部通道。孔蛋白是一种动态结构,它可以对细胞的不同状态做出反应,从而可逆地开闭。当孔蛋白完全打开时,可以通过分子量为 5kDa 的分子。因此,外膜更像是一个滤网,允许 ATP、NAD、辅酶 A 等分子量小于 1kDa 的所有物质自由通过,使膜间隙的环境与胞质相似。

外膜上含有一些特殊的酶类,如参与肾上腺素氧化、色氨酸降解、脂肪酸链延长的酶等,其标志酶是单胺氧化酶。这表明外膜不仅可参与膜磷脂的合成,而且可先行初步分解那些将在线粒体基质中进行彻底氧化的物质。

(二) 内膜

内膜(inner membrane)是位于外膜的内侧、将膜间隙与基质分开的一层单位膜结构,厚 6~8nm。内膜中蛋白质的含量远多于脂质(质量比>3∶1),脂质成分中缺乏胆固醇,富含心磷脂。内膜的这种结构组成形成了通透性屏障,能严格地控制分子和离子通过,而内膜上所含的各种转运蛋白能够使一些小分子选择性地通过内膜进入基质。内膜上除了各种转运蛋白外,还含有参与电子传递、氧化磷酸化、代谢物质运输的酶,线粒体内膜的标志酶是组成呼吸链的细胞色素氧化酶。

线粒体内膜向基质内折叠形成嵴(cristae),大大增加了内膜的表面积,嵴的形状、数量和排列与细胞种类及生理状况密切相关。嵴和嵴之间形成嵴间腔(intercristae space)。嵴向内腔突起使外腔向内伸入的部分称为嵴内腔(intracristae space)。线粒体内膜上的蛋白质不但有组成细胞呼吸链的酶,还有催化 ATP 合成的酶。内膜和嵴的内表面附着许多称为基粒(elementary particle)的颗粒状结构(图 3-11),由多种蛋白质亚基组成,分为头部、柄部和基片三部分。研究发现,基粒头部含有可溶性 ATP 酶,也称为偶联因子 F_1,简称 F_1 因子,具有催化 ADP 磷酸化形成 ATP 的功能,因此基粒又称为 ATP 合酶复合体;柄部是可使 F_1 因子对寡霉素敏感的蛋白,能调控质子通道;基片是嵌入线粒体内膜的疏水蛋白,是质子通道。

(三) 膜间隙

线粒体内、外膜之间的腔隙,称为膜间隙(intermembrane space),宽 6~8nm,细胞呼吸活跃时,膜间隙可扩大。膜间隙中充满无定形液体,含有可溶性的酶、底物和辅助因子。膜间隙中的酶多为催化核苷磷酸化的激酶,其中腺苷酸激酶是膜间隙的标志酶。

(四) 基质腔

基质腔(matrix space)含有基质,充满可溶性蛋白质和脂肪等成分,其中酶类最多,三羧酸循环、脂肪酸氧化、氨基酸降解等与能量代谢有关的酶都存在于基质中。苹果酸脱氢酶是基质的标志酶。此外,基质中还含有线粒体的遗传系统,以及转录、翻译等过程所必需的蛋白质成分。

二、线粒体的功能

线粒体是细胞内物质最终彻底氧化分解的场所,是细胞的供能中心。其主要功能是进行三羧酸循环(tricarboxylic acid cycle,TAC)及氧化磷酸化合成 ATP,为细胞生命活动提供直接能量(95% 能量来自线粒体)。

细胞中糖类、脂肪等能源物质,在细胞质中通过酶的作用降解成丙酮酸、脂肪酸等小分子物质,进入线粒体后经过一系列分解代谢形成乙酰辅酶 A,再通过三羧酸循环被彻底氧化分解,产生能量(图 3-13)。这种依靠酶的催化,将细胞内各种供能物质彻底氧化释放能量的过程称为细胞氧化(cellular oxidation),由于在细胞氧化过程中要消耗 O_2,并产生 CO_2 和 H_2O,又称该过程为细胞呼吸(cellular respiration)。

以葡萄糖为例,细胞氧化的基本过程可分为酵解、乙酰辅酶 A 生成、三羧酸循环和电子传递偶联氧化磷酸化四个阶段。由于葡萄糖不能直接进入线粒体,它先在细胞质中进行无氧酵解(底物水平磷酸化),生成 ATP 和丙酮酸。丙酮酸进入线粒体后,在线粒体内膜上的丙酮酸脱氢酶系作用下,氧化脱羧并与辅酶 A 结合,生成乙酰辅酶 A。

在线粒体基质中,三羧酸循环是以乙酰辅酶 A 与草酰乙酸结合形成含有三个羧基的柠檬酸开始的,故称为三羧酸循环。三羧酸循环经过一系列脱氢、脱羧反应,使乙酰辅酶 A 中的乙酰基团的碳原子被转变成 CO_2。重要的是,这种氧化可产生由还原型烟酰胺腺嘌呤二核苷酸(NADH)和还原型黄素腺嘌呤二核苷酸($FADH_2$)所携带的高能电子,这些高能电子在氧化磷酸化阶段被线粒体内膜上的呼吸链传递至 O_2，而 NADH 和 $FADH_2$ 本身则被氧化。

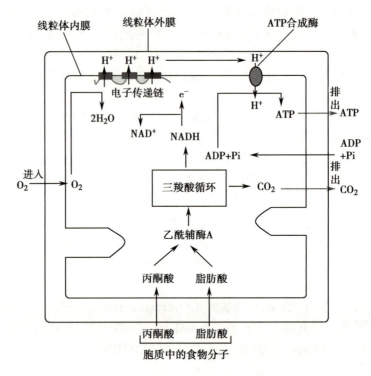

图 3-13　线粒体中能量代谢概略图

呼吸链（respiratory chain）分布在线粒体内膜上，由一系列电子传递体按氧化还原电位由低到高有序排列而成，细胞吸入的氧，在这条链上接受电子后与氢离子结合生成水。由于呼吸链在传递氢的同时传递电子，故也称为电子传递链。

呼吸链中的酶系统由四种复合物组成（表 3-2），具有可逆地接受和释放 H^+ 和 e^- 的作用。

表 3-2　线粒体呼吸链组分

复合体	酶	分子量 /kDa	辅基
I	NADH- 泛醌还原酶	850	FMN　FeS
II	琥珀酸 - 泛醌还原酶	140	FAD　FeS
III	泛醌 - 细胞色素 c 还原酶	250	血红素 b　血红素 c_1　FeS
IV	细胞色素 c 氧化酶	162	血红素 a　血红素 a_3　Cu

呼吸链引导电子按一定的顺序从一种酶复合物传至另一种酶复合物的同时，利用电子传递所释放的自由能将线粒体基质中的 H^+ 转移到膜间隙。由于内膜富含心磷脂，是质子屏障，导致在内膜的膜间隙侧有较低的 pH 和大量的正电荷，而基质腔侧存在较高的 pH 和大量的负电荷。因此，形成了膜两侧的质子梯度。H^+ 只能沿与线粒体内膜相连的 ATP 合酶的基片，由膜间隙进入基质。H^+ 流动的同时，驱动 ATP 合酶构象变化，机械能转变为化学能，使 ADP 与 Pi 结合成 ATP。这种伴随电子传递链的氧化过程所进行的能量转化和 ATP 生成，称为氧化磷酸化。

线粒体除了参与细胞的能量转换，还与细胞中氧自由基的生成、调节细胞氧化还原电位和信号转导、调控细胞凋亡、基因表达、细胞内多种离子的跨膜转运及电解质稳态平衡等有关。

三、线粒体的半自主性

线粒体是动物细胞核外唯一含有 DNA 的细胞器。1963 年,Schstz 分离到完整的线粒体 DNA(mitochondrial DNA,mtDNA);1981 年,Anderson 等科学家绘制完成了人类线粒体基因组的完整序列。人类 mtDNA 分子为环状双链 DNA 分子,整个基因组共有 37 个基因,共 16 569bp,其中 H 链 28 个,包含 12 个蛋白质基因,2 个编码 16S rRNA 和 12S rRNA 的基因和 14 个 tRNA 基因;L 链 9 个,包含 1 个蛋白质基因和 8 个 tRNA 基因。mtDNA 裸露不与组蛋白结合,分散在线粒体基质中,有时与线粒体内膜结合。一个线粒体内往往有一至数个 mtDNA。mtDNA 在整个细胞周期都可以自我复制,复制方式也是半保留复制,复制所需的 DNA 聚合酶是由核 DNA 编码、由细胞质核糖体合成的。

mtDNA 几乎每个核苷酸都组成编码序列,编码蛋白质、mRNA、rRNA 和 tRNA。现已确定 13 个蛋白质基因分别编码 1 个细胞色素 b、2 个 ATP 酶复合体亚基、3 个细胞色素 c 氧化酶亚基和 7 个呼吸链 NADH 脱氢酶亚基。

线粒体中含有核糖体、氨基酸活化酶等合成蛋白质的组分,具有独立进行转录和翻译的功能。但是 DNA 聚合酶、RNA 聚合酶、三羧酸循环所需的酶和绝大多数的内膜蛋白等 1 000 多种蛋白质,都是由核基因编码,由细胞质核糖体合成后运到线粒体的各自功能位点进行更新或组装。由于线粒体受核基因组及其自身的基因组两套遗传系统控制,所以称为半自主性细胞器。

在细胞质中合成的线粒体的前体蛋白由成熟形式的蛋白质和 N 端的前导肽共同组成,前导肽内不仅含有识别线粒体的信息,还有牵引蛋白质通过线粒体膜进行运送的功能。前体蛋白在跨膜运送之前需要解折叠为松散的结构,以利跨膜运送。含前导肽的前体蛋白在跨膜运送时,首先被线粒体表面的受体识别,同时还需要外膜上的 GIP(general import pore)蛋白的参与,以促进线粒体前体蛋白通过内膜。前体蛋白在通过内膜之后,其前导肽即被基质中的线粒体加工肽酶和加工增强性蛋白两种酶水解,并重新卷曲折叠为成熟的蛋白质分子。

四、线粒体与疾病

机体由于体内外刺激,会产生应激反应。为维持内环境稳态,会首先在细胞器水平上进行适应性调节。线粒体是细胞进行呼吸、产生能量的场所,是为细胞运动发挥功能提供能源的细胞器,机体发生病理生理状态变化时,线粒体的数量和功能也将发生变化。双酚 A、邻苯二甲酸二辛酯(1,2-苯二甲酸二辛酯)、磷化铝等化合物,镉和汞等重金属,以及 PM2.5 等混合物能干扰人体内天然激素的合成、分泌、结合、反应和代谢等,对人体的神经、内分泌、生殖和免疫系统等的功能产生影响,将此类物质称为环境内分泌干扰物(environmental endocrine disruptor,EED)。成人心脏中线粒体占心肌细胞体积的 1/3,95% 以上的 ATP 由线粒体的氧化代谢产生。环境内分泌干扰物能引起心肌细胞中调控线粒体能量代谢相关基因表达的改变,可导致心脏细胞氧化应激增加,Ca^{2+} 稳态紊乱,心肌线粒体呼吸酶活性降低,线粒体的分裂、融合异常,而导致心肌炎、冠心病、心律失常、心肌梗死等心脏疾病的发生。

骨骼肌是机体最主要的运动应答器官,骨骼肌收缩时,其能量需求急剧增加。骨骼肌线粒体既是细胞的物质代谢中心,也是细胞内信号转导通路的集控中心,对于维持骨骼肌代谢稳态起着重要作用。线粒体含有 1 000 多种蛋白质,绝大多数线粒体蛋白由核基因编码,由线粒体 DNA 编码的蛋白质多数是线粒体内膜蛋白复合物亚单位,因此,线粒体蛋白质的正确折叠、装配和未折叠蛋白的有效清除和转换,是保证线粒体功能稳定的先决条件。正常情况下,线粒体未折叠蛋白的量与折叠蛋白的分子伴侣精确配对,如果分子伴侣不足,线粒体基质会积累大量未折叠蛋白或错误折叠蛋白,这可导致线粒体未折叠蛋白反应,这是一种适应性应激反应通路,在运动、组织缺氧、氧化应激、禁食、钙离子稳态失衡和肌肉收缩刺激等能量应激情况下,将线粒体基质积累或产生的大量未折叠或错误折叠的蛋白质,通过上调核基因编码的线粒体分子伴侣热激蛋白 60(HSP60)、热激蛋白 70(HSP70)的表达,帮助发生错误折叠的蛋白恢复正常蛋白构象及协助新合成的蛋白正确折叠,并将信号从线粒体转导至细胞核,此过程有助于维持线粒体内蛋白质的动态平衡和细胞存活,从而保证线粒体蛋白组的最佳质量和功能,维持线粒体功能完整,保证骨骼肌代谢稳态。因此,通过适当的体育锻炼,提高线粒体未折叠蛋白反应,联动内质网未折叠蛋白反应,可以降低血糖水平和减轻胰岛素抵抗。

线粒体基因与人类的疾病也有很密切的关系,线粒体基因发生突变,可导致线粒体病(详见第四章)。

第五节　核　糖　体

1953 年,人类最早在植物细胞中发现了一种颗粒结构,因为富含核苷酸,1958 年被命名为核糖核蛋白体(ribosome),简称核蛋白体或核糖体。核糖体在细胞中普遍存在,但哺乳动物成熟的红细胞中没有核糖体。

一、核糖体的形态结构与化学组成

核糖体是一种不规则的颗粒状结构,没有被膜包裹,直径为 15~25nm,主要成分是 rRNA(60%)与蛋白质(40%)。蛋白分子主要分布在核糖体的表面,而 rRNA 则位于内部。细胞中很多核糖体附着在内质网的膜表面,称为附着核糖体。还有一些核糖体呈游离状态,分布在细胞质基质中,称游离核糖体。核糖体常常分布在细胞内蛋白质合成旺盛的区域,其数量与蛋白质合成旺盛度有关。

生物有机体细胞内有两种基本类型的核糖体:一种是 70S(S 为 Svedberg 沉降系数单位)的核糖体,其分子量为 2.5×10^6,原核细胞的核糖体为 70S,真核细胞中线粒体与叶绿体内的核糖体也近似于 70S;另一种是 80S 的核糖体,分子量为 4.8×10^6,真核细胞的核糖体(除线粒体与叶绿体核糖体外)均为 80S。无论 70S 或 80S 的核糖体,均由大小不同的两个亚基(subunit)构成。利用体外实验分析真核细胞核糖体的成分,其结果如表 3-3 所示。

表 3-3　真核细胞核糖体成分

亚基	亚基大小		亚基蛋白数	亚基 RNA	
	S 值	分子量 /kDa		S 值	碱基数
大亚基	60S	2 800	49	28S	4 700
				5.8S	160
				5S	120
小亚基	40S	1 400	33	18S	1 900

核糖体大小亚基在细胞内常常游离于细胞质基质中,只有当小亚基与 mRNA 结合后,大亚基才与小亚基结合形成完整的核糖体。肽链合成终止后,大小亚基解离,又分别游离存在于细胞质基质中。

用离子交换树脂可分离纯化各种蛋白质,纯化的蛋白质与纯化的 rRNA 可进行核糖体的重组装。核糖体的重组装不需要其他大分子的参与,是一个自我装配的过程。在重组装过程中,某些蛋白质必须首先结合到 rRNA 上,其他蛋白才能组装上去,表现出明显的先后层次。组装完整的核糖体,在核糖体的大小亚基结合面,特别是 mRNA 和 tRNA 结合处,无蛋白质分布。这意味着核糖体起源之初可能仅由 RNA 组成。

组装好的核糖体上具有一系列与蛋白质合成有关的结合位点与催化位点(图 3-14)。

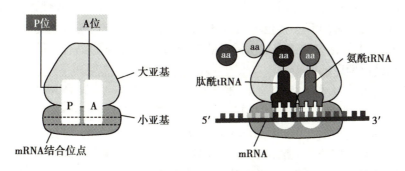

图 3-14 核糖体中主要活性部位示意图

(一) mRNA 结合位点

蛋白质合成的起始首先需要 mRNA 与小亚基结合。真核细胞核糖体小亚基上有能准确识别 mRNA 5′ 端的甲基化帽子结构的位点,使核糖体小亚基与 mRNA 结合。

(二) A 位

A 位是接受氨酰 -tRNA 结合的位点,也称受位或氨酰位(aminoacyl site)。

(三) P 位

P 位是与延伸中的肽酰 -tRNA 结合的位点,也称供位或肽酰位(peptidyl site)。

(四) 肽酰转移酶的催化位点

肽酰转移酶(peptidyl transferase)也称肽合成酶,简称 T 因子,位于大亚基上。肽酰转移酶的作用是在肽链合成过程中催化氨基酸与氨基酸之间通过脱水缩合产生肽键而形成肽链。

(五) GTP 酶位点

GTP 酶也称转位酶,简称 G 因子,其作用是利用分解 GTP 产生的能量将肽酰基 -tRNA 由 A 位转移到 P 位。

(六) E 位

E 位是新生多肽链的出口位,是大亚基上一个由长约 30 个氨基酸链组成的孔道,能容纳延伸中的肽链。

此外,核糖体中还有许多与起始因子、延长因子及多种酶结合的位点。

📖 **知识链接**

肽酰转移酶

核糖体中最主要的活性部位之一是肽酰转移酶的催化位点。以前人们认为既然酶的本质是蛋白质,那么核糖体中一定有某种蛋白与蛋白质合成中的催化作用有关。

但在实验中发现,用对肽酰转移酶敏感的抗生素或用核酸酶处理均可抑制其多肽合成的活性,但用阻断蛋白质合成其他步骤的抗生素处理,则肽酰转移酶活性不受影响。1992 年,有研究者发现 RNA 具有催化蛋白质合成的活性;2000 年,美国耶鲁大学研究小组发现组成肽酰转移酶位点的成分全是 rRNA。

二、核糖体的功能

核糖体的功能是参与蛋白质的合成。附着核糖体主要合成细胞的膜蛋白和分泌蛋白,如免疫球蛋白、蛋白类激素等;游离核糖体主要合成细胞内需要的基础性蛋白,如代谢所需要的酶、组蛋白、肌球蛋白等。在蛋白质合成时,核糖体提供蛋白质合成的原料——氨基酸的结合场所,还提供催化多肽链合成所需的各种酶,促进氨基酸缩合成肽。

(一) 参与遗传信息的传递

DNA 分子蕴藏着大量的遗传信息,遗传信息在亲子代细胞间的传递是通过 DNA 复制来实现的。以 DNA 为模板,按照碱基互补配对规律转录形成 RNA,遗传信息便从 DNA 传递给了 RNA。以 mRNA 作为模板,tRNA 作为运载工具,在有关酶、辅助因子和能量的作用下将活化的氨基酸在核糖体上装配为蛋白质多肽链的过程,称为翻译(translation)。核糖体提供完成翻译过程的场所,通过翻译遗传信息得到表达。1958 年,克里克(Crick)提出了遗传信息传递的规律,即中心法则(central dogma),包括了由 DNA 到 DNA 的复制、由 DNA 到 RNA 的转录和由 RNA 到蛋白质的翻译等过程(图 3-15)。后来的研究发现,在某些病毒中 RNA 可进行自我复制,如烟草花叶病毒等。此外,在某些病毒中能以 RNA 为模板反转录形成 DNA,如某些致癌病毒。这些现象都是对中心法则的补充。

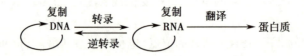

图 3-15　中心法则

(二) 提供蛋白质合成的场所

1. 遗传密码　遗传信息蕴藏于 DNA 链上 4 种不同的核苷酸组合中,转录后形成的 mRNA 也由 4 种核苷酸组成,由 3 个相邻的核苷酸所代表的遗传信息决定一种氨基酸,称为密码子(codon),又称三联体密码(triplet code)。4 种核苷酸可以有 64 种组合,而组成蛋白质的氨基酸只有 20 种,加上 3 个终止密码子、2 个起始密码子,因此有的氨基酸拥有多个密码子(表 3-4)。

表 3-4　遗传密码表

第一碱基 (5′ 端)	第二碱基				第三碱基 (3′ 端)
	U	C	A	G	
U	苯丙氨酸	丝氨酸	酪氨酸	半胱氨酸	U
	苯丙氨酸	丝氨酸	酪氨酸	半胱氨酸	C
	亮氨酸	丝氨酸	终止密码	终止密码	A
	亮氨酸	丝氨酸	终止密码	色氨酸	G

续表

| 第一碱基 | 第二碱基 | | | | 第三碱基 |
(5′端)	U	C	A	G	(3′端)
C	亮氨酸	脯氨酸	组氨酸	精氨酸	U
	亮氨酸	脯氨酸	组氨酸	精氨酸	C
	亮氨酸	脯氨酸	谷氨酰胺	精氨酸	A
	亮氨酸	脯氨酸	谷氨酰胺	精氨酸	G
A	异亮氨酸	苏氨酸	天冬酰胺	丝氨酸	U
	异亮氨酸	苏氨酸	天冬酰胺	丝氨酸	C
	异亮氨酸	苏氨酸	赖氨酸	精氨酸	A
	甲硫氨酸 +合成起步信号	苏氨酸	赖氨酸	精氨酸	G
G	缬氨酸	丙氨酸	天冬氨酸	甘氨酸	U
	缬氨酸	丙氨酸	天冬氨酸	甘氨酸	C
	缬氨酸	丙氨酸	谷氨酸	甘氨酸	A
	缬氨酸	丙氨酸	谷氨酸	甘氨酸	G

遗传密码包括 4 个方面的特征:

(1)连续性:两个密码子之间是连续的,中间无标点符号或核苷酸分隔。

(2)方向性:密码子的阅读方向与 mRNA 合成方向一致,从 5′ 端到 3′ 端。

(3)简并性:由 64 种密码子决定 20 种氨基酸,1 个密码子决定 1 种氨基酸,而 1 种氨基酸可以由 2 种或 2 种以上密码子决定,这种现象称为密码子的简并。

(4)通用性:遗传密码子同样适用于病毒、原核细胞和真核细胞,线粒体 DNA 的遗传密码含义与通用密码表有少量差异。

在蛋白质合成过程中,tRNA 携带特定的氨基酸,通过其反密码子识别 mRNA 上的密码子。但生物体内 tRNA 的种类少于密码子数,因此存在一种反密码子识别多种密码子的现象。通常密码子的前两位碱基与反密码子配对时严格遵循碱基互补配对原则,第三位碱基与反密码子配对时具有一定的灵活性,这就是密码子与反密码子配对的摆动假说。

2. 蛋白质合成过程 核糖体是细胞内蛋白质合成的场所,核糖体上进行肽链合成分为 3 个阶段:起始、延长和终止。每个阶段都涉及许多不同而重要的生化过程,其简要过程如下:

(1)肽链合成的起始:核糖体在进行肽链合成时,首先氨基酸必须被活化,在氨酰 tRNA 合成酶的催化下,形成氨酰 tRNA,特定的氨酰 tRNA 能否进入核糖体取决于氨酰 tRNA 的反密码子与 mRNA 密码子是否能相互识别。

肽链的起始是在多种因子的作用下,tRNA、mRNA、核糖体大小亚基组装成起始复合物的过程。

mRNA 从胞核进入胞质后,在起始因子和 Mg^{2+} 等的作用下,小亚基首先识别 mRNA 5′ 端,然后与 mRNA 的起始部位结合,甲酰甲硫氨酰 tRNA 的反密码子可以识别 mRNA 上的起始密码 AUG 并与之互补结合,接着大亚基也结合上去,形成起始复合物。此时,mRNA 的起始信号 AUG 位于核糖体的 P 位,所以与起始信号对应的甲酰甲硫氨酰 tRNA 也就定位在 P 位,蛋白质合成就此开始。

(2)肽链的延长:肽链的延长包括进位、转肽和延伸 3 个阶段。

第二个密码子对应的氨酰 tRNA 进入核糖体的 A 位,在大亚基上的肽酰转移酶作用下,

P 位的 tRNA 携带的氨基酸与 A 位的氨基酸以肽键连接后,空载的 tRNA 脱离 P 位并离开合成体系,重新进入胞质。同时,核糖体沿 mRNA 向前移动一个密码子的距离,这时新的密码子又处于核糖体的 A 位,与之对应的氨酰 tRNA 又进入 A 位,如此反复循环,最终使 mRNA 上的核苷酸顺序转变为新生肽链中氨基酸的排列顺序。

(3)肽链合成的终止:当 mRNA 上出现终止密码时,就无对应的氨基酸运入核糖体,肽链的合成停止。终止因子识别终止密码,进入 A 位,并抑制肽酰转移酶的作用,使多肽链与 tRNA 之间水解脱开,沿大亚基中央管全部释放出来,离开核糖体,同时大小亚基与 mRNA 分离。每一个核糖体在 1 秒内可翻译 40 个密码子,形成 40 个肽键,核糖体是多肽链的装配机。

(4)翻译后修饰:从核糖体上释放出来的多肽需要进一步加工修饰才能形成具有生物活性的蛋白质。翻译后的肽链加工包括某些氨基酸的磷酸化、羟基化、乙酰化、酯化、糖基化及肽链切断等,以及两条以上多肽链的连接及进一步折叠成特定空间构象等。

核糖体在细胞内并不是单个独立地执行功能,无论是附着状态还是游离状态,在蛋白质合成时都是由多个甚至几十个核糖体串连在一条 mRNA 分子上高效地进行肽链的合成。这种具有特殊形态、结构和功能的核糖体与 mRNA 的聚合体称为多聚核糖体(polyribosome 或 polysome)。每个多聚核糖体所包含的核糖体数量是由 mRNA 的长度来决定的,第一个核糖体结合到 mRNA 上即蛋白质合成起始后,第二个核糖体便结合到 mRNA 上,相邻的核糖体间距约 80 个核苷酸的距离。当蛋白质合成结束时,大、小亚基随即分离。因此,活细胞中核糖体亚基和完整核糖体之间处于一个不断组合与解离的动态平衡之中。

三、核糖体与疾病

蛋白质合成时核糖体以多聚核糖体的形式行使功能,多聚核糖体解聚及粗面内质网上的附着核糖体脱粒,都可导致蛋白质合成异常。

附着核糖体与游离核糖体的比例是判断肿瘤细胞的标准之一,肿瘤细胞中内质网比正常细胞少,相应的附着核糖体也减少,游离核糖体增加,即附着核糖体与游离核糖体的比例降低。

第六节 细胞质基质与细胞骨架

真核细胞内部结构复杂,除一些具有特定形态结构的细胞器外,还有无定形的胶状物质和一些纤维样的结构。

细胞质中的无定形胶性物质称为细胞质基质(cytoplasmic matrix or cytomatrix),主要成分为水、蛋白质、脂类、糖类、无机离子等多种物质,是蛋白质与脂类合成的重要场所。细胞质基质是一个高度有序的体系,细胞质骨架贯穿其中,起着重要的组织作用。

细胞中,蛋白质纤维构成了复杂的纵横交错的网架系统,称为细胞骨架(cytoskeleton),具有维持细胞形态及参与细胞运动、细胞分裂、细胞器定位、细胞内物质运输和信息传递等功能。狭义的细胞骨架即细胞质骨架,指细胞质中由蛋白质纤维构成的网架系统,包括微管、微丝、中间纤维三种类型。广义的细胞骨架还包括细胞核骨架、细胞膜骨架、细胞外基质等纤维体系,形成贯穿于细胞核、细胞质、细胞外的一体化网架结构。细胞骨架与细胞的许多生命活动密切相关,相关研究已成为细胞生物学领域中最活跃的研究领域之一。

一、细胞质基质

在细胞质内,除一些外形可分辨的细胞器外,剩下的无定形胶状物质称为细胞质基质,其体积约占细胞的一半。细胞质基质主要含有一些与细胞新陈代谢密切相关的酶、代谢原料、代谢中间产物及各种无机离子、水等。细胞与环境间、细胞质与细胞核间及各种细胞器之间的物质运输、能量交换、信息传递等都要通过细胞质基质来完成,很多重要的中间代谢反应发生在细胞质基质中,细胞质基质在细胞的生命活动中起着重要的作用。

(一)细胞质基质的化学组成

细胞质基质的主要成分为水,占 75%~85%,但可因细胞的类型及状态不同而有差异。越幼稚的细胞,水分含量越多,反之则越少。在细胞质基质中,蛋白质质量浓度约 200mg/ml,体积分数为 20%~30%。细胞质基质还含有脂类、糖类、无机离子等多种物质。很多物质可溶于细胞质基质的水中,因此细胞质基质是一种混合液体,胞质溶胶(cytosol)由此得名。细胞质基质具有黏滞性和弹性。大多数细胞的细胞质基质内环境 pH 为 6~8,温度为 10~45℃。

细胞质基质中的成分有的是细胞从外界吸收的营养物质,如脂肪酸、葡萄糖、氨基酸、核苷酸、维生素等分子,以及 K^+、Na^+、Ca^{2+}、Mg^{2+}、Cl^- 等无机离子;有的是细胞代谢的中间产物,如丙酮酸、CO_2、NH_3 等;还有的是细胞内合成的物质,如蛋白质(包括酶蛋白)、激素、糖原、RNA 等。其中,有些物质既可能是吸收的营养物质,也可能是分解代谢的中间产物,如氨基酸、核苷酸等。

(二)细胞质基质的功能

细胞质基质担负着一系列重要的功能。

1. 细胞质基质是代谢反应的场所。许多代谢过程都在细胞质基质中进行,如糖酵解过程、磷酸戊糖途径、糖醛酸途径、糖原的合成与部分分解过程等。

2. 细胞质基质为蛋白质合成提供场所。细胞内所有蛋白质合成的起始步骤都发生在细胞质基质的游离核糖体上。

3. 细胞质基质在蛋白质修饰、选择性降解等方面也发挥了一定的作用。蛋白质在核糖体上合成后,可以在细胞质基质中以侧链修饰、全酶形成、磷酸化与去磷酸化、糖基化等方式进行修饰加工。一些错误折叠或变性的蛋白质,可以被细胞质基质中的泛素介导至蛋白酶体降解。

4. 细胞质基质与细胞膜性结构协同作用,维持细胞内环境稳定。细胞质基质依靠细胞膜或细胞器膜上的载体蛋白或通道蛋白,维持细胞内外跨膜的离子梯度,调节细胞质的 pH 值,为各种生理活动提供适宜的酸碱度、温度、渗透压等条件。

5. 细胞质基质与细胞质骨架协同作用,维持细胞形态与细胞器定位。细胞骨架与细胞质基质关系密切,细胞骨架是细胞质基质结构体系的组织者,不仅能维持细胞形态,参与细胞运动、物质运输及能量传递,而且能为细胞质基质中其他成分和细胞器提供锚定位点,并在细胞质基质中形成更为精细的区域,使复杂的代谢反应高效而有序地进行,细胞质基质也通过与骨架蛋白分子间的选择性结合,使生物大分子锚定在细胞骨架三维空间的特定区域,更高效地发挥作用。

二、微管

微管(microtubule,MT)是由微管蛋白组成的不分支的中空管状结构。细胞内微管呈网状或束状分布,具有维持细胞形态和细胞极性、介导细胞物质运输和信息传递、构成细胞特化结构和支持细胞运动等功能。

（一）微管的化学组成

微管是由微管蛋白（tubulin）组成的，包括 α 微管蛋白和 β 微管蛋白。α 微管蛋白和 β 微管蛋白的分子量非常相近，均约为 55kDa，分别含 450 个和 455 个氨基酸残基。α 微管蛋白和 β 微管蛋白有 35%~40% 的氨基酸序列同源，均含酸性 C 端序列。α 微管蛋白和 β 微管蛋白都是直径为 4nm 的球形分子，通常两种球蛋白结合形成长度为 8nm 的异二聚体，作为构成微管壁蛋白纤维的基本单位。微管蛋白可聚合亦可解聚，聚合和解聚受到多种因素的影响，如细胞内 pH 值、温度、Mg^{2+}、Ca^{2+} 及鸟苷三磷酸（GTP）的变化。GTP 和 Mg^{2+} 能促进微管蛋白的聚合，Ca^{2+} 可促使微管解聚。

微管除 α 微管蛋白和 β 微管蛋白外，还含有其他蛋白质成分，占 5%~20%，在微管蛋白组装成微管之后结合于微管表面，称为微管结合蛋白（microtubule-binding protein）。微管结合蛋白参与微管结构的构成，并与微管的聚合与稳定有关。所有微管均由相同的微管蛋白组成，其功能的差异可能在于微管结合蛋白的不同。此外，在二联体微管中还有一种微管结合蛋白称为动力蛋白，具有 ATP 酶的活性，能够水解 ATP 提供能量，与二联体微管的形成和运动有关。

（二）微管的结构

微管主要分布于细胞边缘，内部较少。微管在细胞质中一般呈平行排列，外形笔直，具有一定弹性，有时可略弯曲。在大多数细胞中，微管长仅几微米，但在中枢神经系统的神经元中可长达几厘米。

微管在胞质骨架中直径最大，电镜下呈直而中空的纤维筒状结构。平均外径约 25nm，内径约 15nm，其管壁由 13 根原丝（protofilament）组成，每根原丝由多个重复的 αβ 异二聚体亚单位排列形成（图 3-16）。

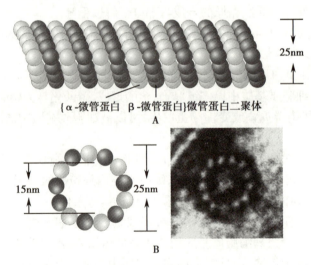

{α-微管蛋白 β-微管蛋白}微管蛋白二聚体
A

B

图 3-16 微管的结构
A. 微管结构模式图；B. 微管横切面电镜图像

微管的类型

微管在细胞中的存在形式有单体微管、二联体微管和三联体微管。在多数情况下，细胞质中的微管大部分是单体微管。单体微管在低温、Ca^{2+} 和秋水仙素作用下容易解聚，具有不稳定性。

二联体微管可以构成纤毛和鞭毛的中轴，是运动型微管，它对低温、Ca^{2+} 和秋水仙素都比较稳定。二联体微管由 A 管和 B 管两个单体微管融合而成，其中 A 管由 13 根原丝组成，B 管由 10 根原丝组成。

三联体微管多见于中心粒（centriole）和基体（basal body），由 A 管、B 管、C 管三个单体微管组成，A 管由 13 根原丝组成，B 管和 C 管都由 10 根原丝组成。三联体微管对于低温、Ca^{2+} 和秋水仙素作用都是稳定的。

根据微管的稳定性差异，可将其分成两类：稳定的长寿微管和动态的短寿微管。当微管的结构需要快速组装和去组装时，微管是动态的短寿微管。如在细胞有丝分裂开始时，纺锤体的快速形成即是微管的组装；在有丝分裂结束时，纺锤体的消失实际上就是微管的快速去组装，因此参与形成纺锤体的微管属于动态的短寿微管。在一些不进行复制的细胞中含有稳定长寿的微管结构，如纤毛中的微管束结构。

（三）微管的组装

由微管蛋白二聚体组合成微管的特异性和程序性过程为微管的组装。由微管解离成微管蛋白二聚体的过程称去组装。微管聚合的特异性和程序性表现在：①从特异性的核心形成位点开始聚合，这些核心形成位点主要是中心体、纤毛和鞭毛的基体，称为微管组织中心（microtubule organizing center，MTOC）；②微管在组装时，首先 α 微管蛋白和 β 微管蛋白聚合形成 αβ 异二聚体，αβ 异二聚体再形成微管原丝，经过侧面增加而扩展为片状结构，待达到 13 根原丝时，片状结构纵向卷成短小中空的微管；③新的 αβ 异二聚体再不断增加到微管端点使其延长，最终微管蛋白的聚合和解聚达到平衡。

微管具有极性。微管组装与去组装速度快的一端称为正极，而慢的另一端则为负极。微管蛋白增加或释放主要发生于正极，微管的延长主要依靠在正极装配 GTP- 微管蛋白，当 GTP- 微管蛋白在末端聚合后，GTP 水解为 GDP 和 Pi，微管蛋白易从末端解聚。当 GTP- 微管蛋白的聚合速度大于 GTP 水解速度，微管末端不断增加 GTP- 帽，微管便能稳定地延长。反之，则解聚，微管缩短。在一定条件下，微管一端发生组装使其延长，而另一端发生去组装而使其缩短，微管的这种组装现象称为踏车现象（tread milling）。可见微管是一种持续更新的不稳定结构，其组装与去组装是可逆过程，依赖于局部环境条件及微管蛋白的浓度。

影响微管组装的药物主要有秋水仙素（colchicine）、长春花碱（vinblastine）和紫杉醇（taxol）等。秋水仙素能结合和稳定游离的微管蛋白，长春花碱则与微管蛋白异二聚体结合，两者均能抑制微管的聚合。紫杉醇能与微管蛋白紧密结合，促进微管的聚合。

（四）微管的功能

微管的主要功能可归纳如下：

1. 构成细胞的网状支架，维持细胞的形态　微管有机械支撑的作用，能维持细胞形态，如神经元的轴突和红细胞的双凹扁圆盘形都需要微管的支撑。微管具有一定的强度，能够抗压和抗弯曲，这种特性能给细胞提供机械支撑力，使细胞不至于破裂。

2. 参与中心粒的形成、细胞器定位和染色体运动　中心体普遍存在于动物细胞和低等植物细胞中，由中心粒和中心粒周围物质共同组成。电镜下的中心体由 2 个互相垂直的圆柱状中心粒构成，每个中心粒由 9 组三联微管风车状斜向排列。在细胞分裂时，经过复制的中心体形成纺锤丝的两极，与纺锤丝的形成、排列和染色体移动密切相关。细胞内细胞器在细胞质中的定位也与微管有关，如高尔基复合体、内质网、游离核糖体等。当细胞从间期进入分裂期时，胞质微管网架崩解，微管解聚为微管蛋白，经重新组装形成纺锤体，介导染色体的运动；分裂末期，纺锤体微管解聚为微管蛋白，重新装配成胞质微管。

3. 参与细胞内物质运输和信息传递　微管可作为细胞器、运输囊泡和蛋白质颗粒的运输轨道。例如，线粒体在细胞质中的迁移与微管有关；神经元轴突中的蛋白在神经元胞体合成后借助微管转运；粗面内质网"出芽"形成的运输小泡沿微管运送到高尔基复合体的形成面。微管依赖性马达蛋白质（motor protein）介导细胞内通过微管进行的物质运输任务。马

中心粒

达蛋白质包括驱动蛋白和动力蛋白,均需 ATP 供能。在信号转导过程中,某些信号分子可与微管结合,微管参与多条信号通路的传导。

4. 参与纤毛和鞭毛的形成和细胞运动 纤毛(cilium)与鞭毛(flagellum)结构相似,是由质膜包围,突出于细胞表面的高度特化的细胞结构,由微管和动力蛋白等构成,具有运动功能。

三、微丝

微丝(microfilament,MF)是由肌动蛋白组成的实心的纤维状结构,可呈束状、网状或散在分布于细胞质中,具有维持细胞形态、协助细胞内外物质转运、构成细胞连接和支持细胞运动等多种功能。

(一) 微丝的化学组成

微丝的主要化学成分是肌动蛋白(actin)。肌动蛋白分子是单链多肽,含 375 个氨基酸,分子量为 41.8kDa,呈球形,游离的肌动蛋白单体称为 G- 肌动蛋白。每个 G- 肌动蛋白由 2 个亚基构成,其中一段有一个裂缝,具有阳离子、ATP(或 ADP)和肌球蛋白结合位点。微丝就是由数千个 G- 肌动蛋白单体自体组装聚合形成的纤维状多聚体,称为 F- 肌动蛋白,呈双股螺旋状。这两种形式的肌动蛋白在一定条件下可以相互转化。

微丝系统中还包括多种微丝结合蛋白(microfilament-associated protein),肌细胞中的肌球蛋白(myosin)就是一种由 6 条肽链(2 条重链,4 条轻链)组成的微丝结合蛋白,分子量为 500kDa,具有自我组装成双头纤维的能力。

目前已有 100 多种微丝结合蛋白被分离。这些微丝结合蛋白与肌动蛋白的结合方式简单,其主要作用是参与微丝的装配,影响微丝的稳定性、长度和构型等。微丝结合蛋白中的调节蛋白包括原肌球蛋白和肌钙蛋白,能调节肌动蛋白的活性,其中肌钙蛋白除能活化肌动蛋白,还能活化与肌球蛋白活动有关的酶,使肌球蛋白与肌动蛋白相互作用,两者之间产生滑动。连接蛋白和交联蛋白分别对微丝起连接和固定等作用。

(二) 微丝的结构

电镜下所观察到的微丝是一条直径约 7nm 的扭链,由肌动蛋白单体组装而成。整根微丝由两股纤维呈右手螺旋盘绕而成,螺距为 36nm。肌动蛋白分子上的裂缝使其在结构上具有不对称性,整根微丝每个单体上的裂缝都朝向微丝的同一端,从而使微丝在结构上具有极性。具有裂缝的一端为负极,而相反一端为正极。在细胞内,许多微丝结合蛋白与微丝的表面相互作用,调节微丝的结构和功能(图 3-17)。

(三) 微丝的组装

球形肌动蛋白单体聚合形成纤维状多聚体的过程称微丝的组装。反之,由纤维状多聚体解离成球状肌动蛋白单体的过程,称微丝的去组装。微丝的组装和去组装受 G- 肌动蛋白浓度、ATP 和无机离子等因素影响。如在 Mg^{2+} 和高浓度的 K^+ 或 Na^+ 的溶液诱导下,微丝趋向于由球形肌动蛋白单体聚合装配成纤维状多聚体,新的 G- 肌动蛋白不断加到微丝末端,使微丝延伸;而在含有 Ca^{2+}、ATP 和很低浓度的 Na^+、K^+ 等阳离子溶液中,微丝趋向于解聚成球形单体。微丝具有极性,组装与去组装速度快的一端称为正极,而慢的一端则为负极。微丝进行组装时,先由 ATP- 肌动蛋白形成核心结构,不断有 ATP- 肌动蛋白结合到核心的两端,当 ATP- 肌动蛋白在末端聚合后,ATP 水解为 ADP 和 Pi,肌动蛋白易从末端解聚。当 ATP- 肌动蛋白的聚合速度大于 ATP 水解速度,微丝末端不断增加 ATP- 帽,微丝便能稳定地延长,形成极性的螺旋纤维。反之,则解聚。临界状态下,微丝聚合和解聚到达平衡期时表现为踏车现象。

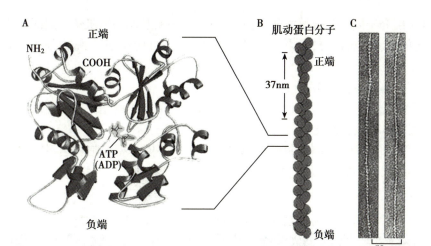

图 3-17 肌动蛋白和微丝的结构模式图
A. G- 肌动蛋白三维结构;B. F- 肌动蛋白分子模型;C. F- 肌动蛋白电镜照片

微丝的组装也受药物的影响,如松胞菌素 B(cytochalasin B)对微丝有特异性作用,能破坏微丝的网络结构,使其功能丧失,是专一用于研究微丝的药物。鬼笔环肽增加肌动蛋白纤维的稳定性,抑制肌动蛋白纤维的解聚,荧光标记的鬼笔环肽可特异性地显示微丝。

(四)微丝的功能

微丝在微丝结合蛋白的协同下,可形成多种结构,不仅参与组成细胞的骨架、维持细胞的形状,还参与特定种类细胞许多重要的功能活动,如肌肉收缩、细胞变形运动,并对细胞内信号传递产生影响。

1. 维持细胞形态 细胞形状的维持除与微管有关外,微丝亦起重要作用。存在于细胞膜下终末网中的微丝与微丝相关蛋白协同作用,可为细胞膜提供一定的强度和韧性,抵抗细胞内外的压力,维持细胞的形状。

2. 参与细胞运动 通过微丝的聚合和解聚引起细胞的局部变化,随后再引发细胞运动,常见的运动方式有胞质环流、变形运动、胞吞、胞吐等。变形运动在人体多见于具有吞噬功能的细胞,如巨噬细胞、白细胞等。这些细胞可通过细胞膜、细胞质的变形形成形状不规则的伪足,使细胞游走。微丝在变形运动过程中的一个重要动力来源是肌动蛋白和肌球蛋白的相互作用。微丝参与细胞的内吞、外吐等运动过程,并参与细胞分裂,如细胞质分裂出现的分裂沟与微丝的活动有关。经松胞菌素 B 处理的细胞不能形成收缩环,但核的分裂不受干扰。

3. 参与细胞信息传递 微丝也能传递某些细胞内信号或影响信息传递,细胞外的某些信号与膜受体结合后,可以通过微丝得到进一步传递。用松胞菌素 B 使细胞膜下的微丝解聚后,多种生长因子与膜受体作用后就无法引起相应的效应。

4. 参与肌肉收缩 肌节(sarcomere)是动物肌纤维收缩的基本结构单位,是微丝以肌丝的形式参与构成的。肌丝根据其形态及组成的不同分为粗肌丝和细肌丝两种,粗肌丝由250~360 个肌球蛋白分子聚合而成,细肌丝则由肌动蛋白、原肌球蛋白及肌钙蛋白组装而成。粗肌丝和细肌丝之间相互滑动使肌纤维收缩或舒张,该过程需要 Ca^{2+} 的调节,也需要ATP 提供能量。

四、中间纤维

中间纤维(intermediate filament,IF)最早发现于平滑肌细胞内,为直径 10nm 的绳索状

肌肉收缩的
肌丝滑行
理论

结构,因其粗细介于微管和微丝之间,也介于肌细胞的粗肌丝和细肌丝之间而得名。中间纤维是最稳定的细胞骨架成分,成束成网,具有细胞支持、细胞连接、细胞内物质运输与信息传递等功能。

(一) 中间纤维的化学组成和类型

中间纤维的成分比微管、微丝复杂,不同类型的中间纤维都是由其相应的蛋白单体组成的,目前已发现50多种,结构相似。

中间纤维蛋白具有高度的种属和组织特异性,即不同类型细胞表达不同的中间纤维蛋白。根据组成中间纤维蛋白质氨基酸顺序的同源性和聚合特征的差异,将中间纤维蛋白分为6类(表3-5)。

表3-5　脊椎动物细胞中中间纤维蛋白的主要分类及细胞定位

类型	蛋白单体名称	分子量(kDa)	细胞定位
I	酸性角蛋白	40~60	上皮细胞胞质
II	中性或碱性角蛋白	50~70	上皮细胞胞质
III	波形蛋白	54	间充质细胞胞质
	结蛋白	53	肌细胞胞质
	胶质原纤维酸性蛋白	51	神经胶质细胞胞质
	外周蛋白	57	外周神经元胞质
IV	神经丝蛋白		神经元胞质
	NF-L	67	神经元胞质
	NF-M	150	神经元胞质
	NF-H	200	神经元胞质
V	核纤层蛋白		细胞的核纤层
	核纤层蛋白 A	70	大多数分化细胞的核纤层
	核纤层蛋白 B	67	所有细胞的核纤层
	核纤层蛋白 C	60	大多数分化细胞的核纤层
VI	巢蛋白	200	中枢神经的干细胞胞质

与中间纤维发挥功能相关的还有中间丝结合蛋白(intermediate filament associated protein,IFAP)。IFAP 在结构和功能上均与中间纤维有密切联系,还可能具有调节中间纤维超分子结构的作用。

(二) 中间纤维的结构与组装

中间纤维是丝状的蛋白多聚体,分子结构稳定,不易受到松胞菌素及秋水仙素的影响。

构成中间纤维的单体是纤维状蛋白分子,虽类型多样,但具有共同的结构特征。中间纤维蛋白分子中部都有一段由约 310 个氨基酸残基组成的高度保守的杆状区,两侧是高度多变的 N 端和 C 端。

与微管和微丝的组装过程不同,中间纤维蛋白在合适的缓冲体系中能自我组装成直径 10nm 的丝状结构,组装过程不需要 ATP 或 GTP 提供能量。组装过程如下:

首先,两个单体的杆状区以平行排列的方式形成双股螺旋的二聚体。该二聚体可以是同二聚体(homodimer),如波形蛋白、胶质细胞原纤维酸性蛋白(GFAP)等,也可以是异二聚体(heterodimer),如一条 I 型角蛋白和另一条 II 型角蛋白。二聚体的长度约 50nm。

其次,两个二聚体以反向平行和半分子交错的形式组装成四聚体。四聚体是细胞质内中间纤维组装的最小结构单位。由于四聚体是由两个二聚体以反向平行的方式组装而成,因此没有极性。

接着,若干个中间纤维组装的基本结构单位——四聚体纵向首尾相互连接组装形成原纤维(protofibril),原纤维长度变化不定。

最后,8根原纤维相互缠绕,最终组装成横截面由32个中间纤维蛋白分子组成的长度不等的中间纤维。

细胞内的中间纤维蛋白单体在合成后,绝大部分组装成中间纤维,游离的单体很少。组装成的中间纤维比微管、微丝稳定(图3-18)。

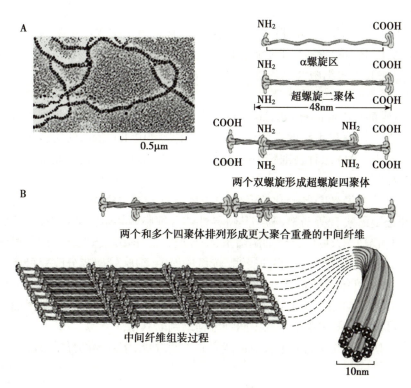

图3-18　中间纤维电镜照片和组装过程示意图

(三) 中间纤维的功能

中间纤维在细胞中可能具有多方面的功能:

1. 参与形成细胞支撑网架　中间纤维外与细胞膜及细胞外基质相连,内与核纤层联系,在细胞质内形成一个完整的支撑网架,在一些细胞特殊形态的形成、维持及细胞器的定位等方面起关键性作用,如神经细胞轴突中有大量神经丝蛋白、细胞核膜的维持和重建与核纤层蛋白密切相关等。

2. 参与细胞连接　中间纤维参与相邻细胞之间、细胞与基膜之间连接结构的形成,形成桥粒和半桥粒。因此,中间纤维既能维持细胞形态,又在维持组织的完整性方面起着重要作用。

3. 参与物质运输及信息传递　中间纤维有明显的在核外周聚集的特点,中间纤维蛋白在体外与单链DNA有高度亲和性,因此可能与DNA的复制和转录有关。还有研究发现,中间纤维与mRNA的运输有关,细胞质中mRNA锚定于中间纤维,可能对其定位及翻译有作用。此外,中间纤维还与微管、微丝协同作用,参与细胞内的物质运输,如神经蛋白纤维参

ER-3-10

桥粒的结构

与神经轴突营养物质的运输。中间纤维向外连接质膜和胞外基质，向内到达核骨架，形成跨膜的信息通道。

4. 参与细胞分化　中间纤维蛋白的表达具有组织特异性，提示中间纤维与细胞分化可能具有密切的关系。因此，某些中间纤维蛋白的特异性表达可作为有关细胞的鉴定标志，如巢蛋白就被作为神经干细胞的标志性蛋白。

五、细胞骨架与疾病

细胞骨架与细胞的形态改变和维持、细胞内结构定位、物质运输、信息传递、细胞分裂与分化、细胞连接等重要生命活动密切相关，是不可缺少的细胞结构，它的结构和功能异常可引起多种疾病。

患有先天性精子不动症者，精子鞭毛轴丝二联体微管上缺少动力蛋白。精子虽然有鞭毛但不能运动，因此不能游到卵子附近完成受精。该病患者也容易发生呼吸道感染，原因是分布在呼吸道黏膜上皮细胞纤毛的二联体微管也因缺乏动力蛋白无法定向摆动，不能及时清除黏附在黏膜表面的尘埃及病菌。

阿尔茨海默病（Alzheimer's disease，AD）是一种起病隐匿的进行性发展的神经系统退行性疾病。Tau 蛋白是含量最高的微管结合蛋白。正常脑中 Tau 蛋白的功能是与微管蛋白结合，诱导微管成束。AD 患者脑细胞中的 Tau 蛋白过度磷酸化，丧失其促微管组装的生物活性，诱导 AD 发生。

临床上，微管和微丝是肿瘤化疗药物的作用靶点。对肿瘤患者应用长春花碱、秋水仙素、紫杉醇和松胞菌素 B 等药物，利用其特异性结合细胞骨架蛋白的特点，破坏肿瘤细胞内微管和微丝的动态平衡，可以起到抑制增殖、诱导凋亡的作用。恶性转化的肿瘤细胞常表现为细胞骨架的破坏和解聚，在肿瘤的浸润、转移过程中，细胞骨架成分改变可增加肿瘤细胞的运动能力。中间纤维的分布具有严格的组织特异性，绝大多数转移性肿瘤转移后，仍表达原发肿瘤的中间纤维类型，如皮肤癌表达角蛋白、肌肉瘤表达结蛋白、非肌肉瘤表达波形蛋白等。因此，可通过检测肿瘤细胞的中间纤维辅助判断其组织来源。

此外，在一些遗传性疾病的患者中也能看到中间纤维、微管等的异常情况。

第七节　细　胞　核

有无完整的细胞核是真核细胞与原核细胞的根本区别所在。原核细胞中没有完整成形的细胞核，仅可能具有拟核，在进化中由拟核逐步演化为具有核膜的真核，使遗传物质与细胞质分隔开，这是细胞进化过程中的一次飞跃。细胞核是细胞整个生命活动的调控中心，是细胞内遗传物质储存、复制及转录的主要场所，在细胞的代谢、生长、繁殖、分化中起着重要作用。任何真核细胞一旦失去了细胞核，便失去了其固有的生命功能，很快会趋于死亡。

细胞核的形态、大小、数量及在胞质中的位置均因细胞类型的不同而变化。细胞核的形态大多与细胞的形态相适应，球形和立方形细胞的核为球形，柱状和菱形细胞的核为椭球形，细而长的肌细胞的核呈杆状。一般真核细胞中只有一个核，但肝细胞、肾小管上皮细胞和软骨细胞中可见双核；肌细胞和破骨细胞中可达上百个核；哺乳动物成熟的红细胞中没有核。核的大小在不同的生物和不同生理状态下有所不同，高等动物细胞核直径为 5~10μm，核的相对大小通常用核质比表示：

$$核质比 = 细胞核（体积）/ 细胞质（体积）$$

细胞核的形态在细胞周期各阶段(间期和分裂期)不同。间期可见到细胞核的全貌,称为间期核。通常所说的细胞核均指间期核,其结构包括核膜、染色质、核仁与核基质四部分(图 3-19)。

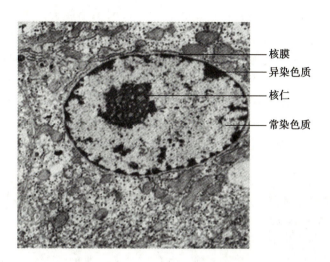

————核膜
————异染色质
————核仁
————常染色质

图 3-19 细胞核电镜照片(显示核膜、染色质、核仁)

一、细胞核的结构

(一) 核膜

核膜(nuclear membrane)是细胞内膜系统的一部分,为不对称的双层膜。核膜主要由蛋白质和脂类组成,蛋白质为 65%~75%,所含酶类与内质网极为相似,所不同的是内质网的酶浓度高于核膜。核膜所含脂类也与内质网中的相似,如都含有不饱和脂肪酸、胆固醇和甘油三酯等,由此可见,核膜与内质网关系密切。一般认为,核膜起源于内质网。

核膜包围核质,使细胞核成为细胞中一个相对独立的体系,形成核内特殊的微环境。核膜的出现,使基因表达出现了时空隔离,提高了遗传信息表达的精确性。同时,核膜又是选择透过性膜,起着控制核和细胞质之间物质交换的作用。此外,染色体定位于核膜上,有利于解旋、复制、凝缩并平均分配到子核。

电镜下,核膜是多孔状的双层平行排列的单位膜,有外核膜(outer nuclear membrane)、内核膜(inner nuclear membrane)、核周隙(perinuclear space)、核孔(nuclear pore)及核纤层(nuclear lamina)等结构。

1. 外核膜 面向胞质,较内核膜厚,多为 4~10nm,附有核糖体颗粒,形态结构和生化性质与粗面内质网相似,并与之相连,所以核膜实际上是包围核物质的内质网的一部分,有利于核膜与内质网的物质交流及核膜的更新。外核膜的外表面存在网状分布的中间纤维,参与细胞核在细胞质中的定位。

2. 内核膜 面向核质,表面无核糖体附着,其内表面有一层电子密度高的蛋白质细丝(核纤层)。在内核膜上有特异性核纤层蛋白 B 受体,可为核纤层蛋白 B 提供结合位点,起到固定核膜、稳定核形态的作用。

3. 核周隙 是位于内外核膜之间的腔隙,宽度为 20~40nm,可随细胞的生理和病理变化而变化,内含多种蛋白质和酶。核周隙与细胞质中的内质网腔是相通的,它不仅是核质与胞质之间物质交换的重要通道,也是核与质之间的生理缓冲地带。

笔记栏

4. **核孔** 是内外核膜彼此融合而成的小孔,直径为 40~150nm,大多为 50~70nm。核孔的数目与细胞的种类和代谢状态有关,在分化程度低、功能旺盛及核仁大的细胞中,核孔数目较多。

电镜下,核孔并非简单的孔洞,而是一个复杂精密的复合结构,由蛋白质以特定的方式构成,称为核孔复合体(nuclear pore complex,NPC)(图 3-20)。核孔复合体有多种模型,其中捕鱼笼式(fish trap)模型最具代表性,其结构包含胞质环、核质环、中央颗粒和辐四部分。①胞质环:又称外环,位于核孔外侧,与外核膜相连,其上有 8 个胞质颗粒和 8 条胞质纤维,对称分布,伸向细胞质;②核质环:又称内环,位于核孔内侧,与内核膜相连,其上有 8 条细长纤维,伸向核质,在纤维末端又形成一个小环,这样,核孔复合体的核质面就形成一个篮状结构,称为核篮;③中央颗粒:位于核孔中心,短柱状,有助于核孔复合体锚定于核膜上;④辐:由核孔边缘向中心延伸,呈辐射状八重对称,将胞质环、核质环、中央颗粒连为一体。

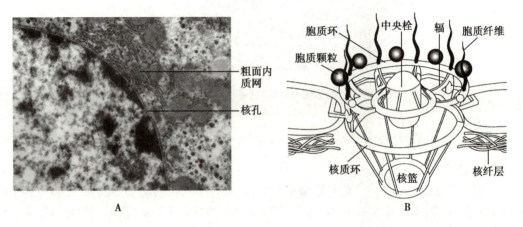

图 3-20 核孔结构
A. 细胞核电镜图(示核孔);B. 核孔复合体模式图

核孔复合体在核选择性的物质转运中起重要作用,是细胞核和细胞质之间的双向物质运输通道。细胞核中转录加工形成的 RNA、组装完成的核糖体大小亚基前体通过核孔复合体运送到胞质;细胞核中 DNA 复制、RNA 转录所需的各种酶,经核孔复合体从细胞质运送到细胞核内。因此,核孔复合体可以看作一种特殊的跨膜运输蛋白复合体,并且是一个双功能、双向性的亲水性核质交换通道。

5. **核纤层** 位于内核膜的内表面,是一层电子密度较大的纤维网络结构。其厚度为 30~100nm,纤维直径为 10nm 左右。它主要由核纤层蛋白(lamin)组成,嵌入内核膜脂质双分子层中,在细胞核内与核基质相连,在核外与中间纤维相连,构成贯穿于细胞核与细胞质的连续网络结构体系。核纤层在细胞核中起支架作用,为核膜及染色质提供了结构支架,对细胞核在有丝分裂中的解体和重建具有重要作用。

(二) 染色质

染色质(chromatin)是间期细胞核内能被碱性染料染色的物质,是细胞内遗传物质的载体。染色质呈细长的串珠状结构,它们在核内的螺旋程度不一,螺旋紧密的部分染色较深,螺旋疏松的部分染色较浅,在光镜下染色质呈现颗粒状,不均匀地分布于细胞核中。染色体(chromosome)是在细胞有丝分裂时,染色质纤维高度螺旋化形成的较粗的棒状和杆状结构。染色质和染色体是同一物质在细胞分裂间期和分裂期的不同形态表现。

1. 染色质的化学组成　染色质的化学成分主要是 DNA 和组蛋白,DNA 和组蛋白的比例接近 1 : 1,此外还含有少量的 RNA 和非组蛋白。

DNA 是染色质的重要组成成分,携带大量遗传信息。同种生物 DNA 的结构和含量恒定。一般来说,DNA 的含量随生物的进化程度增加而增加,但也有例外。

真核细胞中 DNA 碱基序列可分为三种类型:①单一序列(unique sequence),又称非重复序列,在一个基因组中一般只有一个拷贝,在人类基因组中占 60%~65%,包含绝大多数结构基因。结构基因一般指负责编码蛋白质氨基酸序列的基因。②中度重复序列(moderately repetitive sequence),在人基因组中占 20%~30%,有 10^4~10^5 个拷贝,一般是非编码序列,大部分中度重复序列与基因表达的调控有关,包括调控 DNA 复制的起始、促进或终止转录等,它们可能是与 DNA 复制和转录的起始、终止等有关的酶和蛋白质因子的识别位点。也有一些是具有编码功能的基因,如 rRNA 基因和 tRNA 基因等。这类重复序列往往构成序列家族出现在基因组的许多位置上,有些与单一序列间隔排列。③高度重复序列(highly repetitive sequence),这些重复序列的长度为 6~200 个碱基对,高度重复序列在基因组中重复频率高,可达 10^5 以上,在基因组中所占比例随种属而异,占 10%~60%,在人基因组中约占 10%,多分布在染色体的着丝粒区和端粒区,主要组成异染色质。

组蛋白(histone)是染色质蛋白中含量最高的一种,其分子量较小,含精氨酸和赖氨酸等碱性氨基酸特别多,两者加起来约占所有氨基酸残基的 1/4。组蛋白与带负电荷的双螺旋 DNA 结合成 DNA- 组蛋白复合物。组成染色质的组蛋白有 5 种,即 H_1、H_{2A}、H_{2B}、H_3 和 H_4 组蛋白。除 H_1 外,其他四种组蛋白组成核小体的核心颗粒,没有种属和组织特异性,特别是 H_3 和 H_4 在进化上高度保守。例如,豌豆和牛在进化上分歧有 3 亿年,但 H_4 的 100 个氨基酸残基中仅有 2 个不同。H_1 组蛋白可将相邻的核小体组装起来形成更粗的染色质纤维,其分子量相对较大,约含 220 个氨基酸残基,有一定的种属和组织特异性,进化上较不保守。

非组蛋白(nonhistone protein)是染色质中除组蛋白以外所有蛋白质的统称,属酸性蛋白质,富含带负电荷的天冬氨酸、谷氨酸等酸性氨基酸。非组蛋白种类繁多,功能各异,具有种属和组织特异性,能识别染色体上高度保守的特异 DNA 序列并与之结合,故又称序列特异性 DNA 结合蛋白(sequence-specific DNA-binding protein)。非组蛋白在染色体的构建、基因复制的启动、基因转录的调控方面具有重要的作用。

染色质中的 RNA 含量很低,且不同物种中含量变化较大,是染色质的正常组分,还是新合成的各类 RNA 前体,尚无定论。

2. 染色质的类型　根据形态特征和染色性能,间期细胞核内的染色质可分为常染色质(euchromatin)和异染色质(heterochromatin)。

(1)常染色质:指间期核内折叠压缩程度低,即螺旋化程度低,处于伸展状态,用碱性染料染色时着色浅的染色质,多分布于核的中央,少量伸入核仁内。构成常染色质的 DNA 主要是单一序列 DNA 和中度重复序列 DNA(如组蛋白基因和 tRNA 基因),在一定条件下可进行复制和转录,调控细胞的代谢活动。常染色质并非所有基因都具有转录活性,处于常染色质状态只是基因转录的必要条件,而不是充分条件。

(2)异染色质:指间期核内折叠压缩程度高,即高度螺旋化,盘曲比较紧密,用碱性染料染色时着色较深的染色质。异染色质多分布于内核膜的边缘,核孔的周围,部分与核仁结合,成为核仁相随染色质的一部分。与常染色质相比,异染色质转录不活跃。分化程度高的细胞,核内异染色质的含量多。

异染色质分为组成性异染色质和兼性异染色质两种类型。组成性异染色质指各类细胞在整个细胞周期中均处于凝集状态的染色质,多定位于着丝粒区、端粒区。兼性异染色质是在一定细胞类型或在生物一定发育阶段凝集,并丧失转录活性的异染色质。兼性异染色质在胚胎细胞中的含量较少,而在高度特化细胞中的含量较多,说明在细胞的分化过程中,较多的基因逐渐转变为凝聚状态而关闭。如雌性哺乳动物含一对 X 染色体,其中一条始终是常染色质,但另一条在胚胎发育的第 16~18 天变为凝集状态的异染色质,该条凝集的 X 染色体在间期形成染色深的颗粒。

常染色质和异染色质在结构、位置和功能上有明显的区别,但两者的区分不是绝对的,两者的化学本质是相同的,因此,常染色质和异染色质只是染色质的不同存在状态,而且两种状态在一定条件下可以相互转化。

3. 染色质的结构　人的体细胞中有 46 条染色体,即 46 个 DNA 分子,约 6×10^9 bp,总长 174cm。这么长的 DNA 分子如何存在于直径不到 10μm 的细胞核中? 显然,DNA 分子必定经过了高度有序的折叠和组装过程,这对基因的准确复制和表达非常重要。目前普遍认为染色质纤维由若干个核小体排列成串,进一步折叠、压缩,组装成染色体(图 3-21)。

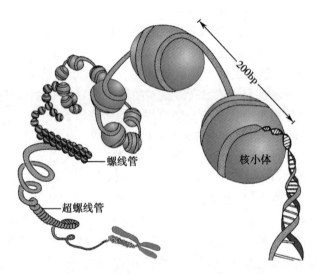

图 3-21　染色质组装成染色体(多级螺旋模型)

(1)染色质的一级结构——核小体:核小体(nucleosome)是染色质的基本结构单位。每个核小体由 200bp 左右的 DNA 分子和 5 种组蛋白组成。其中 4 种组蛋白(H_2A、H_2B、H_3、H_4)各两个分子构成组蛋白八聚体,即核小体的核心颗粒,146bp 的 DNA 分子盘绕核心颗粒 1.75 圈形成核心部。两个相邻核心部之间以一段连接 DNA 相连,一分子 H_1 组蛋白与连接 DNA 结合,位于 DNA 进出核心颗粒的结合处,具有稳定核小体的作用。连接 DNA 典型的长度为 60bp,不同物种变化值为 0~80bp 不等。组蛋白与 DNA 之间的相互作用主要是结构性的,基本不依赖于核苷酸的特异序列。

每个 DNA 分子所构成的全部核小体称为核小体串。一串一串的核小体形成了直径 10nm 的染色质纤维,电镜下清晰可见。200bp 的核小体 DNA 长度约为 70nm (0.34nm × 200),核小体核心的直径约为 10nm,由于核小体的形成,DNA 的长度压缩了 7 倍。

(2)染色质的二级结构——螺线管:电镜下观察经温和处理的细胞核,可见直径为 30nm 的纤维状结构,实际上是核小体串螺旋形成的中空的管状结构,称为螺线管(solenoid)。组蛋白 H_1 位于螺线管的内侧,组蛋白 H_1 有一球状中心和两个氨基酸臂,前者与自身核小体核心的特异位点结合,后者与相邻的核小体八聚体结合,是螺线管形成和稳定的关键因素。

螺线管由核小体串螺旋化形成,每 6 个核小体绕一圈,长度压缩 6 倍,即染色质组装的二级结构,至此 DNA 的长度压缩了 42 倍。

(3)染色质的高级结构:从螺线管到染色质的高级结构究竟是如何演化的至今还不十分清楚。目前得到广泛认可的有多级螺旋模型(multiple coiling model)和染色体支架 - 放射环模型(scaffold-radial loop structure model)。

多级螺旋模型认为染色质的三级结构为超螺线管(super-solenoid),是螺线管进一步螺旋化形成的直径为 0.4μm 的圆桶状结构,从螺线管到超螺线管,DNA 分子的长度又被压缩 40 倍。超螺线管进一步螺旋折叠形成直径 1~2μm、长度 2~10μm 的结构——染色单体(chromatid),即染色质组装的四级结构,DNA 分子的长度再被压缩 5 倍。最终一个 DNA 分子组装成染色单体,总长度压缩了约 8 400 倍。

染色体支架 - 放射环模型认为染色质上的非组蛋白组成染色体支架,姐妹染色单体的非组蛋白支架在着丝粒处相连,构成染色体的框架。螺线管一端与支架结合,另一端沿支架纵轴向周围呈环状迂回,最后回到支架,即折叠成放射环,或称襻环,每个襻环的 DNA 含有 315 个核小体,长约 63 000bp。每 18 个襻环以染色体支架为轴心呈放射状平面排列,形成微带(miniband),是染色质的高级结构。大约 106 个微带沿染色体轴心支架纵向平行排列,形成染色单体。

(三) 核仁

核仁(nucleolus)是真核细胞间期核中最明显的结构,多为均质、无包膜、折光性强的海绵状球体。核仁的大小、形状、数目随生物的种类、细胞类型和细胞代谢状态的不同而变化。蛋白质合成旺盛、活跃生长的细胞(如分泌细胞、卵母细胞)核仁大,可占总核体积的 25%,蛋白质合成能力弱的细胞(如肌肉细胞、精子),其核仁很小,甚至没有。核仁通常位于核的一侧,也可移到核膜边缘。

在细胞周期中,核仁是一个高度动态的结构,在有丝分裂期间表现出周期性的消失与重建。细胞分裂时核仁消失,分裂结束后两个子细胞分别产生新的核仁,即核仁随细胞周期的变化而变化,该过程称为核仁周期。

1. 核仁的化学组成 核仁的主要成分是蛋白质,占核仁干重的 80%,种类有 100 余种,如核糖体蛋白、组蛋白、非组蛋白、RNA 蛋白酶、DNA 蛋白酶等多种酶类。核仁中 RNA 的含量约占干重的 10%,DNA 的含量约占核仁干重的 8%。另外,核仁中还存在微量脂类。

2. 核仁的结构

(1)电镜下的三大部分:在电镜下观察,核仁属于非膜相结构,呈较高电子密度的海绵状球体,包括纤维中心(fibrillar center,FC)、致密纤维组分(dense fibrillar component,DFC)及颗粒组分(granular component,GC)三个不完全分割的区域。

1)纤维中心:在电镜下,纤维中心是近似圆形、浅染的低电子密度区域,是 rRNA 基因(rDNA)存在的部位。染色体特定区域伸入核仁形成 DNA 襻环,每个襻环上有数十个成串排列的 rDNA,这些 rDNA 可高速转录出 rRNA,参与核仁的形成。一个 rDNA 襻环称为一个核仁组织者(nucleolus organizer),10 个 rDNA 襻环称为核仁组织区(nucleolus organizer region,NOR),实际上,在细胞核中往往形成一个较大的核仁。

在间期细胞核中,分布于核仁中的染色质称为核仁结合染色质(nucleolar associated chromatin),其中包围在核仁周围的异染色质称为核仁周围染色质(perinucleolar chromatin),伸入核仁内的常染色质称为核仁内染色质(intranucleolar chromatin),主要为 rDNA。

2)致密纤维组分:在核仁中,致密纤维组分的电子密度最高,由细纤维丝组成,其内含有正在转录的 rRNA、核糖体蛋白等。

3)颗粒组分:通常位于核仁的周围,是处于不同成熟阶段的核糖体大、小亚基前体颗

ER-3-11
染色体支架 - 放射环模型

ER-3-12
人成纤维细胞核电镜照片

粒,由 rRNA 和蛋白质组成。代谢旺盛的细胞中,颗粒组分是核仁的主要结构,核仁往往较大。

(2)核仁基质:核仁基质为核仁中的一些无定形物质,电子密度低,与核基质相互沟通。核仁的纤维中心、致密纤维组分、颗粒组分三种基本结构均存在于核仁基质中。

3. 核仁的功能 核仁的主要功能是进行 rRNA 的合成和核糖体大、小亚基的组装。真核细胞中,除 5S rRNA 外,其余的 rRNA 都在核仁中合成。核糖体蛋白质在细胞质中合成后运送到核仁中,与其内的 rRNA 结合形成核糖核蛋白复合体,而后经加工分别形成核糖体的大、小亚基,然后通过核孔进入胞质,结合成核糖体,作为蛋白质的合成场所。

在电镜下可以看到 rRNA 基因转录的形态学特征。核仁内染色质上含有 rRNA 基因,这段 rDNA 核心的中央部分形成长轴纤维,沿着此方向出现一系列重复的箭头状结构,每个箭头状结构代表一个 rDNA 的转录单位,长度约 13nm,两个箭头之间的裸露部分称为间隔片段,不具有转录功能,箭头的尖端是 rRNA 基因的转录起点,箭头的基部则为转录的终点,一个转录单位上有 100 多个 RNA 聚合酶,从起点向终点转录 rRNA,随着 RNA 链的逐渐加长,形成了明显的箭头状结构。

人类细胞单倍体基因组中约含有 200 个 45S rRNA 基因,串联成簇排列在 13 号、14 号、15 号、21 号和 22 号染色体的短臂上。人类核仁内转录的 45S rRNA,长约 13 kb,经过剪切、加工、修饰而成三种 rRNA,即 28S rRNA(约 5kb)、18S rRNA(约 2kb)和 5.8S rRNA(约 0.16kb),其余 6kb 在核内降解。18S rRNA 同约 33 种核糖体蛋白形成 40S 核糖体小亚基,28S rRNA、5.8S rRNA 和来自核质的 5S rRNA 与约 49 种核糖体蛋白质形成 60S 核糖体大亚基。核糖体大、小亚基只有运送到细胞质中,才能组装成完整的核糖体,避免在核中就开始翻译蛋白质,使真核细胞的转录和翻译在不同的时空进行。

(四)核基质

人们最早对核基质的认识是除核膜、染色质和核仁以外在光镜下见到的核内胶状物质。随着时代的发展,现在认为,核基质应该是核内的一个网络体系,故又称为核骨架。广义的核骨架包括核基质、核纤层、核孔复合体和染色体支架,狭义的核骨架仅指核基质。

1. 核基质的化学组成 核基质的化学成分主要是非组蛋白性的纤维蛋白,相当一部分为含硫蛋白。二硫键的破坏可导致核骨架的瓦解,所以二硫键对核骨架的完整性具有重要的作用。研究表明,核基质蛋白还可以和其他蛋白(如与基因转录、基因复制和信号转导等有关的蛋白)结合完成核基质的一些生物学功能。核基质中还含有少量的RNA,通常存在形式是核糖核蛋白,用 RNA 酶消化后制备出的核基质纤维的三维结构发生了很大的变化,说明 RNA 含量虽然很少,但对核基质的结构可能起到重要的连接和维系作用。

2. 核基质的功能 目前认为,核基质除支持作用外,还在以下几方面起重要作用:

(1)核基质与 DNA 的复制关系密切:核基质的纤维蛋白上有 DNA 复制起始位点和新合成链的固定位点,与复制有关的酶为核基质结合蛋白,通过与核基质的结合而被激活,开始 DNA 的复制。

(2)核基质与 RNA 的合成关系密切:核基质上有 RNA 聚合酶的结合位点,3 种 RNA 都在核基质中转录,不转录的基因不与核基质结合。此外,核基质与 hnRNA 的加工也有密切的关系。

(3)核基质与细胞有丝分裂过程中核形态的消失和重现以及染色体构建关系密切。

(4)核基质与细胞的分化相关:核基质越发达,基因的转录活性越高,细胞的分化程度相对越高。

ER-3-13
核仁在核糖体装配中的作用

ER-3-14
核基质的透射电子显微镜图像

笔记栏

二、细胞核的功能

细胞核是真核细胞遗传物质 DNA 的主要存在部位,DNA 的功能也是细胞核的主要功能。遗传信息的复制、转录和核糖体大、小亚基的组装都在细胞核内进行,因此,细胞核是细胞的控制中心,在细胞的代谢、生长、分化中起着重要作用。

(一)遗传信息的储存

遗传物质 DNA 是从亲代获得,同时又能够传递给子代,大部分存在于细胞核内,只有少数存在于线粒体和叶绿体中。DNA 分子以其四种核苷酸的排列顺序储存遗传信息,DNA 分子中的核苷酸种类及数目的改变,使遗传信息表现出高度的多样性与复杂性。DNA 分子有四种核苷酸,假如由 n 个核苷酸组成的一段 DNA 分子,其核苷酸的排列方式就有 4^n 种,这说明遗传信息的含量与 DNA 的含量成正比。各种生物所含 DNA 的量不同,一般情况下,随着生物类群的进化,DNA 的含量亦有增多的趋势。DNA 通过和组蛋白结合形成染色质,核膜将染色质包裹在核内,使 DNA 复制、转录等活动在相对稳定的内环境中有序进行,保证了细胞遗传的稳定性。

(二)遗传信息的复制与转录

1. DNA 复制　DNA 分子是遗传信息的载体,DNA 通过自我复制,使自身的遗传信息得以传递。

DNA 复制过程涉及多种酶类(尤其是 DNA 聚合酶)的参与,同时还需要四种脱氧核苷三磷酸作为原料、DNA 分子为模板、ATP 提供能量。通过复制使核内 DNA 的量增加了一倍,在细胞分裂过程中平均分配到两个子细胞中,保证了遗传物质的稳定性,具有重要的生物学意义。

DNA 复制时从特定的复制起点开始,同时向两个方向进行,即双向复制(图 3-22)。DNA 复制过程大致可以分为起始、延伸和终止三个阶段。

(1)起始:DNA 复制的起始首先是在特定蛋白因子和酶的作用下,准确识别复制起始点(真核生物有许多复制起始点),并与该序列结合形成起始复合物,继而,相关的蛋白质和解旋酶结合在起始复合物处,将该处的 DNA 双链解开,局部形成复制泡,复制泡连同两侧未解链的区域形成复制叉(replication fork),从复制起始点开始向两侧边解旋边复制(图 3-22)。在复制起点处,以 3′→5′DNA 链为模板,在 RNA 酶的催化下,沿 5′→3′合成一小段 RNA 引物。其后由 DNA 聚合酶Ⅲ催化将第一个脱氧核苷酸按碱基互补原则加在 RNA 引物 3′-OH 端而进入 DNA 链的延伸阶段。

(2)新链延伸:DNA 的两条链方向相反,一条是 3′→5′方向,另一条是 5′→3′方向。由于 DNA 聚合酶只能够把单核苷酸加到核苷酸链的 3′羟基上,即只能催化新链沿 5′→3′方向合成,所以 DNA 的两条链合成的方向不同。亲代的 DNA 一条链可以连续复制,另一条链以短片段的方式分段复制,称为半不连续复制(semidiscontinuous replication)。以 3′→5′方向链为模板,在引物的引导及 DNA 聚合酶的作用下,沿 5′→3′方向边解旋边合成新链,复制是连续的,速度较快,合成的子链称为前导链(leading

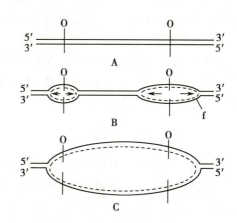

图 3-22　真核生物 DNA 的双向复制
A.DNA 双螺旋示复制起点(O);B.两个复制子由起点双向复制示复制叉(f);C.相邻复制子汇合

strand); 另一条链以分段的方式复制, 每一段都需要先合成一段 RNA 引物, 在引物的引导下合成一小段 DNA 片段, 称为冈崎片段 (Okazaki fragment), 其复制方向与解链方向相反, 复制速度较慢, 称为后随链 (lagging strand) (图 3-23)。

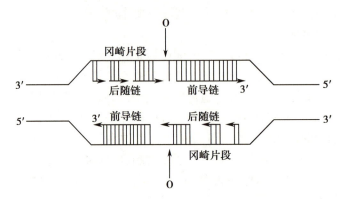

图 3-23　真核生物 DNA 的半不连续复制
O: 为复制起点

（3）终止: 延伸的新合成 DNA 链接近前方的 RNA 引物时, DNA 聚合酶 I 通过其 5′→3′ 外切酶活性切除 RNA 引物, 从而使 DNA 新链继续延伸填补引物水解留下的空隙, 最后, 两个相邻的冈崎片段由 DNA 连接酶催化将其连接起来, 形成完整的 DNA 链, 完成 DNA 的复制。

2. 转录　转录 (transcription) 的本质是将遗传信息从 DNA 分子传给 RNA 分子, 即以 DNA 为模板合成 RNA 的过程。

在双链 DNA 分子中作为转录模板的链称为模板链; 而与转录模板互补的链称为编码链, 它与转录产物的差异仅在于 DNA 中 T 变为 RNA 中的 U。在含许多基因的 DNA 双链中, 每个基因的模板链并不总在同一条链上, 即一条链可作为某些基因的模板链, 也可是另外一些基因的编码链, 基因的这种选择性转录方式称为不对称转录 (asymmetrical transcription)。转录时以四种核糖核苷酸为原料, 在 RNA 聚合酶的催化下, 沿 5′→3′ 方向, 生成的 RNA 链与模板链反向平行。

真核细胞的结构基因转录后形成的 mRNA 前体称为核内不均一 RNA (heterogeneous nuclear RNA, hnRNA), 需经过剪接、戴帽、加尾等加工过程才能成为成熟的 mRNA, 进入细胞质指导蛋白质的合成。

tRNA 前体的加工除了剪接过程, 还要把部分碱基修饰为稀有碱基, 3′ 端加上 CCA, 最终形成特殊的三叶草结构。真核细胞 rRNA 前体也需要进行剪接、甲基化修饰等加工, 最后参与核糖体大、小亚基的组装。

三、细胞核与疾病

细胞核是细胞生命活动的控制中心, 细胞核结构和功能的变化与疾病密切相关。

细胞核的变化在肿瘤细胞中表现得比较明显。肿瘤细胞核偏大, 核质比增加, 核外形不规则, 染色质多聚集在核膜周围, 分布不均匀, 核仁数目多、体积大, 表明呈高 rRNA 转录活性, 也反映出肿瘤细胞代谢活跃、生长旺盛的特点。同时, 核孔复合体数量显著增加有利于细胞核和细胞质之间的大分子物质交换。

细胞核变化也是坏死细胞的主要形态标志, 坏死细胞的细胞核出现核浓缩、核碎裂、核溶解等情况。细胞核中染色体数目和结构的变化是人类染色体病的根源(详见第四章)。细胞核数目、结构变化与骨髓增生异常综合征、放射病等许多疾病有关。

第八节 细胞增殖

细胞增殖(cell proliferation)是细胞生命活动的基本特征之一,是生物繁育的基础。自然界中,细胞以分裂的方式进行增殖。单细胞生物(如细菌、酵母等)依赖细胞的大量增殖,增加个体数量,维系物种的繁衍。多细胞生物依赖成体内细胞的增殖补充衰老和死亡的细胞,维持细胞数量的相对恒定,保障机体的正常功能。同时,还可以由一个受精卵经过多次分裂和分化发育成一个新的多细胞个体。

依据细胞分裂过程不同,细胞增殖有三种方式:无丝分裂(amitosis)、有丝分裂(mitosis)和减数分裂(meiosis)。在细胞分裂形成两个子细胞的过程中,无丝分裂不出现纺锤丝及染色体,是细菌、纤毛虫等低等生物细胞增殖的主要方式,也见于一些高等生物高度分化成熟的组织细胞,如蛙红细胞。有丝分裂会出现纺锤丝,DNA 也将浓缩成为可见的染色体,是人、动物、植物、真菌等一切真核生物细胞增殖的主要方式。减数分裂则是生殖细胞形成过程中的一种特殊的有丝分裂,在减数分裂时染色体只复制 1 次,细胞连续分裂 2 次,染色体数目减半。

细胞增殖过程受到严密的调控机制的监控。任何细胞,不管是简单的单细胞,还是高等生物体内的细胞,其增殖过程都必须遵循一定的规律。在细胞增殖过程中,任何一个关键步骤的错误,都有可能导致严重后果,甚至细胞死亡,细胞增殖调控是整个生命活动的最基本保证。

一、细胞周期概念及各时相的特点

(一) 细胞周期概念

细胞分裂的过程总是周期性进行的,通常将细胞从上一次分裂结束开始到下一次分裂结束为止所经历的规律性变化过程称为一个细胞周期(cell cycle),所需要的时间称为细胞周期时间(cell cycle time)。不同生物或细胞的细胞周期时间是不同的,早期胚胎细胞只需几十分钟,某些上皮细胞和离体培养细胞要数十小时,肝、肾实质细胞则要 1~2 年(表 3-6)。尽管不同种类细胞其周期时间常有不同甚至相差较大,但同一种细胞的周期时间往往是相对恒定的。

表 3-6　几种细胞的细胞周期时间

细胞类型	细胞周期时间
早期蛙胚细胞	30 分钟
酵母细胞	1.5~3 小时
肠表皮细胞	12 小时
培养的哺乳动物成纤维细胞	20 小时
人的肝细胞	1 年

(二) 细胞周期各时期的划分及特点

依据光镜下细胞分裂时的形态变化,将细胞周期划分为两个相互延续的时期:间期(interphase)和分裂期(mitotic phase)。分裂期又称 M 期(M phase),是细胞增殖实施的具体过程;间期是细胞增殖所需物质准备、积累的阶段,主要完成 DNA 的复制,在 DNA 复制前、后各有一个间隙,故间期可分为 DNA 合成前期(G_1 期)、DNA 合成期(S 期)、DNA 合成后期(G_2 期),由此一个细胞周期可分为连续的四个阶段,即 G_1 期、S 期、G_2 期和 M 期。分裂期持续的时间较短,一般为 30~60 分钟;间期的时间跨度较长,且根据细胞类型和所处条件的不同而有所不同,可以持续几小时、几天、几周或更长。不仅不同生物的细胞周期时间是不同的,同一系统中不同细胞的细胞周期时间也有很大差异。一般情况下,S 期 +G_2 期 +M 期的时间变化较小,G_1 期时间差异很大,G_1 期是影响细胞周期时间长短的关键。

1. G_1 期(G_1 phase)　细胞周期的第一阶段,指从上一次分裂完成到 DNA 合成开始前的一段时期。G_1 期的主要特点是:细胞体积明显增大,物质代谢活跃。细胞不合成 DNA,但进行着活跃的 RNA 及蛋白质合成,RNA 聚合酶活性升高,rRNA、tRNA 及 mRNA 不断产生,蛋白质含量也极速增加。此外,细胞也合成生长所需的糖类、脂质等物质。G_1 期的主要意义在于为下阶段的 DNA 复制做好物质和能量的准备,如合成 DNA 所需的各种前体物质。

G_1 期的晚期阶段存在着一个特定时期,被称为检查点(check point)或限制点(restriction point)。在细胞内复杂的控制体系调控下,能否通过检查点决定着细胞增殖与否。在正常的情况下,细胞沿着 G_1 期→ S 期→ G_2 期→ M 期的路线进行运转,亲代细胞一分为二产生两个子代细胞。但在多细胞个体中,不仅细胞分工彼此不同,增殖分裂行为也存在差异。根据细胞的增殖行为,可将真核生物细胞分为三类,即 G_1 期细胞有三种去向。

(1)连续分裂细胞:又称周期性细胞,指有活跃的分裂能力,可在细胞周期中持续运转的细胞。这类细胞可不断增殖补充机体衰老、死亡的细胞,维持组织的更新。如骨髓造血干细胞、表皮生发层细胞及小肠腺细胞等。

(2)暂不分裂细胞:又称 G_0 期细胞或休眠细胞,暂时脱离细胞周期,不进行 DNA 复制和分裂,处于静息期,但这类细胞在适当的刺激下可重新启动 DNA 合成,进行细胞分裂。如外科手术切除部分肝后,肝细胞可被诱导迅速开始细胞分裂;有抗原刺激时,淋巴细胞可通过与抗原相互作用被诱导增殖。

(3)永久性细胞:又称终末细胞(terminal cell),指停止分裂不能再返回细胞周期的细胞,这类细胞永久性失去了分裂能力,高度分化,具有特定的生理功能,如哺乳动物的红细胞、神经元、肌纤维等。

2. S 期(S phase)　即 DNA 合成期,是细胞周期中最关键的一个阶段。在此期,细胞核 DNA 的含量增加一倍,细胞体积明显增大。除了 DNA 合成外,还会同时合成组蛋白和 DNA 复制所需的酶,从而使新合成的 DNA 得以及时包装成核小体。DNA 复制时,不同序列复制先后不同,具有时序性:常染色质复制在先,异染色质在后;能转录的 DNA 复制在先,不能转录的 DNA 则在后;G、C 含量高的 DNA 复制在先,A、T 含量高的在后。DNA 复制的起始和复制过程受到多种细胞周期调节因素的严密调控。细胞周期只要进入 DNA 复制,增殖活动就继续进行,直到分成两个子代细胞。

3. G_2 期(G_2 phase)　DNA 合成后期,这一期细胞主要大量合成 ATP、RNA 及与 M 期结构功能相关的蛋白质,包括微管蛋白和促成熟因子等,为细胞分裂做好必要的准备。此时细胞核内 DNA 的含量已经增加一倍,由 G_1 期的 2n 变成了 4n,即每个染色体含有 4 个拷贝的 DNA。细胞通过 G_2 期后,即可进入 M 期,但能否顺利地进入 M 期,要受到 G_2 期检查点的控制。G_2 期检查点要检查 DNA 是否完成复制,细胞是否已生长到合适大小,环境因素是否利于细胞分裂等。只有当所有有利于细胞分裂的因素得到满足以后,细胞才能顺利实现从 G_2 期向 M 期的转化。

4. M 期　即细胞分裂期。这一期的特点是:经过核内结构的一系列变化,两个子核形成,且胞质分裂也随之完成。M 期除非组蛋白外,蛋白质合成明显减少,RNA 合成被完全抑制。分裂后,S 期合成的 DNA 减半,使每个子代细胞得到一套和亲代细胞完全相同的遗传信息。真核细胞的分裂主要包括有丝分裂和减数分裂两种方式。体细胞一般进行有丝分裂,生殖细胞进行减数分裂,即成熟分裂。减数分裂属于有丝分裂的特殊形式。

> ### 📖 知识链接
>
> #### 促成熟因子
>
> 促成熟因子(maturation promoting factor,MPF)最早发现并命名于 20 世纪 70 年代初期。1970 年,Johnson 和 Rao 将 HeLa 细胞同步化于细胞周期中的不同阶段,然后将 M 期细胞与其他间期细胞在仙台病毒介导下融合,并继续培养一定时间。他们发现,与 M 期细胞融合的间期细胞发生了形态各异的染色体凝集,并称之为超前凝聚染色体(prematurely condensed chromosome,PCC)。不同时期的间期细胞与 M 期细胞融合,产生 PCC 的形态各不相同。G_1 期 PCC 为单线状,因 DNA 未复制;S 期 PCC 为粉末状,因 DNA 由多个部位开始复制;G_2 期 PCC 为双线染色体,因 DNA 复制已完成。这就意味着 M 期细胞中可能存在着某种具有促进染色质凝集、促进细胞分裂进程的因子,称为促分裂因子。1971 年,Masui 和 Markert 利用非洲爪蟾卵细胞进行实验,明确提出了 MPF 这一概念。MPF 被发现以后,不少学者便着手进行 MPF 的纯化工作,但一直进展缓慢,直到 1988 年才有了突破性的进展。Maller 实验室的 Lohka 等以非洲爪蟾为材料,分离得到了微克级的纯化 MPF,并证明其含有 p32(后被证明是 *CDC2* 基因的产物,且分子量应为 34kDa)和 p45(后被证明是 Cyclin B)两种蛋白,两者结合后表现出蛋白激酶活性,可使多种蛋白质底物磷酸化。

二、有丝分裂

有丝分裂是真核生物体细胞分裂的基本形式,因在分裂过程中出现纺锤丝和染色体等一系列变化后,细胞才真正分裂,故又称为间接分裂(indirect division)。有丝分裂过程中细胞形态的变化主要有:形成纺锤体和动粒等临时性的有丝分裂器(mitotic apparatus),染色质凝集成染色体,核膜、核仁发生周期性变化等。

细胞有丝分裂是一个连续的动态变化过程,根据分裂细胞的形态和结构的变化,有丝分裂可被分为间期和分裂期。间期是有丝分裂的准备阶段,包括 G_1 期、S 期、G_2 期。分裂期即 M 期,包括前期(prophase)、中期(metaphase)、后期(anaphase)和末期(telophase)四个时期(图 3-24),这四个时期是一个连续的过程,完成了细胞的核分裂,并同时进行着胞质分裂(cytokinesis)。

(一) 前期

前期的主要特征是染色质开始凝集成染色体,核仁解体,核膜消失,细胞质中形成纺锤体。

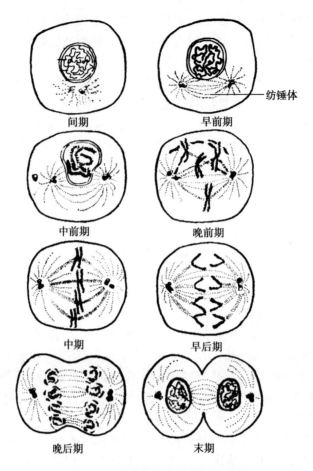

间期　　　　　　　早前期　　——纺锤体

中前期　　　　　　晚前期

中期　　　　　　　早后期

晚后期　　　　　　末期

图 3-24　动物细胞有丝分裂示意图

前期开始时,细胞核染色质开始浓缩,由弥漫样分布的线性染色质,经过进一步螺旋化、折叠和包装等过程,逐渐变短变粗,形成光镜下可见的早期染色体结构。每条染色体由两条姐妹染色单体构成,单体间通过着丝粒相连,因此处形态结构比较狭窄,被称为主缢痕(primary constriction)。前期末,在着丝粒处逐渐装配形成由多种蛋白质组成的并与其紧密相连的复合体结构,称为动粒(kinetochore),动粒是染色体与纺锤体中动粒微管相连的部位。

随着染色质发生凝集,核仁消失;同时,位于核膜下的核纤层蛋白发生磷酸化,致使核纤层解聚,随之核膜破裂。破裂的核膜形成诸多的断片、小囊泡,散布于胞质中,或被内质网吸收,或重新参与子代细胞核膜的重建。

在前期末,胞质中出现由星体微管(astral microtubule)、极微管(polar microtubule)、动粒微管(kinetochore microtubule)纵向排列组成的纺锤样结构,即纺锤体。组成纺锤体的微管也称为纺锤丝。纺锤体是一种与细胞分裂和染色体运动直接相关的临时性细胞器,其形成与中心体相关。因中心体周围的微管大量组装,微管以中心体为核心向四周辐射,如同辐射源发出的光芒,故将中心体与其周围的微管一起称为星体(aster),星体中的微管称为星体微管。早在细胞间期就完成复制的两组中心体彼此分开,向细胞两极移动,致使两个星体位于相反的两个分裂极。与此同时,中心体之间也有微管形成,大多数是不连续的,在纺锤体赤道面处彼此重叠、侧面相连,这种微管称为极微管。此外,中心体还发出一些微管进入细胞核,附着于染色体动粒之上,形成动粒微管。

在核膜破裂至染色体抵达赤道面期间,纺锤体赤道直径相对较大,两极直径相对较小。

与同一条染色体的两个动粒相连接的两极动粒微管并不等长,因而染色体并不完全分布于赤道板,相互排列貌似杂乱无章。随后,在各种相关因素的共同作用下,纺锤体赤道直径逐渐收缩,两极距离拉长,染色体逐渐向赤道方向运动,细胞分裂开始向中期延伸。

(二) 中期

中期的主要特征是所有染色体达到最大程度的凝集,并排列到细胞中央的赤道板上。

处在分裂中期的细胞内,纺锤体已呈现典型的纺锤样,纺锤丝附着在每条染色体着丝粒的两侧,牵引着染色体运动,使每条染色体的着丝粒排列在细胞中央的一个平面上。因此,平面与纺锤体两极的连线相垂直,类似于地球上赤道的位置,故叫作赤道板(metaphase plate)。染色体向赤道板运动的过程称为染色体列队(chromosome alignment)。染色体排列到赤道板上后,其两个动粒分别面向纺锤体的两极。每一个动粒上结合的动粒微管可以多达几十根。

细胞在分裂中期停留时间一般较长,染色体的形态比较固定,数目比较清晰,便于观察。秋水仙碱可抑制微管聚合,破坏纺锤体的形成,致使细胞停留在有丝分裂中期,这也成为了染色体观察的常用方法。

(三) 后期

后期的主要特征是着丝粒发生纵裂分开,染色体的姐妹染色单体相互分离,并移向细胞两极。

染色单体的分离需要依靠纺锤丝的牵引。纺锤丝连接动粒带动染色体向细胞的两极移动,使细胞的两极各有一套与分裂以前亲代细胞中形态和数目完全相同的染色体。整个后期阶段约持续数分钟。因染色体向两极的运动依靠纺锤体微管的作用,当用干预微管组装的药物秋水仙碱处理细胞后,染色体的运动立即停止。即使去除这些药物,染色体也要等到纺锤体重新装配后才能恢复运动。

(四) 末期

末期的主要特征是:到达两极的子代染色体解旋去凝集形成染色质状态,子代细胞核形成,胞质分裂。

在细胞进入末期后,动粒微管消失,极微管进一步延伸,使两组染色体的距离进一步加大。到达两极的染色体开始去折叠,伸展延长,成为染色质,核仁重新形成。同时,在每条染色体的周围形成双层核膜,去磷酸化的核纤层蛋白又结合形成核纤层,并连于核膜上,核孔复合体重新组装,核膜重建,至此,细胞核形成,完成核分裂。

在分裂期,细胞不仅要进行核分裂,也涉及细胞中其他结构或成分的分配,如细胞膜、细胞骨架、细胞器等,这需要通过胞质分裂完成。除特殊组织细胞外,多数细胞在染色体解旋和核膜形成的同时,便进行细胞质的分裂。通常胞质分裂开始于细胞分裂后期,完成于末期。动物细胞的胞质分裂是以缢缩和起沟的方式进行的。当胞质分裂时,在细胞中部质膜下方,即原赤道板的位置,出现一个由微丝组成的收缩环(contractile ring),微丝收缩使细胞膜以垂直于纺锤体轴的方向向内凹陷,形成环沟,环沟渐渐加深,最终将细胞分割成为两个子代细胞,完成胞质分裂。与此同时,子代细胞进入下一个细胞周期的分裂间期。

三、减数分裂及配子发生

(一) 减数分裂

减数分裂(meiosis)又称成熟分裂,仅发生在真核生物有性生殖细胞形成过程中的某个阶段,经过减数分裂,生殖细胞中染色体由二倍减少到单倍。

减数分裂的主要特征是仅在性腺部位,发生在初级精(卵)母细胞形成成熟的精(卵)子

笔记栏

时,过程中连续进行 2 次细胞分裂,形成 4 个子代细胞,但 DNA 只在间期复制 1 次,故子代细胞内染色体数目减半。两次分裂分别称为减数分裂Ⅰ(meiosis Ⅰ)和减数分裂Ⅱ(meiosis Ⅱ),每次分裂同样包括前期、中期、后期、末期。减数分裂的关键时期是第一次分裂,特别是其中的前期时间长、变化复杂(图 3-25)。

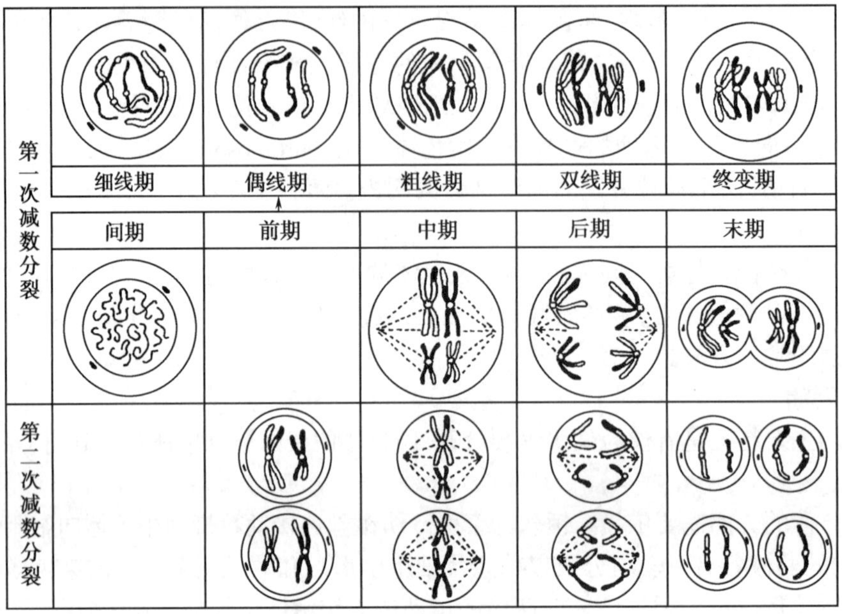

	细线期	偶线期	粗线期	双线期	终变期
第一次减数分裂	间期	前期	中期	后期	末期
第二次减数分裂					

图 3-25 减数分裂模式图

1. 减数分裂前间期(premeiotic interphase) 在减数分裂之前的间期阶段,也可划分为 G_1 期、S 期、G_2 期三个时期,但此间期有其特殊性。为区别于一般的细胞间期,常把减数分裂前的间期称为减数分裂前间期。

2. 减数分裂Ⅰ(meiosis Ⅰ) 减数分裂Ⅰ期的主要特征是一对同源染色体分开,分别进入两个子代细胞,在同源染色体分开之前发生交换和重组;同源染色体的分离是随机的,非同源染色体要进行重新组合。

(1)前期Ⅰ:前期Ⅰ细胞变化复杂,持续时间较长。在高等生物,前期Ⅰ可持续数周、数月、数年、甚至数十年。在低等生物,其时间虽相对较短,但也比有丝分裂前期持续的时间长。在这段时间内,染色体要进行配对和基因重组。此外,一定量的 RNA 和蛋白质也要在此时期内合成。根据细胞形态变化,又可将前期Ⅰ划分为细线期、偶线期、粗线期、双线期、终变期五个亚期。

细线期(leptotene stage):为前期Ⅰ的开始阶段。首先发生染色质凝集,逐渐折叠、螺旋化,变短变粗。染色质虽然发生凝集,但两条染色单体的臂并不分离,在光镜下看不到双线样染色体结构,而是呈细的单线状。电镜下,此期的染色体是由 2 条染色单体构成。

偶线期(zygotene stage):来自父母双方的同源染色体逐渐靠近,沿其长轴相互紧密结合在一起进行同源染色体配对(pairing),此过程称为联会。配对过程具有专一性,仅发生于同源染色体之间。配对完成后,两条同源染色体紧密结合在一起所形成的复合结构,称为二价体(bivalent)。因每个二价体由 2 条染色体构成,共含有 4 条染色单体,又称为四分体(tetrad),但此时的四分体结构并不清晰可见。联会初期,同源染色体端粒与核膜相连的接触点相互靠近并结合。从端粒处开始,这种结合不断向其他部位伸延,直到整对同源染色体的侧面紧密联会。联会也可以同时发生在同源染色体的几个点上。在联会的同源染色体之间,沿纵轴方向形成的一种特殊结构,称联会复合体(synaptonemal complex)。联会复合体被认为与同源染色体联会和基因重组有关。偶线期细胞还合成 0.3% 的 DNA,即 Z-DNA。若抑制 Z-DNA 合成,联会复合体的组装将受阻。

粗线期(pachytene stage):始于同源染色体配对完成之后。染色体进一步浓缩,变粗变短,并与核膜继续保持接触。同源染色体间出现染色体片段的交换和重组。在粗线期,细胞不仅能合成减数分裂期特有的组蛋白,同时也可合成少量的 DNA,称为 P-DNA。P-DNA 可在交换过程中 DNA 链的修复、连接等方面发挥作用。

双线期(diplotene stage):重组阶段结束,同源染色体相互分离,仅在非姐妹染色单体之间的某些部位上残留一些接触点,称为交叉(chiasma)。交叉的数量变化不定,即使在同一物种的不同细胞之间,交叉的数量也不相同。一般而言,在每个染色体臂上至少有一个交叉。在电镜下,可见交叉部位含有残留的联会复合体结构。此期,同源染色体的四分体结构变得清晰可见,易被观察到。

终变期(diakinesis stage):染色体发生再凝集,形成短棒状结构,同时,交叉向染色体臂的端部移行,此现象称为交叉端化(terminalization of chiasma)。交叉端化到达终变期末,同源染色体仅在其端部靠交叉结合在一起,形态上呈现多态性。此时,要进行纺锤体组装,纺锤体形成的过程和结构与一般有丝分裂过程中的相类似。到核仁消失、核膜破裂,细胞即进入中期Ⅰ。

(2)中期Ⅰ:四分体向赤道方向移动,最终排列在赤道面上,形成赤道板。此时每一染色体仍有 2 个动粒,但一侧纺锤体动粒微管只连接于同侧的动粒上,该连接方式与有丝分裂不同。

(3)后期Ⅰ:在纺锤丝的牵引下,同源染色体彼此分离向两极移动,标志着后期Ⅰ的开始。其结果是,到达每极的染色体数为细胞原有染色体数的一半,但每条染色体包含了 2 条染色单体。同源染色体向两极移动是一个随机的过程,因而到达两极的非同源染色体之间出现自由组合现象。

(4)末期Ⅰ:细胞进入末期Ⅰ,子染色体到达两极,逐渐进行去凝集,核仁和核膜重新组装,胞质分裂后,形成两个子代细胞。此时的子代细胞染色体数目减少一半。但也有某些生物的细胞在末期Ⅰ染色体不发生去凝集。

3. 减数分裂间期　此期持续时间一般较短,有的仅做短暂停留,不发生 DNA 合成,无染色体复制。为区别于一般细胞间期,特将其称为减数分裂间期(interkinesis)。有的生物没有这个时期,而是在减数分裂Ⅰ结束后直接进入减数分裂Ⅱ。

4. 减数分裂Ⅱ　与有丝分裂过程类似,可分为前期Ⅱ、中期Ⅱ、后期Ⅱ、末期Ⅱ。

(1)前期Ⅱ:去凝集的染色体重新发生凝集,即螺旋化,核膜、核仁消失,纺锤体形成。

(2)中期Ⅱ:染色体排列在赤道面上,形成赤道板。

(3)后期Ⅱ:每条染色体上的两条染色单体发生分离,在纺锤丝的牵引下向两极移动。

(4)末期Ⅱ:子染色体到达两极并去凝集,核仁、核膜重新形成,细胞质分裂,子代细胞形成,每个子代细胞染色体数是原来的一半。

减数分裂作为生殖细胞形成过程中的一种特殊形式的有丝分裂,细胞通过 2 次连续的分裂,产生 4 个子细胞,染色体数减少一半,保证了有性生殖的生物染色体数目的恒定;在减数分裂过程中进行的非同源染色体自由组合、同源染色体联会、遗传物质交换和重组等为生物的变异和多样性打下了基础,因此减数分裂有着重要的生物学意义。

（二）配子发生

配子发生（gametogenesis）是有性生殖过程中精子和卵子的形成过程。其共同特点是，除有丝分裂外，在成熟过程中都要进行减数分裂。

1. 精子发生 从精原细胞（spermatogonium）形成精子的过程称为精子发生（spermatogenesis），在睾丸生精小管内进行，是一个连续的过程，包括增殖期、生长期、成熟期和变形期四个时期（图3-26）。

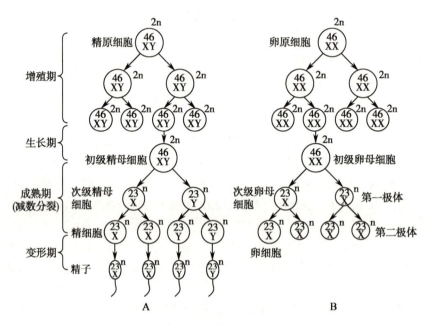

图 3-26　精子发生和卵子发生

A. 精子发生；B. 卵子发生

（1）增殖期：精原细胞位于生精上皮的基底部，分为A、B两种类型，A型精原细胞被视为精子发生的精原干细胞，不断地分裂增殖，一部分子细胞继续作为干细胞，另一部分分化为B型精原细胞。精原细胞为二倍体细胞（2n），对人来说染色体数为46。

（2）生长期：B型精原细胞经分裂增殖，体积增大形成初级精母细胞（primary spermatocyte），初级精母细胞也为二倍体细胞（2n）。

（3）成熟期：初级精母细胞形成后，经过DNA复制进行第一次减数分裂，形成2个次级精母细胞（secondary spermatocyte），次级精母细胞不进行DNA复制，即进入第二次减数分裂。每个次级精母细胞经过第二次减数分裂，形成4个精子细胞（spermatid）。精子细胞染色体数目减少一半，为单倍体细胞（n），人的精子细胞中只有23条染色体。

（4）变形期：精细胞经过变形，从球形转变为蝌蚪状的成熟精子。

在精子发生过程中，从精原细胞到成熟的精子大约需要64~72天。一个男性一生大约产生10万亿个精子。

2. 卵子发生 卵原细胞（oogonium）形成成熟卵细胞的过程称为卵子发生（oogenesis）。包括增殖期、生长期、成熟期三个时期（图3-26）。

（1）增殖期：卵子起源于女性性腺卵巢的生殖上皮。当胚胎发育到3个月时，卵巢生殖上皮进入增殖期，经过有丝分裂，大多数形成卵原细胞（2n）。

（2）生长期：卵原细胞体积增大形成初级卵母细胞（primary oocyte）（2n），但大多数初级卵母细胞不能达到成熟阶段而自动退化,女性一生大约只有 400~500 个初级卵母细胞能够进入成熟期进行减数分裂。初级卵母细胞内含大量卵黄、RNA 和蛋白质等,为受精后的发育做准备。

(3)成熟期:在减数分裂诱导物质的诱导下,初级卵母细胞进行第一次减数分裂,并休止于第一次减数分裂前期的双线期。当女性发育至青春期,在垂体分泌促性腺激素的作用下,初级卵母细胞完成第一次减数分裂,形成 2 个细胞,大的是次级卵母细胞(secondary oocyte),小的是第一极体(first polar body)。排卵时,次级卵母细胞停留在第二次减数分裂的中期。若排卵后 24 小时内未受精,次级卵母细胞将退化并被吸收;若受精,次级卵母细胞则继续完成第二次减数分裂,并产生一个成熟的卵细胞(n)和一个第二极体(second polar body)。经过 2 次减数分裂后,卵细胞染色体数目由原来的 23 对减半为 23 条。因第一极体也将分裂形成 2 个第二极体,所以总的来看,卵母细胞的减数分裂高度不对称,产生了 1 个卵细胞和 3 个极体。随着发育过程的推进,极体最终退化消失。

四、细胞周期的调控

细胞周期是一个高度精确、有序的过程,周而复始地进行着,这种周期性的重复过程受到严格地控制,使不同的细胞周期事件在空间和时间上相互协调。细胞周期的调节,不仅能保证细胞周期中各期按照正常顺序进行,还能纠正细胞分裂过程中可能出现的错误。如果细胞周期的调控紊乱,将导致细胞增殖、分化异常,引发衰老、癌变等生物学现象,甚至引起死亡。

细胞周期的调控涉及多因子、多层次的作用,这些因子大多数为蛋白质和多肽,通常在细胞周期的某一特定阶段即检查点处起作用。在细胞周期调控过程中,起核心作用的蛋白主要有细胞周期蛋白、周期蛋白依赖性激酶和周期蛋白依赖性激酶抑制因子三类。此外,生长因子、抑素、癌基因及抑癌基因等也参与细胞周期的调控。

真核细胞周期有两个基本事件:一是 S 期进行染色体复制,二是 M 期将复制的染色体分到两个子细胞中。在这两个基本事件前,均有一段间隙期,即 G_1 期和 G_2 期。在这两个间隙期,细胞进行着复杂的决定过程。如 G_1 期作为一个新增殖周期的起始点,其晚期受到复杂精细的调控,根据发育需要,细胞或者开始新一轮增殖,或者退出周期分化为特殊功能的细胞,或者暂时进入 G_0 期。一般而言,细胞周期存在着 G_1/S 转换和 G_2/M 转换两个重要的检查点,不同因子作用于这两个关键点,调控着细胞周期的进程。

(一)细胞周期蛋白

细胞周期蛋白是一类随着细胞周期转换而出现与消失的蛋白质。目前,从生物体内克隆了 30 多种周期蛋白,如在高等动物中发现的周期蛋白有 Cyclin A~H 等,均由一个相关基因家族编码,具有同源相似性。这些周期蛋白在细胞周期的不同时期表达,与细胞中其他一些蛋白结合后,参与细胞周期相关活动的调控。

有些周期蛋白(如 Cyclin C、Cyclin D、Cyclin E 等)只在 G_1 期表达,进入 S 期即开始降解,调节 G_1 期向 S 期的转化过程,称为 G_1 期周期蛋白。Cyclin A 的合成则发生于 G_1 期向 S 期转变的过程中,并延续至整个 S 期,在 S 期 DNA 合成的启始过程中发挥作用。有些周期蛋白(如 Cyclin B)在每一轮间期开始阶段合成,G_2 期达到高峰,随 M 期结束被降解,下一轮间期又重新积累合成,称为 M 期周期蛋白,是诱导细胞进入 M 期所必需的。

(二)周期蛋白依赖性激酶

在细胞周期的调控过程中,Cyclin 家族蛋白常需要与周期蛋白依赖性激酶(cyclin-dependent kinase,CDK)结合才具有调节活性。目前,脊椎动物中发现的 CDK 有 CDK_1、

CDK_2、CDK_3、CDK_4、CDK_5 等。不同的 CDK 通过结合特定的 Cyclin 蛋白,使其发生磷酸化,触发细胞周期的调控(表 3-7)。

CDK 与 Cyclin 结合是活化的首要条件,Cyclin 含有一段 CDK 结合的结构域,与 CDK 结合才能活化;而 CDK 也须与 Cyclin 结合,并将 Cyclin 作为其调节亚基,才表现出蛋白激酶活性。在细胞周期进程中,Cyclin 不断地被合成和降解,呈现周期性变化,CDK 对蛋白质的磷酸化作用也随之出现周期性变化。Cyclin-CDK 复合物是周期调控系统的核心,随着该复合物的形成与降解,促使细胞从 G_1 期向 S 期、G_2 期向 M 期、中期向后期的不可逆转化。G_1 期、S 期等不同时相中该类复合物的组成不同,作用也不同。G_2 晚期形成的 Cyclin B-CDK_1 复合物称为促成熟因子(maturation promoting factor,MPF),MPF 在细胞从 G_2 期向 M 期转换过程中起着关键的作用,如在细胞分裂早中期使组蛋白 H_1 磷酸化;在有丝分裂期使核纤层蛋白发生磷酸化,引起核纤层结构解体、核膜破裂;也能使某些 DNA 结合蛋白磷酸化,促进 M 期染色体凝集。

表 3-7　真核细胞中 CDK-Cyclin 复合物作用的细胞周期时相

CDK	Cyclin	作用的细胞周期时相
CDK_4	Cyclin D_1、Cyclin D_2、Cyclin D_3	G_1
CDK_6	Cyclin D_1、Cyclin D_2、Cyclin D_3	G_1/S
CDK_2	Cyclin E_1、Cyclin E_2	G_1
CDK_3	Cyclin E	G_1/S
CDK_2	Cyclin A	S
CDK_1(CDC2)	Cyclin B	G_2/M
CDK_7	Cyclin H	细胞周期所有时相

(三)周期蛋白依赖性激酶抑制因子

周期蛋白依赖性激酶抑制因子(cyclin-dependent-kinase inhibitor,CKI)是细胞内存在的一些对 CDK 活性具有负性调控功能的蛋白质,是能与 CDK 结合并抑制其活性的一类蛋白质,具有确保细胞周期高度时序性的功能,在细胞周期的负调控过程中扮演重要角色,如 CIP/KIP 家族等。

细胞周期调控机制十分复杂,调控因素很多,除上述因素外,生长因子、抑素(chalone)、cAMP、cGMP、癌基因和抑癌基因(详见第四章)等都可在细胞周期的调控中发挥作用。

ER-3-15

细胞周期调控因子

五、细胞增殖与疾病

细胞周期是一个连续的过程。通常处于增殖期的细胞将按照一定的规律有条不紊地运转,但是在某些内外因素的作用下,细胞周期的各时相时间、周期时间、有丝分裂和减数分裂中染色体行为等会发生异常,导致疾病的发生。

一些染色体病的发生与细胞增殖过程异常有关,如嵌合体产生的原因是受精卵在卵裂过程中发生了染色体不分离(详见第四章)。

肿瘤是由细胞异常增殖造成的。肿瘤细胞周期的特点是 G_1 期变长,而细胞周期时间却和正常细胞相近或稍有延长。与正常组织相比,肿瘤组织中处于 G_0 期的细胞较少,有更多的细胞处于增殖状态,由此肿瘤组织生长迅速。

第九节 细胞分化、衰老和死亡

一、细胞分化

高等生物体是由多种不同类型的细胞共同组成的。以人体为例,从第一个细胞——受精卵开始,经过胚胎发育的一系列过程,到出生时已成为含有 200 余种不同类型细胞的复杂有机体。这种细胞多样化的发展过程就是细胞分化的结果。

受精卵的发育过程经过了细胞分裂增殖和迁移分化这两大基本环节。其中,使细胞种类实现多样化、细胞功能实现特异化的细胞分化过程是多细胞有机体发育的基础,也是高等生物发育中的核心问题。例如:神经元具有长长的突起,能够产生和传导神经冲动;小肠上皮细胞有密布的微绒毛,适合完成营养吸收功能;红细胞为双凹圆盘状,适于在血液中运行并携带氧气;平滑肌细胞为长的梭形结构,适于完成收缩功能,这些都是细胞分化的结果。

(一) 细胞分化的概念

细胞分化(cell differentiation)指同一来源的细胞通过分裂逐渐形成在形态结构、生化特征和生理功能上具有稳定性差异的不同细胞类群的过程。在成人体内,200 余种不同类型的细胞就是从受精卵逐渐分化而来的。受精卵含有亲代的全套遗传基因,细胞分化开始于胚胎发育的原肠胚时期,在通过细胞分裂增加细胞数量的同时,细胞功能由非专一性向专一性转变。不同类型的细胞进而按照特有的组合方式形成具有不同结构和功能的组织、器官和系统,并进一步发育形成具有复杂功能的完整有机体。细胞在分裂旺盛时,分化速度变缓;而高度分化的细胞其分裂能力往往明显减弱。如分化程度较高的表皮角质层细胞分裂速率明显变缓,已高度分化的神经元和心肌细胞很少分裂或完全丧失分裂能力。细胞分化贯穿于多细胞生物个体发育的全过程,其中胚胎期最为明显,其潜能将随个体发育进程逐渐缩窄。

(二) 细胞分化的本质

分化成熟的哺乳动物细胞的细胞核内仍然含有该种生物的全套基因组遗传信息。1997 年 2 月,英国 Roslin 研究所的 Wilmut 博士在《自然》杂志上宣布:用成年绵羊乳腺细胞的细胞核移植到另一只羊的去核卵细胞中,成功地克隆出一只命名为 Dolly 的哺乳动物绵羊(图 3-27)。这一重大突破性研究成果充分证明了分化成熟的体细胞的细胞核仍然具有代表该生物体全部遗传信息的基因组和发育成一个完整有机体的潜能。单个细胞在特定的条件下分化发育为完整个体的能力即称为细胞的全能性(totipotency),具有这种分化能力的细胞称为全能性细胞(totipotent cell)。在胚胎发育过程中,特别是在三胚层形成后,不同胚层细胞因其所处空间位置和微环境的差异,分化潜能逐渐缩小,只能向形成本胚层特定组织、器官的组成细胞的方向分化,这时就转变为了多能细胞(pluripotent cell)。而在最终的成熟个体中,经过器官发生,各种组织细胞的命运最终确定,绝大多数细胞已成为了具有某些特异性结构、只能执行某一类特殊功能的单能细胞(unipotent cell)。这一转变过程就是细胞分化的结果。但是,终末分化的单能细胞仍然具有一定的全能性,这主要因为其细胞核可以被称为全能性细胞核。上述克隆羊 Dolly 的实验过程也证明了这一点。

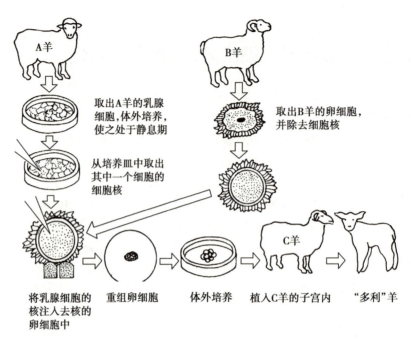

图 3-27 体细胞克隆技术示意图

细胞分化的本质并非基因的丢失,而是基因的选择性表达。伴随着细胞分裂过程所发生的细胞内特异性基因的差异表达(differential expression)是细胞分化过程的分子基础,也是特异性细胞功能形成的根本原因。基因组 DNA 可以被分为两大类:一类叫作管家基因(house-keeping gene),又称持家基因,这类基因编码的是维持细胞生存所必需的基本蛋白质,如核糖体蛋白、膜蛋白、组成染色质的组蛋白、细胞骨架蛋白等,在不同类型细胞中均有表达;另一类叫作奢侈基因(luxury gene),又称组织特异性基因(tissue-specific gene),这类基因只在特定种类的细胞中表达,其产物也是在这类细胞中执行特殊功能的特异性蛋白质。如肌细胞中的肌动蛋白、上皮细胞中的角蛋白、红细胞中的血红蛋白等,其相应基因的特异性表达是这些不同类型分化细胞的功能基础。也就是说,细胞分化过程的本质是奢侈基因的选择性表达。在一个终末分化细胞中,表达的基因数量一般只占基因总数的 5% 左右。

(三) 细胞分化的特点

1. 稳定性和方向性　在胚胎发育早期,胚胎细胞就经历了一个称为"细胞决定"的过程。在这一过程中,虽然细胞还没有显示出可以观察到的形态特征上的变化,但其内部已经发生了某些改变,并因此而确定了该细胞向某一特定方向分化的发育前景。细胞决定一般是一个渐进的过程,而且发生后细胞的分化方向一般不再改变。同时,当一个细胞真正转化为一个特异、稳定的类型之后,一般不能再回转到未分化状态或者成为其他类型的分化细胞,这种现象称为细胞分化的稳定性(stability)。如上皮细胞、肌纤维、神经元等,均不会再转变为其他类型的细胞。

2. 普遍性和持久性　细胞分化的过程在生物界普遍存在,而且贯穿于生物体的整个生命过程中,是生物个体发育的基础。虽然在胚胎期最为活跃,但在成体依然存在着细胞分化的现象。因此,细胞分化是普遍和持久存在于生物个体中的。

3. 可逆性　细胞分化过程虽然一般是稳定的,而且具有固定的方向性,但有些情况下也表现出一定的可逆性。典型的例子就是去分化和转分化现象的存在。在某些条件下,分化细胞的基因活动模式发生可逆性的变化,又回到未分化状态的过程称为去分化(dedifferentiation),如肝细胞在损伤后可以部分去分化而重现增殖能力。同时,在特定条件下,已分化的细胞也可以改变分化方向,即从一种分化状态转变为另一种分化状态,这种现象称为转分化(transdifferentiation)。转分化常常发生在胚胎形成初期、位置相对毗邻的组织之间,如肝细胞和胰腺细胞可因部分关键基因表达的改变而产生转分化现象。

4. 时空特异性　多细胞有机体的分化既表现出时间特异性,也具有空间特异性。对于不同类型的细胞,其特异性基因在不同发育阶段,在因其所处位置(如头与尾、背与腹、内与外等)差异所带来的不同微环境条件下,具有特异性的表达模式,使细胞表现出不同的生理功能。分化过程的时空特异性为机体复杂功能的有序运行奠定了基础。

5. 可遗传性　细胞决定不仅是稳定的,而且该稳定性是可以遗传的,并不受细胞增殖代数的限制和影响。

(四)细胞分化的影响因素

1. 胚胎发育过程中胚胎细胞之间的诱导与抑制对分化的影响　胚胎发育过程中,不同胚层之间会产生影响细胞分化方向的相互作用,如果一部分细胞对其邻近的另一部分细胞产生正向作用,即促进分化,则称为分化诱导(differentiation induction);如果胚胎发育过程中,已分化的细胞对其他细胞分化产生抑制作用,则称为分化抑制。如已完成分化的细胞可以产生化学信号抑素,抑制邻近细胞进行同样分化。例如,将发育中的蛙胚置于含成体蛙心脏组织的培养液中,则蛙胚的分化发育过程将受到阻碍,无法形成正常的心脏。

分化诱导现象在胚胎发育过程中是普遍存在的,而且是有层次的。在胚胎发育中,中胚层首先开始独立分化,其对相邻的内、外胚层有很强的分化诱导作用,可以促进这两个胚层的细胞向着各自相应的组织器官分化。细胞间的分化诱导现象可以层层级联。例如,视细胞可以诱导其外面的外胚层细胞形成晶状体,而晶状体又可进一步诱导外胚层形成角膜,通过进行性的相互作用实现组织细胞分化。

2. 激素调节对分化的影响　在多细胞有机体个体发育的过程中,特别是在发育晚期,对不相邻的远距离细胞的分化调节作用显得尤为重要,介导该效应的介质就是经血液循环输送到机体各部位的激素。激素到达靶细胞后与膜受体(如多肽类激素)或胞内受体(如甾体类激素)作用,引发细胞内一系列信号转导过程的启动,也可影响核内基因的转录活性。

激素对于分化过程进行调控的最典型例子就是动物发育过程中的变态阶段。例如,两栖类的幼体蝌蚪在水中生活,有明显的尾部,而成体蛙在陆地生活,尾部已消失,并形成了前后肢。在蝌蚪变为成蛙的变态发育过程中,甲状腺分泌的甲状腺素(thyroxine, T_4)和三碘甲腺原氨酸(triiodothyronine, T_3)增加,从而引发尾部退化等变态过程的启动。

3. 环境因素对分化的影响　生物有机体内的细胞分化也将受到环境因素的影响和调节。这些环境因素包括物理、化学和生物因素。例如,蜥蜴类在较低温度下(24℃)将全部发育为雌性,而温度升高时(32℃)将全部发育为雄性。因环境因素的特异性改变常可导致某些先天性畸形的发生,所以有关环境因素调控细胞分化与发育机制的研究也是目前生物医学领域的热点之一,期望研究成果可以为环境有害因素引起的出生缺陷和发育畸形提供有效的干预靶点和思路。

二、细胞衰老和死亡

个体在出生后均要经过生长、发育、成熟及衰亡的过程,这是生物界的普遍规律。细胞作为个体的基本组成、结构和功能单位,也经历同样的生命历程。在生长发育到一定阶段,细胞就将走向衰亡。但机体的衰老并不意味着机体内的全部细胞都走向衰老,机体逐渐走向衰亡的标志是衰亡细胞的比例增大。阐明细胞衰老和死亡的机制,对人类深刻认识机体衰亡的相关调控过程、延长寿命将具有重要意义。

(一) 细胞衰老

1. 细胞衰老的特征　细胞衰老(cell aging)指随着时间的推移,细胞增殖能力和生理功能逐渐下降、渐进的退化过程,化学成分、形态结构和生理功能均将改变或衰退,并将逐渐发展,最终走向死亡。组成人体的 200 余种细胞的寿命不尽相同,但均比个体的寿命短得多,如成熟粒细胞的寿命为 10 余小时,红细胞的寿命可达 4 个月。一旦死亡,这类细胞还可以由新生细胞不断分化成熟而得以补充,维持这类细胞的数量基本稳定。而神经细胞、肌肉细胞等,在机体出生后不再分裂,丧失后无法由这类细胞再来补充,称为不能更新的组织细胞,这类细胞的寿命与机体寿命接近。介于上述两类细胞之间,有一类为相对稳定的组织细胞,其分化程度较高,功能专一,正常情况下没有明显的衰老现象,也少见细胞分裂,但当组织受到损伤致细胞数量减少时,其余细胞能够进行细胞分裂、增殖,补充失去的细胞,如肝细胞、肾细胞等。除此之外,机体内还有一种可耗尽的组织细胞,如人类卵巢中的卵母细胞,在女性一生中逐渐消耗,但始终不能得到补充,最终消耗殆尽。

在细胞衰老的过程中,细胞的形态、结构、生理生化特性及功能均会发生一系列渐进的退行性变化。主要特征表现在:

(1) 细胞核:核膜凹陷内折是衰老细胞核最明显的变化,且凹陷深化将最终导致核膜崩解。细胞核内部染色质凝聚,着色加深,出现异固缩直至破碎、溶解;核增大,核内出现包含物。核仁呈现不规则状态。

(2) 细胞膜:细胞膜脆性将随细胞衰老逐渐增大。由于膜成分的变化(如膜磷脂含量下降,胆固醇与磷脂的比例上升,磷脂中不饱和脂肪酸含量及卵磷脂与鞘磷脂的比值下降)导致膜的流动性降低,黏度增高,对物质的选择通过性下降,对配体的敏感性也降低,信号转导功能出现障碍。

(3) 细胞质:在衰老细胞的细胞质内,化学组成会发生相应变化,如水分明显减少,硬度增加,代谢速率降低。还常可见到脂褐素的堆积、胞质内酶含量和活性降低等。

(4) 细胞器

1) 内质网:衰老细胞内粗面内质网总量减少,附着的核糖体也趋于稀疏,出现内质网排列的不规则或肿胀现象,导致蛋白质合成能力下降。衰老细胞中滑面内质网常呈空泡状。

2) 线粒体:线粒体的变化是反映细胞衰老程度的重要指标。线粒体在衰老细胞中体积增大而数量减少,其内嵴的数量也减少并呈现萎缩状,这将导致细胞 ATP 合成能力下降,能量供给减少。线粒体被称为细胞衰老的生物钟,其状态是衡量细胞生命力旺盛程度的重要标志。

3) 溶酶体:细胞衰老时溶酶体酶的活性下降,很多吞入物质不仅不能得到及时消化、分解或再利用,而且会积存在细胞内,导致残余体的形成和积聚,因此衰老细胞往往可在镜下观察到其胞质内有深染的点状或片状区域。

2. 细胞衰老的机制　细胞衰老受到多种因素的调控和影响,其研究在近年来引起了人们的广泛关注。以下就几种影响较大的细胞衰老机制学说加以阐释。

(1) 端粒学说:端粒是位于染色体长短臂末端的特化结构,端粒区域有着不同于染色体其他区域的核苷酸组成特点,其 DNA 由串联重复序列组成,重复的拷贝数在 1 000 次左右。基于染色体复制过程中聚合酶的结合特点,每完成一次复制,端粒区域的核苷酸序列就缩减一定长度,当分裂至一定次数,端粒缩短到一定程度时,细胞将不再具备分裂增殖能力,所以端粒也被称为决定细胞衰老的"生物钟"。端粒的长度可以作为细胞潜在分裂增殖能力的标志。端粒的 DNA 序列可以由端粒酶催化合成。端粒酶是一种核糖核蛋白,由 RNA 和蛋白质构成。肿瘤细胞由于具有端粒酶的活性,因分裂而逐渐缩减的端粒序列能够以端粒酶自身的 RNA 为模板再反转录合成和补充出来,故细胞的分裂增殖能力可得到维持和延续。

(2)自由基学说:生物体在代谢过程中会产生一些代谢副产物,一类就是含未配对电子的原子或功能基团,如超氧自由基、羟自由基和过氧化氢等,具有高度的氧化活性,可引起 DNA、蛋白质、脂类等多种重要生物分子的氧化损伤。如质膜中的不饱和脂肪酸可在自由基的作用下发生氧化、变性、交联,使膜流动性降低。DNA 受到损伤后可见其链的断裂、交联等,使遗传物质无法正常复制与转录。机体具有一定的自由基清除机制,但随着累积量和损伤程度的增加,细胞仍将不可避免地走向衰老。

(3)衰老相关基因控制学说:细胞的衰老过程受到相关基因的调控,这些基因称为衰老相关基因,其抑制或激活状态的改变控制着细胞衰老相关过程的启动或延伸。P16、P21、P53 和超氧化物歧化酶基因及 CLK 基因家族等都是重要的衰老相关基因。

(4)差错灾难学说:细胞在从 DNA 复制到基因经转录、翻译过程表达为蛋白质的整个链条中,参与的酶类众多,底物繁杂,调控因子多样,难免会发生一些错误,当这些错误累积到一定程度,就将导致 DNA 的异常变化和蛋白质功能的降低或紊乱,将对细胞造成损伤,并最终引起细胞衰老。

(5)脂褐素累积学说:细胞衰老时,溶酶体内消化分解过程残留的废物会累积并使之成为老化溶酶体,称为脂褐素,又称为老年色素。随着年龄增长,脂褐素增多,既无法降解,又不能排出细胞,使细胞内正常代谢功能受到较大影响。

(6)线粒体 DNA 突变学说:线粒体在执行氧化磷酸化生产 ATP 的过程中,有 1%~4% 的氧将转化为氧自由基,而线粒体 DNA 裸露于基质中,很容易受到氧自由基的损伤,线粒体遗传系统又缺乏必要的修复酶,所以衰老细胞中线粒体 DNA 突变频率明显升高,并将参与衰老调控的过程。

(二) 细胞死亡

1. 细胞死亡的特征　细胞发育到一定的阶段就会逐渐走向死亡。细胞的各种生命现象发生不可逆的终结称为细胞死亡。总体来看,细胞死亡主要包括坏死(necrosis)和凋亡(apoptosis)两种类型:

(1)细胞坏死:细胞坏死即非程序性细胞死亡,是细胞受到环境中物理因素(如辐射、高温)、化学因素(如强酸、强碱)和生物因素(如病原体感染)等刺激时发生死亡的现象。其主要形态学变化为胞膜被破坏,崩解,细胞核浓缩、破裂,DNA 降解,细胞呈水肿状态。细胞内电解质平衡被破坏,内环境失衡。胞质内蛋白质变性、凝固或碎裂,线粒体肿胀,溶酶体内的细胞水解酶释放到胞质中,细胞解体,细胞内容物外溢,炎症因子的释放导致周围组织发生炎症反应。

(2)细胞凋亡:细胞凋亡又称程序性细胞死亡,1972 年由 Kerr 最先提出这一概念。细胞凋亡是细胞主动的有序性的死亡过程,受到由遗传因素控制的程序化调控。细胞凋亡有助于维持内环境的稳定,使有机体更好地适应生存环境。其过程涉及一系列基因的激活和调控作用,是生理性细胞死亡过程,无明显细胞溶解现象。细胞凋亡是多细胞有机体正常发育和维持成体正常组织结构的必需环节,贯穿于其全部生命活动中。细胞凋亡异常将导致癌症、自身免疫病等多种病理现象的出现。

在细胞凋亡过程中,细胞特征将出现如下重要变化(图 3-28):

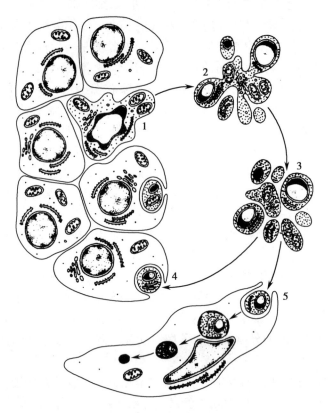

图 3-28　细胞凋亡时超微结构变化示意图
1. 凋亡早期细胞;2. 凋亡小体形成;3. 体内形成的凋亡小体迅速被
上皮细胞或单核巨噬细胞所吞噬;4. 上皮细胞;5. 单核巨噬细胞

在形态学方面,首先发生的是细胞连接及微绒毛等细胞附属结构的消失,细胞膜皱缩、内陷,细胞质密度随之增加,各种细胞器发生相应改变,如线粒体肿胀、增大并出现空泡化,内质网腔膨大,细胞骨架排列紊乱。细胞核固缩,DNA 断裂,染色质凝集并边缘化,核纤层断裂、解体,核膜亦发生断裂。细胞质内形成凋亡小体,内含胞质、细胞器及核碎片,并由质膜包裹呈泡状小体或芽状突起。之后逐渐分隔形成单个膜包凋亡小体,并很快被邻近细胞(如巨噬细胞、单核细胞、上皮细胞等)特异性识别并吞噬、清除。整个过程细胞内容物不会外泄,故不会引起机体的炎症反应。

在生化特征方面,因核酸内切酶活化致 DNA 在核小体连接部位断裂而导致的 DNA 片段化,是凋亡细胞最显著的生化改变,琼脂糖凝胶电泳后出现 DNA 梯状条带。凋亡细胞内显现一系列 RNA 及蛋白质的合成,执行细胞凋亡使命的蛋白酶激活将诱导细胞连接消失、核纤层等核骨架结构降解等效应的出现。凋亡细胞胞质内 Ca^{2+} 浓度将持续升高,可导致线粒体损伤,并诱导细胞走向凋亡。

2. 细胞凋亡的机制　细胞凋亡受到细胞内外多种信号分子的调控,在不同信号分子的作用下,一种组织或细胞将产生不同的凋亡应答效应,而不同组织或细胞在同一种信号分子的作用下也可能会产生不一样的凋亡应答反应。多条细胞凋亡信号转导途径间均有交叉点,构成相互通连、错综盘绕的信息互联网络。

(1) *Caspase* 基因家族:Caspase 是一类半胱氨酸蛋白水解酶,是引起细胞凋亡的关键酶。*Caspase* 基因系统编码的是具有以上酶活性的一组与细胞因子成熟、与细胞凋亡过程密切相关的蛋白质。它们是秀丽隐杆线虫（caenorhabditis elegans）发育调控中的死亡基因 *ced-3* 的同源物。*Caspase* 基因传导途径激活时，可促进多种胞内蛋白质降解，使细胞不可逆地走向死亡。目前已发现的 *Caspase* 家族成员共有 15 种，分别启动或执行细胞的凋亡程序。

（2）*Bcl-2* 基因：*Bcl-2* 是人 B 淋巴细胞瘤 / 白血病 -2（B cell lymphoma/leukemia-2，Bcl-2）的缩写形式，是细胞凋亡相关研究中颇受重视的癌基因之一。*Bcl-2* 基因家族成员可以被分为两大类，一类如 *Bcl-2*、*Bcl-w* 等，对细胞凋亡具有抑制作用。*Bcl-2* 癌基因的效应并非促进细胞增殖，而是通过阻断细胞凋亡最后的信号转导通道而延长细胞的生命期限，是一种重要的细胞生存基因。另一类如 *Bax*、*Bak* 等，其作用为促进细胞凋亡。

（3）*P53* 基因：作为重要的抑癌基因，*P53* 因编码的蛋白质分子量为 53kDa 而得名。P53 蛋白可以阻止带有损伤 DNA 细胞的再次分裂增殖，故细胞的癌变与 *P53* 基因的失活或 P53 蛋白功能的丧失密切相关。

📖 **知识链接**

细胞焦亡

细胞焦亡（pyroptosis）又称细胞炎性坏死，是一种由炎症小体驱动的程序性细胞死亡模式。作为近年来被发现并证实的一种新型程序性细胞死亡过程，焦亡在形态学特征、发生及调控机制等方面均不同于凋亡、坏死等其他细胞死亡方式。细胞在焦亡过程中，体积不断胀大，形成大量小泡即焦亡小体，激活炎症反应；随后细胞膜破裂，导致细胞内容物释放，在机体抗击感染中发挥重要作用。伴有大量促炎症因子的释放是焦亡过程最显著的特点。细胞焦亡在感染性疾病、神经系统相关疾病和动脉粥样硬化性疾病等的发生发展中发挥了重要作用。对细胞焦亡的深入研究有助于认识其在相关疾病发生发展和转归中的作用，为这些疾病的临床防治提供新思路。

第十节 干 细 胞

干细胞（stem cell）是在多细胞有机体发育过程中，具有分裂增殖能力，并能自我更新，具有多向分化潜能，即能分化产生一种以上"专职"细胞的原始未分化或低分化的细胞。干细胞具有两个主要的特征，即自我更新和分化潜能，这是其与体内其他细胞的主要区别。随着对干细胞研究的深入，发现干细胞不仅来源于胚胎，还可来源于成体组织、脐带血、羊水及高分化的细胞。根据其来源的不同分为胚胎干细胞、成体干细胞、脐带血干细胞、羊水干细胞及诱导多能、单能干细胞等。

一、干细胞的分类

根据分化等级及分化潜能的差异，干细胞主要可分为三种类型：全能干细胞（totipotent stem cell）、多能干细胞（pluripotent stem cell）和单能干细胞（unipotent stem cell）。

（一）全能干细胞

全能干细胞具有形成完整个体的能力。哺乳动物的生命起源于一个全能干细胞——受精卵，受精卵经过分裂增殖及分化过程可以形成具有多种不同类型细胞的完整有机体。在这个过程中,一个受精卵首先经过卵裂形成卵裂球,分裂至 8~16 个细胞时即桑葚胚期,这个时期的每个细胞仍保持着初始阶段的"全能"性,即发育为一个完整有机体的潜能。

(二)多能干细胞

发育进入囊胚期后,胚胎已开始出现最原始的分化过程,这时的细胞即开始被称为多能干细胞,虽然不再能发育为完整有机体,但仍具有分化为多种或几种不同类型组织细胞的潜能。多能干细胞分为三胚层多能干细胞和单胚层多能干细胞两种类型。三胚层多能干细胞失去了发育成完整个体的能力,但具有向成体内任何一种细胞分化的潜能,如囊胚期的内细胞团;单胚层多能干细胞是只能向同一胚层细胞类型分化的干细胞,如间充质干细胞,能分化成骨、软骨和肌肉等,但不能分化成其他类型的组织。

(三)单能干细胞

单能干细胞是机体内只能向一种或密切相关的几种成体细胞类型分化的干细胞,如上皮组织基底层的干细胞、肌肉中的成肌细胞等。干细胞具有未分化或低分化特性,不具有执行分化细胞特定功能的能力,如造血干细胞不具备红细胞的携氧功能。

二、干细胞的生物学特征

(一)干细胞的形态和生化特征

干细胞通常呈圆形或椭圆形,体积较小,核大,胞浆少,核质比相对较高,细胞呈多层集落生长。不同种类干细胞的生化特征各不相同,但均具有较高的端粒酶活性,预示其潜在的、旺盛的增殖能力。不同种类的干细胞还具有特有的生化特征,如角蛋白 15 是毛囊中表皮干细胞的生物标志分子、巢蛋白是神经干细胞的标志分子。

(二)干细胞的增殖特征

干细胞增殖具有缓慢性。具有无限的分裂增殖能力是干细胞最重要的特征,但其分裂速度较慢,处于休眠或缓慢增殖状态,以利于干细胞对特定的外界信号刺激做出应答,决定其继续分裂还是进入分化程序。当干细胞走向分化途径时,必须先进入一个短暂的快速增殖期,经过分裂产生过渡放大细胞(transit amplifying cell),也称为快速自我更新细胞。过渡放大细胞经过若干次快速分裂后可产生较多的分化细胞。

干细胞在分裂过程中还具有自稳定性,即维持其数目恒定的能力和特点,这是干细胞重要的基本特征之一。干细胞的分裂方式有两种,即对称分裂和不对称分裂(图 3-29)。对称分裂是与一般体细胞相同的分裂方式,通过分裂产生的 2 个子代细胞是一样的,即都是干细胞,或者都是分化细胞。如果分裂时产生的 2 个子代细胞具有不同的命运,一个保持干细胞的活性,一个是可进行分化的细胞,即形成 2 个不同的子细胞,该过程称为不对称分裂。不对称分裂有利于维持干细胞数目的相对恒定。因细胞质中的分化调节蛋白在分裂中不均质地分配,使分裂产生的一个子细胞仍作为干细胞保留下来,而另一个可以不可逆地走向功能专一的终末细胞,在此过程中维持着干细胞的自稳性。这种自稳性是干细胞区别于肿瘤细胞的本质特征。

(三)干细胞的分化特征

处于不同分化阶段的干细胞具有不同的分化潜能。全能干细胞(如受精卵)具有最大的分化潜能,可以发育为一个完整的有机体。多能干细胞(如胚胎干细胞)可以分化为三胚层或单胚层组织类型的细胞。单能干细胞(如神经干细胞)只能分化成为相应的特定类型的组织细胞。因此,伴随干细胞沿着全能—多能—单能进程的延伸,干细胞的分化潜能逐渐被限制,使机体的发育进程有序地进行。

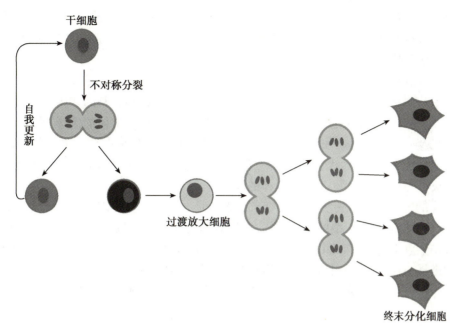

图 3-29　干细胞的不对称分裂

　　近年来的研究表明,干细胞的分化潜能和分化方向具有一定的可塑性。一般认为,成体干细胞只能向一种类型或与之密切相关的细胞类型分化,如神经干细胞只能向神经系统的相关组成细胞(如神经元)的方向分化。但一系列的实验研究发现:一种组织类型的干细胞在适当条件下可以分化成为另一种组织类型,这种改变干细胞潜在分化程序的过程称为转分化(transdifferentiation),如神经干细胞在一定条件下可以分化形成血液系统的细胞。已经分化成熟的细胞还可以逆向转化为其前体原始细胞,即一种干细胞向其前体细胞的逆向转化,称为去分化(dedifferentiation)。但在正常生理状态下,成年哺乳动物体内转分化、去分化现象是较少发生的。

(四) 干细胞增殖与分化的微环境

　　干细胞无论在胚胎发育还是在组织再生的过程中,都可自我更新以维持稳定的细胞数目,并向特定方向分化为成熟细胞。干细胞周围的细胞外物质(包括各种信号分子)共同构成了干细胞生存的特殊微环境,称为干细胞巢(stem cell niche),也称为干细胞微环境(microenvironment),其组成和变化情况直接影响干细胞的增殖与分化前景。这一微环境中包含着许多信号分子,如激素、神经递质、生长因子等,它们可以通过自分泌或旁分泌的形式调控干细胞的增殖与分化。对不同组织干细胞增殖、分化具有调控功能的重要细胞因子在不同组织中的功能有所差异,而不同细胞因子的组合更将导致最终增殖分化结果的特异性。干细胞微环境中的整联蛋白就是一种介导干细胞与胞外基质黏附的重要分子,可以将微环境中条件的改变传递给干细胞并激活其多分化潜能。当然,干细胞最终的分化方向还是由细胞核内的转录调控因子决定的,其综合效应决定了干细胞的增殖或者分化。

三、干细胞的临床应用

　　干细胞的研究具有广泛的应用前景,这不仅体现在发育生物学研究、功能基因组学研究及药物研发方面,而且,随着干细胞研究的深入,尤其是诱导多能干细胞的出现,干细胞在组织细胞修复及临床难治性疾病治疗方面具有十分广阔的应用前景。

笔记栏

理论上,胚胎干细胞具有分化成有机体的各种细胞和组织的潜能,根据其分化特性,胚胎干细胞在体外可以培养形成各种细胞类型和组织器官,用于多种疾病的细胞替代治疗和组织器官损伤的修复。

造血干细胞移植是目前最为常见的干细胞治疗方法,主要用于治疗血液病,如白血病和贫血。在治疗过程中,造血干细胞可来自患者自身、捐赠者或同源基因亲属的骨髓、外周血或脐带血,但是造血干细胞移植受到多种因素的限制,包括合适供体的选择、造血干细胞数量是否充足及有无病毒污染和免疫排斥等,因此,主要应用于危重患者。诱导多能干细胞的应用很好地避免了造血干细胞移植中存在的上述问题,将患者的体细胞诱导成多能干细胞,有效地解决了免疫排斥问题,提高了治疗的成功率。

干细胞的临床应用对传统临床治疗来说无疑是一场革命。在许多严重疾病(如脊髓损伤、黄斑变性、肌腱断裂、1 型糖尿病)及一些疑难病治疗上,干细胞具有一定的应用价值,还可以延缓帕金森综合征(Parkinson syndrome)、阿尔茨海默病和亨廷顿病(Huntington disease)等疾病的进程,且在骨及软骨损伤、关节炎、牙科疾病等治疗中也具有重要的应用价值。

———————●(胡秀华　詹秀琴　孙 阳　王志宏　宋 强　许 勇　王晓玲　赵丕文)

复习思考题

1. 如何理解细胞是生命活动的基本单位?

2. 试比较原核细胞与真核细胞的异同点。

3. 举例说明构成细胞膜的膜蛋白种类及各种膜蛋白的主要生物学功能。

4. 举例说明葡萄糖跨膜运入和运出小肠上皮细胞的主要方式。

5. 从细胞膜物质运输的角度解释重症肌无力发病的主要原因。

6. 什么是细胞内膜系统? 试述内质网、高尔基复合体、溶酶体三个细胞器之间的相互关系。

7. 简述信号肽假说的主要内容。

8. 简述蛋白质糖基化的类型和意义。

9. 溶酶体有哪些主要功能?

10. 简述溶酶体的发生过程。

11. 如何理解线粒体是细胞能量转换的细胞器?

12. 如何理解电子传递、氧化磷酸化与细胞能量代谢的关系?

13. 简述多聚核糖体的生物学意义。

14. 核糖体上的活性部位在蛋白质合成过程中各起什么作用?

15. 比较微管、微丝和中间纤维的主要异同点。

16. 试述细胞核的结构及其主要功能。

17. 细胞周期各时相的特点分别是什么?

18. 什么是细胞分化? 请简述其本质及主要特点。

19. 衰老细胞在形态学特征和生理功能上有何主要表现?

20. 什么是干细胞? 简述干细胞的主要生物学特征。

04章PPT

PPT 课件

第四章

生命的遗传与疾病

　　高等生物在生殖过程中，通过生殖细胞将遗传物质传递给后代，因此出现了亲代与子代之间或者子代个体之间性状相似的现象，称为遗传。遗传是生命的基本特征，也是物种不断延续并保持相对稳定的基础。当亲代传递给子代的遗传物质发生改变时，则可能导致疾病的发生。诺贝尔奖获得者 Paul Berg 曾经说过："几乎所有的疾病都与遗传有关，遗传学研究是解决所有疾病的关键。"正确认识遗传与人类疾病的关系，对疾病的诊断、治疗和预防都有十分积极的意义。

第一节　遗传的分子基础

一、基因与基因组

(一) 基因

　　基因(gene)的概念是随着遗传学、分子生物学、生物化学等领域的不断发展而不断完善的。从经典遗传学的角度看，基因是位于染色体上呈线性排列并能决定生物性状的基本遗传单位；从现代分子生物学角度看，基因是 DNA 分子中的一个片段，它通过表达特定的功能产物从而产生特定的遗传学效应。每个 DNA 分子中有多个基因，每个基因含有几百到几千对脱氧核苷酸。

　　根据基因功能的不同，可将基因分为结构基因(structural gene)和调节基因(regulatory gene)。结构基因一般指编码蛋白质和酶的基因，广义上也包括编码 rRNA 和 tRNA 的基因。结构基因的产物能维持组织结构或参与代谢反应。调节基因也编码蛋白质或 RNA，但调节基因的产物(如调节因子等)主要是调节其他基因的表达。

　　真核生物的结构基因多为不连续的，即编码氨基酸的序列被非编码序列隔开，称为割裂基因(split gene)。基因内的编码序列称为外显子(exon)，两个外显子之间的非编码序列称为内含子(intron)。不同的结构基因所含的外显子和内含子的数目不尽相同。例如，人凝

93

血因子IX的基因含有 8 个外显子和 7 个内含子,人血红蛋白 β 珠蛋白基因含有 3 个外显子和 2 个内含子,人的进行性假肥大性肌营养不良(DMD)基因含有 79 个外显子和 78 个内含子。在割裂基因的第一个外显子和最后一个外显子的外侧,各有一段不被翻译的非编码区,称为侧翼序列,一些调控序列分布在此处,主要有启动子(promoter)、增强子(enhancer)和终止子(terminator)等。①启动子:位于转录起始点上游,具有三种特异的保守序列,分别称为 TATA 框、CAAT 框和 GC 框,它们是 RNA 聚合酶及一些转录因子的特异结合部位,进而启动、增强基因的转录;②增强子:可位于启动子上游或下游,与转录因子特异结合,增强转录效率;③终止子:位于最后一个外显子的下游,包括多腺苷酸尾[Poly(A)tail]附加信号和转录终止信号,前者的碱基序列是 5′-AATAAA-3′,经转录后,在 mRNA 3′ 端添加 Poly(A)的信号序列,后者是反向重复序列,其转录产物 RNA 形成发卡式结构,此结构阻止 RNA 聚合酶移动,使转录终止。

(二) 基因组

基因组(genome)泛指一个细胞或病毒的全部遗传物质。在真核生物中,基因组指一套完整单倍体 DNA(染色体 DNA)和线粒体 DNA 的全部序列。

病毒、原核生物及真核生物基因组的结构与组织形式明显不同。病毒的基因组最小,结构简单,所含基因少,有的基因组是 DNA,有的是 RNA,病毒基因组有基因重叠现象(同一段 DNA 或 RNA 可以编码 2 种或 2 种以上蛋白质)。原核生物基因组较小,通常由 1 条双链 DNA 分子组成,编码序列在基因组序列中所占比例大于真核生物基因组,有较为完善的表达调控体系(有操纵子结构)。真核生物基因组比较庞大、复杂,但编码序列在基因组序列中所占比例小,有大量的重复序列和精细的表达调控体系。

人类基因组(human genome)由人类细胞的全套基因构成,包括两个相对独立又相互关联的基因组,即线粒体基因组(mitochondrial genome)和核基因组(nuclear genome)。线粒体基因组指线粒体内的环状双链 DNA,核基因组指每个体细胞核中的父源或母源的全套 DNA,因此,体细胞核中有 2 个核基因组,每个核基因组的 DNA 约含 3×10^9 bp,是 24 条线性 DNA 分子,即 22 条常染色体和 2 条性染色体 DNA 碱基对的总和。编码序列占基因组总 DNA 的 5% 以下,基因组中大部分是非编码序列。通常所说的人类基因组指核基因组。除具有真核生物基因组特点外,人类基因组还具有自身的一些组织结构特征,如 DNA 多态性(DNA 的差异)和反向重复序列等。

(三) 基因组学与人类基因组计划

1. 基因组学 基因组学(genomics)是研究生物体基因组的组成、结构与功能的学科,其内容包括基因测序、作图、基因定位、基因结构和功能分析、基因组信息分析及相关数据系统利用等,主要解决生物、医学等领域的重大问题。根据上述研究内容,基因组学分为以全基因组测序为目标的结构基因组学(structural genomics)和以基因功能鉴定为目标的功能基因组学(functional genomics),后者又被称为后基因组(post genome)计划。

2. 人类基因组计划 人类基因组计划(Human Genome Project,HGP)是研究人类基因组的国际级计划,该计划于 20 世纪 80 年代提出,1990 年美国正式批准并投资 30 亿美元启动研究项目,当时预计需要花 15 年时间进行人类基因组全长序列的测定,并在此基础上完成全部基因定位,绘制出人类基因的图谱。在执行过程中,研究内容进行了修订。美国、英国、法国、德国、日本成立了人类基因组计划的国际组织,我国在 1999 年 9 月参加到这项研究计划中,承担其中 1% 的任务,即人类 3 号染色体短臂上约 3 000 万个碱基对的测序工作。我国因此成为参加这项研究计划的唯一的发展中国家。2000 年 6 月,参与的 6 个国家几乎同时宣布基因组工作草图完成,2004 年 10 月,最终完成了人类全基因组高精度序列图。

HGP 研究的内容包括人类基因组作图及序列分析,基因的鉴定,基因组研究技术的建立,模式生物基因组作图和测序,信息系统的建立、储存及相应软件和相关产业的开发等。其核心内容是解析人类基因组图谱,包括遗传图、物理图、转录图和序列图,其中序列图最重要。

(1)遗传图:遗传图(genetic map)又称连锁图(linkage map),是根据连锁的遗传标志之间的重组率而绘制的反映连锁的遗传标志之间相对距离的基因组图谱。一般用厘摩(centimorgan,cM)表示。两连锁基因间 1% 的重组率计为 1cM,在人类遗传图中,1cM 大约相当于 1Mb(百万碱基对)。

(2)物理图:物理图(physical map)是以碱基对的数目(bp、kb、Mb)为图距单位而确定的各遗传标志之间实际距离的基因组图。

(3)转录图:转录图(transcriptional map)是以 cDNA 的 5' 端或 3' 端序列为标志,根据转录顺序的位置和距离绘制的基因组图谱。

(4)序列图:序列图(sequence map)是包括人类基因组的全部核苷酸序列的图谱,是最详尽的物理图。

HGP 只是一个以测序为主的结构基因组研究,是功能基因组学等其他基因组学的基础。该计划有助于认识种属之间和个体之间存在差异的起因,认识疾病产生的机制及长寿与衰老等生命现象,更好地研究人类疾病相关的基因,为疾病的诊治提供科学依据,最终达到防病治病、提高人类健康水平的目的。

3. 后基因组计划　后基因组计划(post genome project)是对基因组的表达、调控、多样性、修复和功能等进行研究的计划,主要包括人类基因组多样性计划、比较基因组学、蛋白质组学、药物基因组学和疾病基因组学等内容。其中,蛋白质组学是后基因组时代的主角。蛋白质组(proteome)指细胞、组织或机体中基因组所表达的全部蛋白质。蛋白质组学(proteomics)就是研究不同发育阶段、不同生理状态或疾病不同时期的蛋白质组的特征及蛋白与蛋白之间相互作用的新兴学科,可为众多种类疾病机制的阐明及治疗提供理论依据和解决途径,也可为某些疾病的早期诊断提供分子标志。

人类基因组研究的目的不只是读出全部的 DNA 序列,更重要的是读懂每个基因的功能、每个基因与某种疾病间的对应关系,真正对生命进行系统地科学解码。随着后基因组研究的开展,人类将会探索到更多的生命奥秘。

二、基因突变与修复

一切生物体细胞内的遗传物质都能够保持相对的稳定性,但是在一定内外因素的影响下,也有可能发生改变,这种遗传物质的改变称为突变(mutation)。广义的突变包括染色体畸变(chromosome aberration)和基因突变(gene mutation)。而狭义的突变仅指基因突变,这里重点讨论基因突变。染色体畸变相关内容详见本章第三节人类染色体与染色体病。

(一) 基因突变

1. 基因突变的概念　基因突变主要指基因组中的 DNA 分子在结构上发生核苷酸组成或序列的改变。基因突变通常只涉及某一基因的部分遗传信息的改变,导致组成蛋白质的氨基酸改变,从而引起表型改变,甚至遗传病的发生。基因突变是生物界普遍存在的现象,正是由于基因突变的发生,生物才得以发展、进化。

2. 基因突变的特性　基因突变可以是自发突变,也可以是诱发突变。可以发生在生殖细胞中,也可以发生在体细胞中。基因突变具有以下特性:

(1)稀有性:基因突变在自然界中是稀有的,自发突变率指在自然状态下,某一基因在一定群体中发生突变的频率。各种基因在特定群体中都有一定的自发突变率(或称突变率)。各种生物的突变率是很低的,人类基因的突变率约为 $10^{-6}\sim10^{-4}$ 突变基因 / 生殖细胞 / 代,即每代在 1 万 ~100 万个生殖细胞中,有 1 个基因发生突变。因此,基因突变是稀有事件。

(2)有害性:基因突变可以引起许多疾病的发生,绝大多数遗传病是由基因突变造成的。这是由于基因突变扰乱了人类在长期进化过程中遗传基础的均衡状态,产生了有害的影响。但是也有些基因突变并不影响核酸和蛋白质的功能。

(3)多向性:指在同一基因座上的基因可独立发生多次不同的突变而形成 3 个或 3 个以上不同性质的基因。如人类 ABO 血型是由 I^A、I^B、i 三个基因决定的,I^A 和 I^B 可能是由 i 基因突变产生的。

(4)可逆性:基因突变的方向是可逆的,即基因 A 可以突变为等位基因 a,反之,基因 a 也可以突变成等位基因 A。前者称作正向突变,后者称作回复突变。

(5)可重复性:同一基因突变在不同的个体上均可能发生,称突变的可重复性。对于任何一个基因位点来说,突变并不是只发生一次或有限的几次,而总是以一定的频率反复发生。不同群体中发生同一基因突变的频率相近。

(6)随机性:基因突变在生物界中是普遍存在的一种随机事件。无论低等生物,还是高等生物及人类,都可能发生基因突变,但这种突变是随机的,各种不同的生物突变率不同。

3. 基因突变的分子机制　基因突变是 DNA 分子中碱基的种类和排列顺序发生改变。基因在自发因素或各种诱变剂的作用下,发生突变并使其遗传效应也随之改变,如使其表达产物特定的生化功能发生改变或丧失。基因突变的机制有碱基置换(base substitution)、缺失(deletion)、插入(insertion)、倒位(inversion)和动态突变(dynamic mutation)等方式。

(1)碱基置换:指 DNA 分子中一种碱基被另外一种不同的碱基所替代,是 DNA 分子中单个碱基的改变,故也称为点突变(point mutation)。碱基置换又可分为转换(transition)和颠换(transversion)两种类型。①转换:一种嘌呤被另一种嘌呤所取代,或一种嘧啶被另一种嘧啶所取代,这是点突变最常见的一种形式;②颠换:一种嘌呤被一种嘧啶所取代,或一种嘧啶被一种嘌呤所取代,这种点突变的形式比较少见。

(2)缺失:在基因一级结构中的某个位点上,一个核苷酸或一段核苷酸序列丢失造成的基因结构改变。

(3)插入:也称为插入突变,指将一个或多个核苷酸加入一段 DNA 序列中。

(4)倒位:指一段核苷酸序列方向倒转,即基因内部的 DNA 序列重组,使该段 DNA 序列与原序列方向相反。

(5)动态突变:指 DNA 中的重复序列拷贝数发生不稳定的持续扩增的现象。动态突变中的重复序列从 3~33bp 不等。这种突变是不稳定的,能随着世代的传递而累积。现已发现与动态突变有关的疾病达 20 余种。如脆性 X 综合征(fragile X syndrome),患者的 X 染色体 q27.3 存在不稳定的易断裂脆性部位,通过限制性内切酶切割,得到一个包含脆性部位的片段,经序列分析表明,在这一段中存在的 CGG 重复拷贝数可达 60~200 个,而正常人仅为 6~60 个。进一步研究证明,这一重复序列正好位于 X 染色体的脆性部位,而在 CGG 的两边侧翼序列却与正常人无差异。

4. 基因突变的遗传效应　基因受环境因素的影响而产生突变,突变使 DNA 分子发生改变,最终导致所编码的蛋白质的质与量改变,由基因突变造成的遗传效应是多种多样的。大致可分为以下几种:

(1)碱基置换引起的遗传效应:碱基置换如果发生在某一基因的编码区内,导致 mRNA 中密码子的改变,则会对多肽链中氨基酸的种类或顺序产生影响,就可能出现同义突变

（synonymous mutation）、错义突变（missense mutation）、无义突变（nonsense mutation）和终止密码突变（terminator codon mutation）等不同的遗传学效应。

1）同义突变：碱基被置换以后，一种密码子变成了另外一种密码子，由于密码子具有简并性，所以改变后的密码子与改变前的密码子所编码的氨基酸保持不变（图 4-1）。同义突变并不引起突变效应。

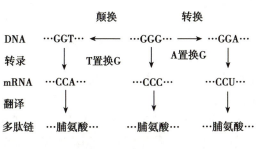

图 4-1 同义突变

2）错义突变：碱基被置换以后，编码某种氨基酸的密码子变成编码另外一种氨基酸的密码子，从而使多肽链的氨基酸种类和序列发生改变（图 4-2），最终引起蛋白质结构和功能变化。如镰状细胞贫血（sickle cell anemia），是由于 β 珠蛋白基因发生错义突变导致血红蛋白分子异常造成的。

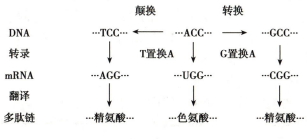

图 4-2 错义突变

3）无义突变：碱基被置换以后，编码某种氨基酸的密码子改变成为不编码任何氨基酸的终止密码子 UAA、UAG 或 UGA，使翻译的多肽链到此提前终止，形成一条短的、无活性的多肽链片段（图 4-3）。大多数情况下会影响蛋白质的正常功能，具有致病效应。

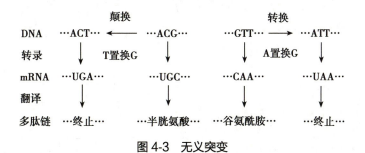

图 4-3 无义突变

4）终止密码突变：碱基被置换以后，原来的终止密码子突变为编码某种氨基酸的密码子，从而使多肽链的合成至此仍能继续下去，直至下一个终止密码子为止，形成延长的异常多肽链(图 4-4)。

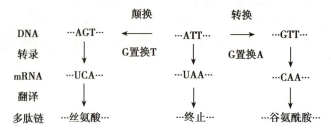

图 4-4 终止密码突变

(2)缺失或插入引起的遗传效应:缺失或插入可导致移码突变(frameshift mutation)和整码突变(in-frame mutation)等。

1)移码突变:在 DNA 分子的编码序列中插入或缺失 1 个或几个(非 3 的倍数)碱基对,造成插入或缺失的那一点以下的三联体密码子的阅读框发生改变,从而造成移码突变。移码突变引起编码的氨基酸种类和序列变化,而且肽链的合成也将不在原来的位置终止,而是在移码后出现的新终止密码子处终止,导致肽链延长或缩短。

2)整码突变:又称密码子的插入或缺失,指在 DNA 链中增加或减少的碱基对为一个或几个密码子,此时基因产物多肽链中会增加或减少一个或几个氨基酸,而此部位之后的氨基酸序列无改变。

(二) 基因损伤的修复

生物体内基因或 DNA 分子在各种物理、化学及生物因素的直接或间接作用下,碱基组成或排列顺序会产生变化,从而导致遗传信息的改变。但是在正常的生理状态下,基因中的 DNA 分子会保持相对的稳定性,是因为生物体细胞内存在着多种 DNA 修复系统,针对不同的损伤,可以启动不同的修复系统,修正 DNA 分子的损伤,恢复正常结构。常见的修复方法有光复活修复(photoreactivation repair)、切除修复(excision repair)、重组修复(recombination repair)和 SOS 修复(SOS repair)等。

1. 光复活修复 简称光修复,细胞中光修复酶在可见光照射下能识别嘧啶二聚体,并与之结合,形成酶-DNA 复合体,然后利用可见光提供的能量,解开二聚体,最后光修复酶从复合物中释放出来,完成修复过程,这一过程称为光修复(图 4-5)。DNA 光修复酶广泛存在于原核细胞及真核细胞中,但人体细胞中尚未发现此酶。

2. 切除修复 发生在复制之前,又称暗修复。需要核酸外切酶、核酸内切酶、DNA 聚合酶和连接酶四种酶的参与。首先,核酸内切酶在胸腺嘧啶二聚体(TT)等损伤部位附近切开,造成缺口。然后,在 DNA 聚合酶作用下,以正常的互补 DNA 链为模板,沿 5'→3' 方向合成

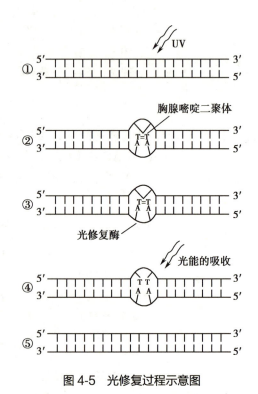

图 4-5 光修复过程示意图

新的 DNA 片段,弥补 DNA 的缺口。随后由专一的核酸外切酶切除含有二聚体的一段核苷酸链,最后在连接酶作用下将缺口封闭,DNA 恢复原状。这种修复方式除能切除嘧啶二聚体外,还可切除 DNA 上的其他损伤(图 4-6)。

3. 重组修复　发生在复制之后,又称复制后修复(图 4-7)。修复过程是:含有二聚体或其他结构损伤的 DNA 仍可进行复制,只是当复制到损伤部位时,DNA 子链中与损伤部位相对应的部位出现缺口,完整的母链与有缺口的子链重组,使缺口转移到母链上,这时母链上的缺口由 DNA 聚合酶以新合成的 DNA 子链为模板合成互补片段,再由连接酶使新片段与旧链连接起来,从而使复制出来的 DNA 分子的结构恢复正常。这种方法不能从根本上消除亲代 DNA 结构中的二聚体损伤,但它能使复制出来的 DNA 分子保持结构正常。虽然二聚体未被彻底消除,但是经多次复制以后,受损伤的 DNA 分子在生物体内的比例会逐渐降低。

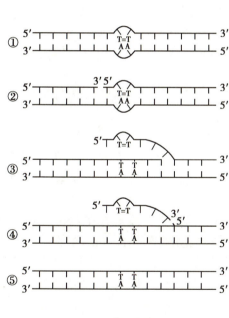

图 4-6　嘧啶二聚体的切除修复示意图

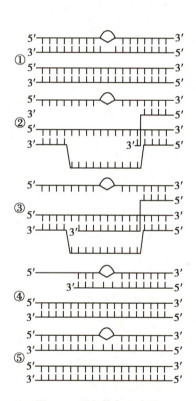

图 4-7　重组修复示意图

4. SOS 修复　是一种应急性修复方式,是 DNA 受到严重损伤、细胞处于非常危急状态时所诱导的一种 DNA 修复方式,修复结果只能维持基因组的完整性,提高细胞的生存率,但留下的错误较多,故又称为错误倾向修复(error-prone repair),使细胞有较高的突变率。

当 DNA 的两条链都有损伤并且损伤位点邻近时,不能进行切除修复或重组修复,这时在核酸内切酶与核酸外切酶的作用下造成损伤处的 DNA 链空缺,再由损伤诱导产生的一整套 SOS 修复酶类(特殊 DNA 聚合酶)催化空缺部位 DNA 的合成,这时补上去的核苷酸几乎是随机的,虽然保持了 DNA 双链的完整性,使细胞得以生存,但这种修复带给细胞很高的突变率。

生物体对 DNA 损伤的修复过程是细胞的正常生理功能,但是其修复能力是有限的,往往达不到尽善尽美的程度。

三、基因表达与调控

(一) 基因表达

基因表达(gene expression)即遗传信息的表达,指细胞在生命活动过程中,把储存在DNA中的遗传信息通过转录和翻译,转变成具有生物活性的蛋白质分子,进而决定生物体特定性状的过程,生物体内的各种功能蛋白质和酶都是由相应的结构基因编码的。转录和翻译是基因表达的两个主要阶段或过程。

1. 转录 是以DNA为模板互补合成RNA的过程,也是DNA分子中遗传信息传递给mRNA的过程。RNA的生物合成过程主要包括以下几个阶段:

(1)起始:RNA聚合酶和相关的转录因子与启动子特异结合,识别转录起点,使DNA分子双螺旋结构局部解旋,以DNA分子中一条链为模板,开始转录。

(2)延伸:RNA延伸时,DNA双链继续解旋,暴露出模板链,RNA聚合酶沿DNA模板链从3′端向5′端移动,以碱基互补配对方式使RNA链由5′端向3′端方向逐步延伸。

(3)终止:移动的RNA聚合酶遇到转录终止信号时,转录将终止,此时RNA聚合酶与DNA分离,新合成的RNA分子被释放,DNA双螺旋结构得以恢复。

(4)转录后加工:真核生物的结构基因大多为割裂基因,其RNA初始转录产物中既含编码序列又含内含子等非编码序列,称为核内不均一RNA(heterogeneous nuclear RNA,hnRNA),hnRNA通常要经过剪接(splicing)、戴帽(capping)和加尾(tailing)等加工过程才能形成成熟的mRNA。

1)剪接:在酶的作用下,把hnRNA中内含子的RNA序列及非编码的前导序列和3′端的拖尾序列剪切掉,将外显子的RNA序列依次连接起来。

2)戴帽:通过甲基化酶作用,在剪接后的mRNA的5′端戴上一个7-甲基鸟苷酸,即封闭mRNA 5′端的帽子,称为戴帽。戴帽能保护mRNA的5′端不受核酸酶和磷酸酶的消化,增强mRNA的稳定性,且有利于mRNA从细胞核进入细胞质,被核糖体小亚基识别,促使mRNA和核糖体的结合。

3)加尾:是在酶的作用下,在剪接后的mRNA的3′端加上一段多A尾[poly(A)tail],长度约200个腺苷酸。加尾可避免mRNA的3′端被核酸酶降解,增加mRNA的稳定性,有助于mRNA从细胞核移动到细胞质,并促进mRNA和核糖体的结合,利于翻译的启动。然而,poly(A)并不是翻译必不可少的,某些mRNA即使没有多A尾,仍然能够被有效地翻译,如组蛋白的mRNA。

2. 翻译 是在mRNA指导下的蛋白质生物合成过程,实际上就是把DNA转录到mRNA的遗传信息"解读"为多肽链上的不同氨基酸种类和顺序的过程。翻译过程十分复杂,需要mRNA、tRNA、核糖体、有关酶及蛋白质辅助因子的共同作用,还需要各种活化的氨基酸作为原料,并依赖ATP、GTP水解提供能量。翻译过程详见第三章。

(二) 基因表达的调控

人体的所有细胞都含有全套的基因组,但每个细胞在特定的时期内、在一定的条件下,只有部分特定的基因在表达,这说明细胞内存在着基因调控系统。有效的基因调控能使生物体更好地适应环境变化,保证生物体的生长、代谢、发育等复杂的生命活动正常而有序的进行。基因调控机制很复杂,目前对原核生物基因表达调控研究得比较清楚,现以大肠杆菌乳糖操纵子学说为例予以说明。

1961年,Jacob和Monod在实验的基础上建立了乳糖操纵子学说。大肠杆菌乳糖操纵子包括四类基因:①结构基因:能通过转录、翻译使细胞产生一定的酶系统和结构蛋白,

笔记栏

共有 3 个结构基因——*LacZ*、*LacY*、*LacA*,*LacZ* 合成 β 半乳糖苷酶,*LacY* 合成透性酶,*LacA* 合成半乳糖苷乙酰化酶;②操纵基因 O:控制结构基因的转录速度,位于结构基因的附近;③启动子:位于操纵基因的附近;④调节基因 R:调节基因能转录出 mRNA,并指导合成一种蛋白,称阻遏蛋白,可调节操纵基因的活动。

乳糖操纵子调控乳糖分解机制简述如下:

抑制作用:调节基因转录出 mRNA,合成阻遏蛋白,当环境中缺少乳糖,阻遏蛋白可以识别并结合到操纵基因上,因此 RNA 聚合酶就不能与启动子结合,结构基因的表达被抑制,不能转录出 mRNA,不能翻译成酶蛋白。

诱导作用:当环境中存在乳糖时,乳糖能与阻遏蛋白结合,使阻遏蛋白构象改变,不再与操纵基因结合,失去阻遏作用,RNA 聚合酶便与启动子结合,并使结构基因活化,转录出 mRNA,翻译出上述三种酶蛋白。

细胞质中有了 β 半乳糖苷酶后,便催化乳糖分解为半乳糖和葡萄糖。乳糖被分解后,又造成阻遏蛋白与操纵基因结合,使结构基因关闭。

由此可见,原核生物代谢过程存在着一个完善的自我调节系统,按照代谢过程所需酶的数量精确合成,使之更好地适应环境。

真核生物的基因表达调控十分精细和复杂,目前对其了解得并不全面,一般认为真核生物基因表达的调控是通过在多阶段水平实现的,即转录前、转录水平、转录后、翻译和翻译后水平的调控。

1. 转录前的调控　真核生物基因组 DNA 通常与组蛋白及少量非组蛋白等结合成染色质。其中,组蛋白能与 DNA 结合抑制基因的转录,非组蛋白可解除组蛋白的抑制作用、激活基因表达。其机制大致为带正电荷的碱性组蛋白与带负电荷的 DNA 结合抑制基因的转录,一组特异性带负电荷的酸性非组蛋白与带正电荷的碱性组蛋白结合成复合物,与带负电荷的 DNA 排斥而脱离,使相应的 DNA 片段裸露,易被 RNA 聚合酶识别结合,从而启动基因转录。

2. 转录水平的调控　转录水平的调控是基因表达调控的关键环节,涉及 DNA 顺式作用元件(cis-acting element)和反式作用因子(trans-acting factor)之间的 DNA- 蛋白质的相互作用,以及反式作用因子之间的蛋白质 - 蛋白质相互作用。

顺式作用元件指能够被调控蛋白特异识别并与之结合的 DNA 序列,如启动子、沉默子、增强子、终止子等。

反式作用因子又称转录因子,指能与顺式作用元件特异结合的一些转录因子。一些转录调节蛋白,如基本转录因子 TFⅡ、转录激活因子、转录抑制因子、RNA 聚合酶等,都属于反式作用因子。

负责转录 mRNA 的 RNA 聚合酶本身不能启动转录,必须在许多转录因子特异结合在基因上游的顺式作用元件后才能被激活,从转录起始点开始合成 RNA。

真核基因转录水平的调控是十分复杂的,不同基因的调控方式既有某些共同之处,又各有其特点而不尽相同。但就某一特定基因而言,转录因子,尤其是特异转录因子的性质、数量是转录调控的关键。

3. 转录后的调控　主要指转录所形成的 hnRNA 经剪接、加工成为成熟 mRNA 过程中的调控。转录后的调控主要是对 hnRNA 进行加工、修饰,经剪接、戴帽、加尾等过程,使其形成成熟的 mRNA。相同的基因在不同的组织中由于剪接方式的不同及 poly(A)附加部位的不同而产生不同的成熟 mRNA,翻译成不同的蛋白质。

4. 翻译水平的调控　受核糖体的数量、mRNA 的成熟度、各种相关因子,以及各种酶类、tRNA 类型和数量等因素的调控。翻译水平的调控主要包括 mRNA 的稳定性、翻译效率和准确性等的调节。

5. 翻译后的调控　真核细胞翻译后的调控主要是对翻译的初级产物多肽链的加工和组装,使其成为具有生物活性的成熟蛋白质。

因此,真核细胞的调控过程是多层次的,过程相当复杂,目前仍有许多不清楚的地方,有待进一步研究。

第二节　遗传病概述

一、遗传病的概念

遗传病(genetic disease)指因遗传物质数量、结构或功能发生异常改变所导致的疾病。这些异常改变既可以发生在生殖细胞或受精卵,也可以发生在体细胞。

当今生命科学的发展日新月异,许多过去不为人们所知的遗传病相继被发现,随着研究的不断深入,人类对遗传病的认识和理解也逐渐加深。在对疾病发生和发展的现代医学研究中,人们发现几乎每一种人类疾病都与基因有着直接或间接的关系,因此,有的学者将人类疾病视为广义的"遗传病"。

人是大自然的产物,人体内的遗传物质及其控制的代谢方式与周围环境保持平衡,遗传物质的缺陷或周围环境的显著改变往往能打破这种平衡,从而引起疾病。就不同疾病的病因而言,遗传基础和环境因素所起的作用大小各不相同,外伤、中毒、营养缺乏等疾病显然是环境因素引起的;白化病、唐氏综合征等疾病只发生于有异常基因或异常染色体的个体,其发病是完全由遗传基础决定的,看不出环境因素的作用;还有一些疾病,其发病基本由遗传基础决定,环境因素仅仅是发病的诱因,如葡萄糖 -6- 磷酸脱氢酶缺乏症患者在食用蚕豆或服用伯氨喹等药物后发生溶血危象;许多常见病(如高血压、糖尿病、消化性溃疡等)的发生,遗传基础和环境因素都有作用。因此,可以认为,大多数疾病的发生是遗传基础与环境因素共同作用的结果。

思政元素

杜传书教授与"蚕豆病"研究

杜传书教授出生于医学世家,是我国著名的医学遗传学家。他子承父业,从事蚕豆病的病因、发病机理、普查普防、分子诊断和早期防治等方面的研究,为我国医学遗传学的发展和医药卫生事业做出了卓越的贡献。

自 1957 年起,杜传书教授致力于蚕豆病病因及发病机理的探索。在深入农村进行系统周密的调查研究后,他否定了国外公认的"花粉致病"结论。1961 年,他首先在我国证实此病病因是遗传性葡萄糖 -6- 磷酸脱氢酶缺乏,得到国际学术界同行的证实,开创了我国生化遗传学研究的新领域。他主持葡萄糖 -6- 磷酸脱氢酶缺乏症全国大协作,掌握了全国此病基因频率及分布规律,鉴定和首报了 16 种中国人葡萄糖 -6- 磷酸脱氢酶缺乏症变异型。20 世纪 90 年代,他通过检测葡萄糖 -6- 磷酸脱氢酶缺乏症杂合子研究葡萄糖 -6- 磷酸脱氢酶缺乏症基因突变,发现了中国人的 7 种突变类型,建立了扩增受阻突变系统(amplification refractory mutation system,ARMS)筛查葡萄糖 -6- 磷酸脱氢酶缺乏症基因突变的新方法,成功开发了检测葡萄糖 -6- 磷酸脱氢酶缺乏症、筛查地中海贫血和用 ARMS 检测突变的试剂盒,开辟了“红细胞遗传性酶病”研究新领域。

杜传书教授几十年如一日,勤奋、坚持、进取,始终为国家、为人民默默无闻、辛勤地耕耘。他这种对事业执着追求的敬业精神和甘当人梯的奉献精神永远值得我们学习。

二、遗传病的特点

遗传病的发生涉及遗传物质的异常改变,因此与非遗传性疾病相比,表现出遗传性、先天性、家族性和终生性等特点。

(一) 遗传性

遗传性指导致疾病发生的遗传基础由亲代个体传至子代个体或由亲代细胞传至子代细胞的现象。如果疾病由显性致病基因引起,则该疾病在血缘亲属中表现为自上代往下代垂直传递,无血缘的家族成员不受影响(血缘亲属中也不能横向传递,如哥哥不能传给弟弟)。如果疾病由隐性致病基因引起,则往往不表现出垂直传递,因为患者的双亲表型通常正常,患者的后代也会因为致病基因未达到隐性纯合状态而不表现出疾病(即散发)。如果疾病由染色体异常引起,在一般情况下也难以看到疾病自亲代向子代传递,因为许多染色体畸变综合征患者往往活不到生育年龄或不育。一些体细胞遗传病,如肿瘤(非遗传性肿瘤),其发病基础虽然不会通过生殖传给子代个体,但可经肿瘤细胞分裂传给子代细胞。

(二) 先天性

先天性指导致疾病发生的遗传基础与生俱来,并非后天获得。就不同的致病基因而言,其表达的时期并非完全相同。有些在出生前表达,因此出生时就表现出临床症状,如多指 / 趾畸形、唇裂、白化病、唐氏综合征等,这些疾病既是遗传病又是先天性疾病(congenital disease),即出生时就表现出临床症状的疾病。而另一些致病基因则需经过出生后的漫长生命过程才得以表达。如血友病 A 患者出生时并无异常,一般在儿童期才发病;遗传性小脑共济失调患者在幼儿期和青春期与正常人一样,一般在 35~40 岁才发病。因此,并非所有的遗传病都是先天性疾病。反之,先天性疾病也并不都是遗传病。如第二次世界大战时期,一些德国妇女为减轻妊娠反应大量服用“反应停”,导致婴儿出生时四肢缺如,属于药物致畸;母亲在妊娠初期感染风疹病毒,导致婴儿出生时患先天性心脏病,属于病毒致畸。这些疾病是先天性疾病,但都不属于遗传病。

(三) 家族性

家族性指导致疾病发生的遗传基础具有家族聚集的倾向。这种情况之所以出现,是由于家族成员间有着相似的遗传背景,他们从祖先那里得到相同致病基因的可能性远大于家族以外的成员。家族性疾病(familial disease)指在家族中不止一个成员罹患的疾病。因此,家族性与家族性疾病是两个不同的概念。在遗传病中,显性遗传病和多基因遗传病通常表现为家族性疾病,如家族性高胆固醇血症、遗传性秃顶、高血压等。对于隐性遗传病而言,其家族聚集现象则难以表现,这并不是因为隐性致病基因没有在家族中聚集,而是因为隐性致病基因没有达到纯合状态。因此,我们说遗传病具有家族性,并不意味着遗传病都是家族性疾病。当然,家族性疾病也并非都是遗传病,如饮食中缺乏维生素 A 所致的夜盲症等。

(四) 终生性

终生性指导致疾病发生的遗传基础一经获得将终生相随、不可改变。对于大多数遗传病而言,目前还缺乏有效的临床治疗措施,一旦疾病出现,很难彻底纠正或根治。虽然通过饮食控制、内外科治疗及当今发展起来的基因治疗技术,可以在一定程度上改善患者的临床症状,但尚不能使患者的致病基因重新回归正常。因此,终生性并非指疾病相伴一生,而是指致病基因相伴一生。

三、遗传病的类型

ER 4-1

McKusick
介绍

遗传病是严重降低人类生活质量的疾病之一,已知的遗传病有 6 000~8 000 种,包括一些发病率低于 1‰ 的少见病或罕见病,也包括一些发病率接近 1% 的常见病或多发病。按照麦库西克(McKusick)的分类法,根据遗传物质结构和功能改变的不同,医学遗传学通常将遗传病分为染色体病、单基因遗传病、多基因遗传病、线粒体病、体细胞遗传病五大类。

(一)染色体病

染色体病(chromosomal disease)指由于染色体数目或结构畸变所导致的疾病。这类疾病的发生,通常由于多个基因的增加或缺失造成,故患者往往会表现出多种临床症状(综合征),对个体的危害程度较单基因遗传病和多基因遗传病大。染色体病可分为常染色体病和性染色体病,前者如唐氏综合征、13 三体综合征(Patau syndrome)和 18 三体综合征(Edwards syndrome)等,后者如特纳综合征(Turner syndrome)和克兰费尔特综合征(Klinefelter syndrome)等。一般来说,常染色体病常伴随生长发育迟缓、多发畸形、智力低下等临床表现。

(二)单基因遗传病

单基因遗传病(single gene disease)指由一对等位基因控制的遗传病,通常呈现特征性的家系传递格局,符合孟德尔遗传定律。按照遗传方式的不同,可分为常染色体显性遗传病、常染色体隐性遗传病、X 连锁显性遗传病、X 连锁隐性遗传病和 Y 连锁遗传病。绝大多数单基因遗传病的群体发病率较低,约为 2‰。目前已知的单基因性状或疾病有 20 000 多种。常染色体显性遗传病如家族性结肠息肉病、多指、并指等;常染色体隐性遗传病如先天性聋哑、白化病、苯丙酮尿症等;性连锁遗传病的发病基础多为位于 X 染色体上隐性致病基因,如红绿色盲、血友病等。

(三)多基因遗传病

多基因遗传病(polygenic inherited disease)指由多对基因控制的遗传病,环境因素在此类疾病的发生中也有一定的作用。多基因遗传病的发病率高于单基因遗传病,属于常见的、复杂的遗传病,如高血压、糖尿病等。这类疾病有家族聚集现象,但无单基因遗传病那样明确的家系传递模式。

(四)线粒体病

线粒体病(mitochondrial disease)指线粒体基因发生突变导致的疾病。这类疾病多涉及神经、肌肉等高耗能组织,其致病基因随线粒体传递给后代,常表现出细胞质遗传(母系遗传)的特征。

(五)体细胞遗传病

体细胞遗传病(somatic cell genetic disease)指体细胞中的遗传物质改变所致的疾病。体细胞中遗传物质的改变只会影响由该细胞分裂产生的子代细胞,一般不会传给子女。肿瘤属于体细胞遗传病,各种肿瘤的发生都涉及特定组织细胞中遗传物质(包括染色体、癌基因和抑癌基因)的多次突变。另外,有些先天畸形也属体细胞遗传病。

第三节　人类染色体与染色体病

染色体(chromosome)是遗传物质——基因的载体,是染色质在细胞分裂时期高度螺旋盘曲、折叠而形成的条状或棒状结构。根据人类基因组计划的研究成果,正常人单倍体染色体组上约有 2 万 ~3 万个基因,平均每条染色体上含有上千个基因。当染色体发生数目和结构的改变时,会影响许多基因的表达和功能,导致自发性流产或染色体病患儿的出生。

一、人类正常染色体

(一)人类染色体的数目、形态结构和类型

1. 人类染色体的数目　染色体的组成具有物种的特异性和相对稳定性,不同生物的染色体数目和形态特征不同,因此,染色体的数目和形态特征成为物种鉴定的重要标志之一。一个人类正常体细胞中染色体数目是 46 条(2n=46),有 23 对同源染色体,其中 22 对为常染色体(autosome),男女均有;另外 1 对为性染色体(sex chromosome),与性别有关,在男女中有所不同,男性为 XY,女性为 XX。人类染色体数目是相对稳定的。以体外培养的正常人外周血淋巴细胞为例,计数 100 个中期分裂相细胞,其中绝大多数细胞具有 46 条染色体,但是也有少数细胞的染色体数目有增减,一般只占 1%~2%。

2. 人类染色体的形态结构　染色体在细胞周期中经历着凝集和舒展的周期性变化。在细胞分裂中期,染色体达到最大限度凝集,形态结构最典型、清晰,最易辨认和区别,常用于染色体研究和染色体病的临床诊断。每一条中期染色体都由 2 条染色单体(chromatid)组成,互称为姐妹染色单体,它们通过着丝粒(centromere)连接在一起。每条染色单体含 1 条 DNA 双螺旋链。染色体着丝粒处凹陷缩窄并浅染,称主缢痕或初级缢痕(primary constriction)。着丝粒与染色体的运动密切相关,在细胞分裂后期,失去着丝粒的染色体片段通常因不能向两极移动而丢失。由着丝粒向两端伸展的是染色体的臂(arm),分为短臂(p)和长臂(q)。两臂的末端各有一特化结构,称为端粒(telomere)。失去端粒的染色体将产生黏性末端,使染色体断端之间彼此粘连,形成异常染色体,因此,端粒对维持染色体形态和结构的稳定起重要作用。在某些染色体的长、短臂上还可见凹陷缩窄的部分,称为次缢痕或副缢痕(secondary constriction)(图 4-8)。

3. 人类染色体的类型　根据着丝粒的位置,人类染色体分为三种类型。若着丝粒位于染色体纵轴的 1/2~5/8 之间,长、短臂的长度接近,则称为中着丝粒染色体(metacentric chromosome);若着丝粒位于染色体纵轴的 5/8~7/8 之间,长、短臂的长度有明显的区别,则称为亚中着丝粒染色体(submetacentric chromosome);若着丝粒位于染色体纵轴的 7/8 至近末端,短臂很短,则称为近端着丝粒染色体(acrocentric chromosome)。此外,在某些动物的染色体中还存在着另一种类型的染色体,其着丝粒位于染色体的顶端,没有短臂,称为端着丝粒染色体(telocentric chromosome),人类没有端着丝粒染色体。

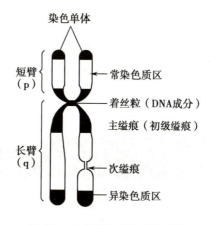

图 4-8　中期染色体结构模式图

笔记栏

在某些染色体短臂的末端出现一个球形结构,称为随体(satellite)。随体柄部凹陷狭窄的次缢痕与核仁形成有关,称为核仁组织区(nucleolus organizing region,NOR)。人类的第13、14、15、21、22号染色体末端有随体结构。

4. 人类染色体的多态现象 在健康人群中存在染色体长度、随体大小和数目及副缢痕大小的多态性,并按孟德尔方式遗传。一般说来,这种多态性不会产生病理效应,但近十几年的研究发现,染色体多态性可导致生殖异常等遗传学效应。

(二) 人类染色体的核型

核型(karyotype)指一个体细胞中的全部染色体,按其大小、形态特征及着丝粒位置顺序排列所构成的图像(图4-9)。对这些图像进行染色体数目、形态结构特征的分析称核型分析(karyotype analysis)。正常情况下,一个体细胞的核型一般可以代表该个体的核型。

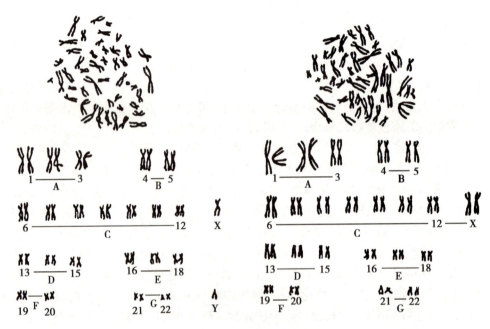

图 4-9 人类体细胞核型图
左:男性;右:女性

1. 非显带核型 1960年、1963年、1966年分别在美国丹佛、英国伦敦、和美国芝加哥召开了3次人类细胞遗传学国际会议,讨论并确定了正常人类核型的基本特点,制定了统一的标准命名系统,即丹佛体制。根据染色体大小、着丝粒位置等形态特征,将人类22对常染色体按从大到小编为1~22号,分为A、B、C、D、E、F、G七个组,其中A组最大,G组最小。X染色体属C组,Y染色体属G组。各组染色体的形态特征见表4-1。

表4-1 人类非显带染色体分组及各组形态特征

组别	对数	染色体序号	中着丝粒染色体	亚中着丝粒染色体	近端着丝粒染色体	随体	组内鉴别程度
A	3	1~3	1号、3号	2号		无	可鉴别
B	2	4~5			4号、5号	无	难鉴别
C	8或7.5	6~12;X			6~12号;X	无	难鉴别

续表

组别	对数	染色体序号	中着丝粒染色体	亚中着丝粒染色体	近端着丝粒染色体	随体	组内鉴别程度
D	3	13~15			13~15 号	有	难鉴别
E	3	16~18	16 号			无	可鉴别
				17 号、18 号		无	难鉴别
F	2	19~20		19 号、20 号		无	难鉴别
G	2 或 2.5	21~22；			21~22 号；	有	难鉴别
		Y			Y	无	可鉴别

根据国际标准规定,在描述核型时,首先写出染色体总数(含性染色体),接着是逗号",",最后是性染色体组成。如正常的男性核型描述为 46,XY;正常女性为 46,XX。如果有异常变化,则写在最后面,如唐氏综合征核型描述为 47,XX(XY),+21。

2. 显带核型

(1)染色体显带技术:上述非显带核型的染色体是用常规染色方法制作的标本,整条染色体着色均匀,在显微镜下观察时,除 1、2、3、16 和 Y 染色体较易识别外,其他染色体只能鉴别出属于哪一组,而对组内染色体尤其是相邻序号的染色体,一般很难确定,即使非常熟练的细胞遗传学家也无法做到。此外,染色体细微结构的改变(如缺失、倒位等)更难以发现。这种常规染色方法严重制约了染色体结构异常的研究和染色体病的临床确诊。

20 世纪 60 年代末至 70 年代初,出现了染色体显带技术(chromosome banding technique),即将染色体经过一定程序的处理并用特定染料染色后,在普通光学显微镜或荧光显微镜下发现染色体长轴上可显出深浅不同或明暗相间的带纹,称为染色体带(chromosomal band)。经过显带技术处理的染色体称为显带染色体。人类 24 种染色体(1~22 常染色体和 X、Y 染色体)的带纹彼此不同、独具特色,构成了各自的带型,因此,每条染色体都可以被准确地鉴定和识别。染色体显带技术不仅解决了组内染色体不易鉴别的问题,而且能够辅助确认染色体的结构异常,特别是一些细微结构的改变,为深入研究染色体结构异常和染色体病的临床诊断、病因研究创造了条件。图 4-10 是人类(男性)G 显带核型图。

常见的染色体带型:

1)Q 带:1968 年,瑞典细胞化学家 Caspersson 等用荧光染料氮芥喹吖因(Quinacrine mustard,QM)处理中期染色体标本后,在荧光显微镜下发现染色体沿其长轴显示出宽窄不同的明暗相间的带纹,称为 Q 带(Q-band)。

2)G 带:经胰酶等处理、吉姆萨染色后,在整条染色体上显示出深浅相间的带纹,称为 G 带(G-band)。G 带的带型与 Q 带相似,即 G 带显示出的深带相当于 Q 带的明带,而浅带则相当于 Q 带的暗带。G 带在普通显微镜下即可观察,是目前广泛使用的一种带型。

3)R 带:染色体标本经盐溶液预处理、吉姆萨或荧光染料染色后,显示与 Q 带或 G 带相反的带纹(明暗或深浅相反),称为反带(reverse banding)或 R 带(R-band)。

4)C 带:染色体标本经 NaOH 或 Ba(OH)$_2$ 处理、吉姆萨染色后,可显示着丝粒和人类 1、9、16 号染色体副缢痕和 Y 染色体长臂的异染色质,称 C 带(C-band)。

笔记栏

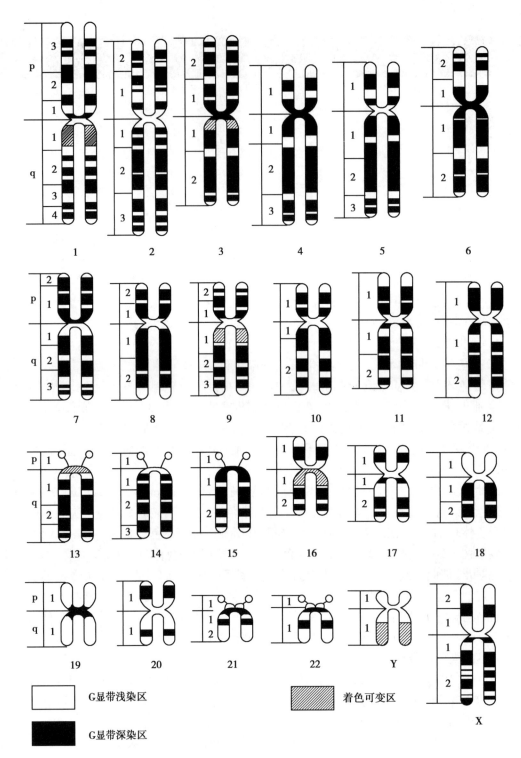

图 4-10　人类 G 显带核型图(男性)

5)T 带：经加热处理、吉姆萨染色后,在染色体末端的端粒出现深染,称 T 带(T-band)。

6)N 带：经硝酸银染色后,染色体的随体及核仁组织区(NOR)呈现出特异性的黑色银染物,称 N 带(N-band)。出现银染阳性的 NOR 被称为 Ag-NOR。

(2)染色体带的命名：人体细胞中每条染色体是由一系列连续的带纹组成的,没有非带区。根据 1971 年在巴黎召开的人类细胞遗传学会议上制定的人类染色体命名的国际体制

(International System for Human Cytogenetic Nomenclature, ISCN),将每条显带染色体根据规定的界标划分为若干个区。界标是染色体上稳定的、具有显著形态学特征的结构区域,对识别显带染色体具有重要意义。染色体上可作为界标的有着丝粒、长短臂的末端和臂上某些特殊的带(深带或浅带)。区(region)是两个相邻界标之间的区域,每个区又有一定排列顺序、染色深浅或宽窄不一的若干条带。

以着丝粒为界标将染色体分为长臂和短臂。区和带的命名均从着丝粒开始,向长臂或短臂的远端顺序编号。靠近着丝粒的两个区分别记为长臂或短臂的1区,依次是2区、3区……每个区内的带也依据同样的原则编为1带、2带、3带等。作为界标的带成为此界标以远区的"1"带,被着丝粒一分为二的带分属于长、短臂起始区的两个带。在描述一个特定带时,需按顺序连续书写4个内容——染色体序号、臂的符号、区号、带号,彼此间无需间隔或标点符号。如1p31表示第1号染色体,短臂,3区,1带(图4-11)。

3. 高分辨显带核型　在1971年巴黎会议提出的人类中期染色体G显带模式图中,一套单倍体的染色体带纹数为320条。20世纪70年代后期,由于细胞同步化技术和染色体显带技术的发展,人们获得了细胞分裂早中期、前中期、晚前期或更早时期的染色体带纹。如前中期和晚前期的单倍体染色体带纹数可达550~850条(ISCN,1981)、G_2期或更早时期的染色体可显现3 000~10 000条带,这种染色体称为高分辨显带染色体(high resolution banding chromosome)。高分辨显带核型的出现,使人类有可能发现更多、更为细微的染色体结构改变,大大提高了染色体研究的水平,对染色体病临床诊断、肿瘤研究等具有重要意义。

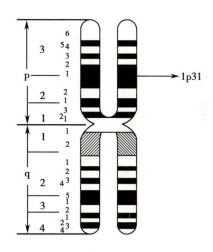

图4-11　1号显带染色体界标、区、带示意图

高分辨显带的命名按照ISCN(1978)所制定的编号系统。当原来的一条带分出多条带时,就在原带序号的后面加小数点,在小数点后面加新带的序号,称为亚带、次亚带。例如,1p31.11表示1号染色体短臂3区1带第1亚带的第1次亚带。

(三) 性染色质

性染色质(sex chromatin)是性染色体的异染色质部分在间期细胞核中显示出来的一种特殊结构。人类的性染色质包括X染色质和Y染色质。

1. X染色质(X chromatin)　1949年,Barr等在雌猫神经细胞间期核中发现一个染色很深的浓缩小体,称为巴氏小体(Barr body),而雄猫则没有。随后研究发现,这种现象不仅在雌猫的神经细胞中出现,其他雌性哺乳动物和人类女性体细胞中也同样存在这种结构,而雄性也没有。这种在间期细胞核中显示性别差异的结构被称为X染色质或X小体。在正常女性的间期细胞核中,有一个紧贴核膜内缘、染色较深、长径约为1μm的椭圆形小体,即X染色质(图4-12)。

为什么正常男性有X染色体却没有X染色质? 为什么正常女性X染色体上基因产物的数量不是男性的2倍,而是大致相等? 1961年,Mary Lyon根据对小鼠X连锁的毛色基因的遗传学观察,提出了Lyon假说(X染色体失活假说),对这些问题进行了解释。该假说要点如下:①正常女性两条X染色体中,只有一条有转录活性,另一条在遗传上是失活的(无转录活性但可复制)。失活的X染色体在间期细胞核中螺旋化而呈异固缩状态,成为X染色质。②X染色体的失活发生在胚胎早期(人类大约在妊娠第16天),在此之前所有细胞中的X染色体都有活性。③X染色体的失活既是随机的,又是恒定的。失活的X染色体可以来自父亲,也可以来自母亲。但是,在某一特定的细胞内一旦决定了来自父亲(或母亲)的X染色体失活,那么由此细胞分裂而来的所有子细胞中,失活的X染色体也都来自父亲(或母亲)。

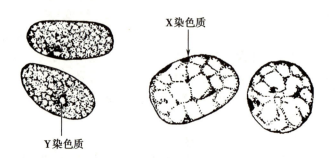

图4-12　X染色质和Y染色质

无论体细胞内有多少条X染色体,只有一条X染色体具有转录活性,其余的X染色体都失活异固缩形成X染色质,因此,一个体细胞中的X染色体的数目=X染色质数目+1。正常男性只有一条X染色体,不可能失活,因此没有X染色质。正常女性虽然有两条X染色体,但有一条失活,保证了有活性的X染色体与男性一样,因此在正常男性和女性体细胞中,X染色体上基因产物的数量大致相等,称为剂量补偿效应(dosage compensation effect)。

虽然Lyon假说可以解释许多遗传现象,但却不能解释为什么47,XXY的个体不同于正常男性;多X的个体不同于正常女性,且X染色体越多症状越严重。这说明失活的X染色体上的基因并非全部失活,有一部分仍然保持转录活性,因而导致X染色体数目异常的个体不同于正常人,出现多种临床症状。

2. Y染色质　正常男性的间期细胞用荧光染料染色后,在细胞核内可出现一个圆形或椭圆形的强荧光小体,直径为0.3μm左右,称为Y染色质(Y chromatin)或Y小体(图4-12),它是Y染色体长臂远端异染色质区域被荧光染料染色后发出的荧光。男性细胞中Y染色质的数目与Y染色体的数目相同。正常男性有1个Y染色质,正常女性没有。

临床上常通过口腔上皮细胞、羊水细胞和绒毛细胞的性染色质检查进行性别鉴定和性染色体病的鉴别诊断。

二、染色体畸变

染色体畸变(chromosome aberration)指细胞内染色体发生数目和结构的异常改变,分为数目畸变和结构畸变。染色体畸变可以自发产生,称为自发畸变;也可以由外界因素诱发产生,称为诱发畸变。目前已知的多种因素都可能引起染色体畸变,如物理因素、化学因素、生物因素、母亲年龄因素和遗传因素等。染色体畸变可以发生在生殖细胞或受精卵,也可以发生在体细胞,前者可能导致流产、死胎、异常染色体携带者或染色体病,后者则与肿瘤的发生有关。

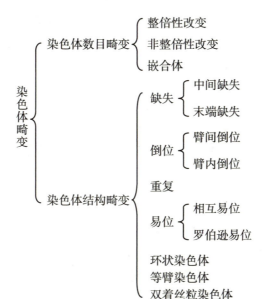

（一）染色体数目畸变

正常人精子或卵子有 1 个染色体组，称为单倍体（n=23）。体细胞是由受精卵发育而来的，因此有 2 个染色体组，称为二倍体（2n=46）。染色体数目在二倍体基础上增加或减少，称为染色体数目畸变（numerical aberration）。常见的类型有：

1. 整倍性改变　整倍性改变指体细胞中染色体数目在二倍体基础上，以 n 为基数成倍地增加或减少，可形成单倍体（n）、三倍体（3n）和四倍体（4n）等，三倍体以上统称为多倍体。人类单倍体的胎儿或新生儿尚未见报道。

（1）三倍体：指体细胞中染色体数目增加了 1 个染色体组（3n=69），即每对染色体都增加了 1 条。人类全身性的三倍体是致死的，因此三倍体通常出现在流产的胎儿中，出生的三倍体活婴极为罕见。存活者多为二倍体和三倍体的嵌合体，生命力极低，多在出生后 1 周内死亡。迄今有报道的活到临产前和出生的只有 10 余例，其主要症状为智力低下、发育障碍、多发畸形等，男性患儿有合并尿道下裂、分叉阴囊等性别模糊的外生殖器。

三倍体产生的原因有双雄受精（diandry）和双雌受精（digyny）。

双雄受精指两个精子同时进入一个卵子形成三倍体的受精卵，可以有 69,XXX、69,XXY 或 69,XYY 三种核型（图 4-13）。

双雌受精指一个精子与含有两个染色体组的异常卵子结合形成三倍体的受精卵，可以有 69,XXX 或 69,XXY 两种核型（图 4-14）。这种异常卵子是在第二次减数分裂时，由于某种原因次级卵母细胞未能形成第二极体，使本应分给第二极体的一个染色体组仍留在卵细胞中而形成二倍体的卵子。

（2）四倍体：指体细胞中染色体数目增加了 2 个染色体组（4n=92），即每对染色体都增加了 2 条。全身性的四倍体较三倍体更为罕见，是造成自然流产的原因之一，在自然流产的胚胎中约占 5%。迄今有报道成活的是二倍体和四

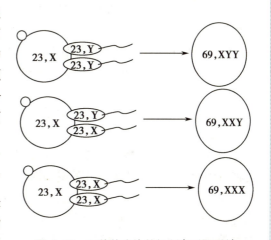

图 4-13　三倍体产生的机制（双雄受精）

倍体的嵌合体,临床症状为严重的智力低下、生长发育迟缓和多发畸形。四倍体和其他多倍体在一些组织细胞(如肝、子宫内膜、骨髓细胞、肿瘤细胞)和培养细胞中并不罕见。

四倍体产生的原因有核内复制(endoreduplication)和核内有丝分裂(endomitosis)。

核内复制指在一次细胞分裂时染色体复制2次,因此每条染色体形成4条染色单体。在细胞分裂中期,可见到染色体两两平行排列。经过正常的分裂后形成2个四倍体的子细胞。核内复制是肿瘤细胞较常见的染色体特征之一。

核内有丝分裂指细胞分裂时,染色体复制1次,但进入中期时核膜仍未破裂、消失,无纺锤体形成,也无后期、末期的胞质分裂,结果形成了四倍体的细胞。

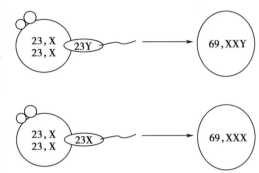

图4-14 三倍体产生的机制(双雌受精)

2. 非整倍性改变 指体细胞中染色体数目在二倍体基础上增加或减少一条或几条。当人类体细胞中染色体数目超过46条时,称超二倍体(hyperdiploid);少于46条时称亚二倍体(hypodiploid)。非整倍体是临床上最常见的染色体畸变类型。

(1)单体性:当某对染色体少了1条,细胞内染色体数目为45条(2n-1)时即构成单体性(monosomy)。由于单体性个体的细胞中少了整条染色体,造成基因的严重失衡,因此即便是最小的21、22号染色体单体性也难存活,所以常染色体单体多见于流产的胎儿和死婴。临床常见的存活的单体性个体通常是X染色体单体性,这种个体绝大多数也在胚胎时期流产,少数虽能存活到出生,但与正常人相比具有卵巢发育不良等一系列临床症状。

(2)三体性:当某对染色体多了1条,细胞内染色体数目为47条(2n+1)时即构成三体性(trisomy)。它是人类染色体数目畸变中最常见、种类最多的一类。临床上除第17号染色体尚未有三体性的病例报道外,其余的染色体均存在三体性。其中最常见的是21三体和性染色体三体,其次是18三体和13三体。由于三体性个体的细胞中多了整条染色体,同样造成基因的严重失衡,干扰胚胎的正常发育,因此绝大多数三体性个体多见于早期流产的胚胎和自然流产的胎儿。少数三体性病例可以存活至出生,但多数寿命不长,并伴有各种严重畸形。

(3)多体性:当某对染色体增加了2条或2条以上,即构成多体性(polysomy)。多体性常见于性染色体,如性染色体四体性、五体性等。性染色体增加得越多,临床症状越严重。

非整倍性改变产生的原因主要是减数分裂时染色体不分离(图4-15)。

在减数分裂第一次分裂后期,某对同源染色体不分离,同时进入一个子细胞,结果有一半生殖细胞的染色体数目为24条(n+1),另一半生殖细胞的染色体数目为22条(n-1),正常受精后则形成三体性和单体性的受精卵。

当减数分裂第一次分裂正常进行,而第二次分裂后期某条染色体的姐妹染色单体不分离,同时进入一个子细胞,结果有一半生殖细胞的染色体数目为23条(n),有1/4生殖细胞的染色体数目为24条(n+1),还有1/4生殖细胞的染色体数目是22条(n-1),因此受精后可形成正常的受精卵,也可形成三体性或单体性的受精卵。

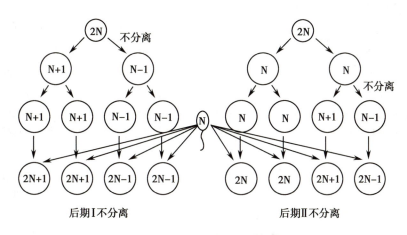

图 4-15 非整倍性改变的机制

3. 嵌合体 一个个体内同时存在 2 种或 2 种以上核型的细胞系,这种个体称为嵌合体 (mosaic),如 46,XY/47,XXY、45,X/46,XX 等。嵌合体可以是数目异常之间、结构异常之间及数目和结构异常之间的嵌合。

嵌合体产生的原因是有丝分裂时染色体不分离和染色体丢失(图 4-16)。

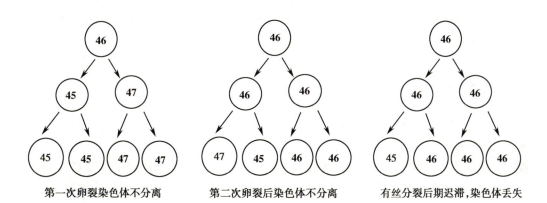

| 第一次卵裂染色体不分离 | 第二次卵裂后染色体不分离 | 有丝分裂后期迟滞,染色体丢失 |

图 4-16 嵌合体产生的机制

有丝分裂染色体不分离指受精卵、体细胞分裂过程中姐妹染色单体不分离。当一个正常受精卵在第一次卵裂时发生某条染色体的姐妹染色单体不分离,将形成一个由 2 种不同核型细胞系构成的嵌合体(45/47)。如果不分离发生在第二次卵裂以后,将形成 3 个细胞系的嵌合体(45/46/47)。但在临床病例的核型分析中,45/46/47 三种细胞系同时存在的情况较少见,常见的是 46/47 嵌合性个体。这主要是因为单体性尤其是常染色体单体性的细胞生存能力低下,往往被淘汰消失,不能形成细胞系。染色体不分离发生得越晚,正常细胞系所占的比例越大,患者临床症状越轻。一般情况下,如果不分离发生在第五次卵裂以后,异常细胞系因所占的比例非常小而难以检出,所以就没有临床意义了。

染色体丢失指有丝分裂后期,某一染色体单体未与纺锤丝相连,不能移向两极参与新细胞的形成;或者在移向两极时行动迟缓,滞留在细胞质中,造成该条染色体的丢失而形成亚二倍体。这种现象也称为染色体后期迟滞,是形成嵌合体的另一个原因。

末端缺失

中间缺失

臂间倒位

臂内倒位

相互易位

罗伯逊易位

重复

环状染色体

（二）染色体结构畸变

1. 结构畸变的基础　染色体发生结构畸变的基础是染色体断裂及断片的变位重接。自然界中多种因素都可能使细胞中的染色体发生断裂,如物理、化学和生物因素等。断裂后的断片大多数能在原来的位置上重新连接,恢复原来的染色体,称为愈合或重建,一般不产生有害的遗传效应。如果没有原位重接,而是丢失或交换片段后变位重接,就会形成多种不同形式的染色体结构畸变(structural aberration)。结构畸变几乎涉及每条染色体的长、短臂,甚至每一个区或带。变位重接后形成的结构畸变的染色体称为衍生染色体(derivative chromosome)。

2. 结构畸变的主要类型　染色体结构畸变种类繁多,目前已经发现的有上万种。临床上较常见的主要类型有缺失、倒位、易位、重复、双着丝粒染色体、环状染色体和等臂染色体等。

(1)缺失:染色体发生断裂后断片丢失称为缺失(deletion,del)。根据断裂次数的不同,分为末端缺失和中间缺失。如果一条染色体长臂或短臂的末端发生1次断裂,断片未发生重接而丢失称为末端缺失。如果一条染色体长臂或短臂发生2次断裂,两个断点之间的片段丢失,其余的两个断片重接称为中间缺失。

(2)倒位:某一染色体发生2次断裂后,两断点之间的片段旋转180°后重接称为倒位(inversion,inv),分为臂间倒位和臂内倒位。如果一条染色体的长、短臂各发生了1次断裂,中间断片颠倒后重接,则形成一条臂间倒位染色体。如果一条染色体的某一臂上同时发生了2次断裂,所形成的中间片段旋转180°后重接,则形成臂内倒位染色体。倒位没有涉及染色体片段的增减,因此一般没有明显的表型效应,称为平衡倒位。

(3)易位:一条染色体的断片连接到另一条非同源染色体的臂上称为易位(translocation,t),主要类型有相互易位和罗伯逊易位等。

相互易位(reciprocal translocation)指两条染色体同时发生断裂,断片交换位置后重接,结果形成两条衍生染色体。相互易位是比较常见的结构畸变。当相互易位仅涉及位置的改变而不造成染色体片段的增减时,称为平衡易位。

罗伯逊易位(Robertsonian translocation)是只发生在近端着丝粒染色体之间的一种特殊的易位形式,又称着丝粒融合(centric fusion)。当两条近端着丝粒染色体在着丝粒部位或着丝粒附近发生断裂后,两者的长臂在着丝粒处相互融合形成一条大的染色体,而短臂则构成一条小的染色体。这条小染色体由于缺乏着丝粒或几乎全由异染色质组成,一般在以后的细胞分裂中丢失,而两条长臂构成的染色体上几乎包含了两条染色体的全部基因,因此罗伯逊易位携带者虽然只有45条染色体,但一般无异常表型,只是在减数分裂时会形成异常配子,导致流产或生出染色体病患儿。

(4)重复:染色体的某一片段有不止1份拷贝的现象称为重复(duplication,dup)。一般是一对同源染色体中的一条断裂后,断片连接到另一条的相应部位,结果是一条染色体发生部分基因重复,另一条则发生缺失。此外,同源染色体之间的不等交换或染色单体之间的不等交换也可导致重复。

(5)环状染色体:一条染色体的两臂各发生一次断裂,有着丝粒的两个断端彼此连接,形成环状染色体(ring chromosome,r)。

(6)等臂染色体:细胞分裂时发生着丝粒横裂,形成2条分别由长臂或短臂构成的染色体,即为等臂染色体(isochromosome,i)。

(7)双着丝粒染色体:两条染色体分别发生一次断裂,带有着丝粒的断端彼此相互连接,形成一条有2个着丝粒的染色体,即双着丝粒染色体(dicentric chromosome,dic)。

3. 结构畸变染色体核型的描述方法　人类染色体命名的国际体制(ISCN)制定了有关人类染色体、染色体畸变和畸变核型的统一命名方法。染色体命名符号见表4-2。结构畸变染色体核型的描述方法有简式和详式两种。

(1)简式：按国际命名规定，应依次写明染色体总数、性染色体组成、畸变类型的符号(一个字母或三联字母)，其后的第一个括号内写明发生畸变的染色体的序号，第二个括号内写明臂的符号、区号、带号以表示断裂点。如46,XX,del(5)(p15)，表示5号染色体发生末端缺失，断裂点在短臂1区5带。

(2)详式：与简式的区别在于最后一个括号中不是只描述断裂点，而是描述衍生染色体带的组成。描述衍生染色体带的组成时，一般从短臂端开始，一直到长臂端；如无短臂端，则从长臂端开始。如上述核型的详式应写成46,XX,del(5)(qter → p15 :)，表示5号染色体短臂的1区5带断裂，新形成的衍生染色体由长臂的末端到短臂1区5带构成。

笔记栏
ER-4-10

等臂染色体
ER-4-11

双着丝粒染色体

表4-2　人类核型描述中常用的符号和含义

符号	含义	符号	含义
ace	无着丝粒片段	r	环状染色体
cen	着丝粒	rcp	相互易位
del	缺失	rea	重排
inv	倒位	rob	罗伯逊易位
dup	重复	t	易位
dic	双着丝粒染色体	:	断裂
i	等臂染色体	::	断裂后重接
ins	插入	( )	括号内为结构异常的染色体
h	次缢痕	;	重排中用于分开染色体
p	短臂	/	嵌合体中用于分开不同核型的细胞系
q	长臂	ter	末端
der	衍生染色体	→	从……到
+	在染色体序号前表示染色体增加；在臂的序号前表示臂的增加	−	在染色体序号前表示染色体减少；在臂的序号前表示臂的减少

三、染色体病

染色体病(chromosomal disease)指由于染色体发生数目畸变或结构畸变所导致的疾病。染色体是遗传的物质基础，每条染色体上都有一定数量和结构的基因，且基因之间的排列顺序也是相对稳定的。当染色体发生数目畸变或结构畸变时，必将导致基因群的增减或变位。因此，染色体病对个体的危害远大于单基因遗传病。严重者在胚胎早期夭折并引起自发性流产，少数能存活下来的个体，临床表现不仅有智力障碍、发育迟缓，还有皮肤纹理的改变，甚至内在器官系统的多发畸形等多种症状。目前已经发现的染色体异常达10 000多种，已确定的染色体病达100种以上。核型分析是染色体病诊断的主要方法。

(一)常染色体病

常染色体病指1~22号染色体发生畸变引起的疾病。此类疾病共同的临床特征是智力低下、生长发育迟缓和多发畸形等。临床最常见的常染色体病为三体性，其中尤以21三体、

18 三体和 13 三体常见。

1. 唐氏综合征　唐氏综合征是人类最常见的常染色体病,也是第一个被确认的染色体数目异常引起的疾病。1866 年,英国医生 Langdon Down 首先报道了此病,故称 Down 综合征(Down syndrome,DS)。1959 年,法国细胞学家 Lejune 证实此病的病因是多了 1 条 G 组染色体(后来确定为 21 号),故此病又称为 21 三体综合征(trisomy 21 syndrome)。

唐氏综合征在新生儿中的发病率为 1/800~1/600,男性多于女性。唐氏综合征患者的平均寿命约为 16.5 岁,50% 患儿在 5 岁前死亡,因此实际人群中发病率较低。

本病最突出、最严重的症状是智力低下,智商(IQ)通常在 20~49 之间,大多生活无法自理。生长发育较同龄儿童迟缓。患者有特殊呆滞的面容,如鼻梁低平、眼间距宽、眼裂狭小、外眼角上斜、耳廓畸形或低位,硬腭窄小,口常张开、舌大外伸、流涎,又称为"伸舌样痴呆"。男性患者有隐睾、不育,女性患者通常无月经,偶有能生育者,可将多余的 21 号染色体传给后代。患者常伴有先天性心脏病和免疫功能低下,易患呼吸道感染,白血病发病风险是正常人的 15~20 倍。此外,还有皮肤纹理的改变,如通贯掌、atd 角增大、第五指因中间指骨发育不良而只有 1 条指褶纹、趾间距宽等。

唐氏综合征主要有三种核型,即 21 三体型、嵌合型和易位型。

(1)21 三体型:患者核型为 47,XX(XY),+21。这是唐氏综合征患者中最常见的类型,约占 92.5%。主要由于母亲形成卵子时发生 21 号染色体不分离,导致异常卵子(24,X,+21)受精而成。流行病学调查表明,21 三体型唐氏综合征的发生率随母亲的生育年龄增高而增加,高龄孕妇(35 岁以上)特别是 40 岁以上者生育 21 三体患儿的几率明显升高,可高达 1/50。这可能与高龄孕妇的卵细胞染色体不分离有关。生过此类患儿的父母,再生同类患儿的几率为 1%~2%。

(2)嵌合型:患者核型为 46,XX(XY)/47,XX(XY),+21。此类核型较少见,约占 2.5%,是由于受精卵在早期卵裂时发生 21 号染色体不分离而形成的。患者临床症状有轻有重,主要取决于不分离发生的早晚和何种细胞系占优势。当 21 三体细胞系的比例低于 9% 时,一般无异常表现。

(3)易位型:约占 5%,患者的父母通常较为年轻。最常见的是 D/G 易位,患者核型为 46,XX(XY),–14,+t(14q;21q)。从核型中可以看出,染色体总数不变,但少了一条正常的 14 号染色体,取而代之的是一条由 14 号长臂(q)和 21 号长臂(q)通过罗伯逊易位形成的衍生染色体。由于这条易位染色体上的 21 号长臂几乎带有全部的 21 号染色体基因,因此较正常核型而言,相当于多了一条 21 号染色体,所以其临床表现与典型的唐氏综合征一样。产生的原因有 55% 是父亲或母亲在形成生殖细胞时发生 14/21 罗伯逊易位;45% 是从 14/21 平衡易位携带者的亲代遗传而来,携带者核型为 45,XX(XY),–14,–21,+t(14q;21q),此类携带者表型正常,但婚后出现流产和生出唐氏综合征患儿的风险较高,发病常有家族史,因此检出携带者和做好产前筛查、产前诊断,对降低唐氏综合征的发病率具有重要作用。

为预防唐氏综合征患儿的出生,现在普遍采用超声检测和孕妇血清标志物筛查,胎儿颈后透明层厚度(nuchal translucency,NT)是唐氏综合征常用的超声筛查指标。唐氏综合征胎儿有皮下积水的情况,颈部的皮肤比较厚,通过测量胎儿颈部皮下无回声的超声透明层最厚的部分,评估胎儿是否有可能患有唐氏综合征。NT 检查一般在孕早期(11~13 周)进行。孕中期血清学筛查是最有效的产前筛查方案。由于孕育唐氏综合征胎儿的孕妇血清甲胎蛋白(AFP)及雌三醇(E_3)低于平均水平,人绒毛膜促性腺激素(HCG)高于平均水平,因此检测孕中期(14~20 周)孕妇血清中 AFP、HCG、E_3 的浓度,并结合孕妇的预产期、体重、年龄和采血时的孕周等,可计算生出唐氏综合征胎儿的危险系数。如果筛查结果显示胎儿患有唐氏综合征的风险较高,就应进一步进行羊水穿刺,分析胎儿染色体核型以明确诊断。

2. 18三体综合征 1960年,Edwards首先报道了本病,发现患者多了1条E组染色体,故称Edwards综合征。1961年,Patau证实了多出的是18号染色体,于是定名为18三体综合征(trisomy 18 syndrome)。本病在新生儿中的发病率为1/5 000~1/4 000,男女发病率之比为1:4。大约95%在胚胎时期流产死亡,出生后多数患儿平均寿命只有2个月,能存活数年的个体少见。主要临床症状是智力低下、生长发育迟缓、多发畸形,如耳廓畸形、耳位低、枕骨后突、眼裂小、眼球小、眼距宽、有内眦赘皮,95%患者伴有先天性心脏病,肌张力亢进,有特殊握拳姿势(3、4指紧贴手掌,2、5指压在其上)和摇椅状足,25%有通贯掌。男性患者常见隐睾,女性患者常见大阴唇或阴蒂发育不良。

患者中80%的核型为47,XX(XY),+18,此类患儿出生的风险与母亲年龄有关,主要由于母亲形成卵子的时候,发生18号染色体不分离,导致异常卵子(24,X,+18)受精而成。部分为46,XX(XY)/47,XX(XY),+18的嵌合体,此类患儿病情相对较轻,出生的风险与母亲年龄无关。

3. 13三体综合征 1960年,Patau等首先报道了本病,发现患者多了1条D组染色体,故称Patau综合征。1966年,Yunis等用显带技术证实了增加的是13号染色体,因此定名为13三体综合征(trisomy 13 syndrome)。

本病新生儿发病率为1/21 000~1/5 000,女婴多于男婴。大约99%在胚胎时期流产死亡,45%的患者在生后1个月内死亡,仅5%可存活3年以上,平均寿命为130天。患者的畸形程度比上述两种综合征更为严重。主要临床特征是严重智力低下,生长发育迟缓,出生时体重低;中度小头畸形,前额倾斜,无嗅脑;常有虹膜缺损,小眼球或无眼球;鼻宽而扁平,2/3患儿唇裂和/或腭裂、颌小;耳位低,耳廓畸形;多指,有与18三体综合征相似的特殊握拳姿势和摇椅状足、通贯掌等;80%患者伴先天性心脏病。男性多有隐睾,女性半数有双角子宫及卵巢发育不良。

患者中80%的核型为47,XX(XY),+13,其余的为嵌合型或易位型。三体型患儿的出生率随母亲年龄增加而升高。

4. 5p部分单体综合征 1963年,Lejeune等首先报道本病,患儿在婴儿期哭声尖细,与猫叫声相似,所以又称猫叫综合征(cat cry syndrome),是结构畸变引起的染色体病中常见的类型。似猫叫的哭声持续时间不同,数周、数月或数年不等,长大后消失,偶有持续到成年者。1964年证实本病是第5号染色体短臂部分缺失所致,故又称为5p部分单体综合征(partial monosomy 5p syndrome)。新生儿中发病率约为1/50 000,女性多于男性。

5p部分单体综合征的主要临床特征是严重智力低下,生长发育迟缓。婴儿满月脸,小头,眼距宽,外眼角下斜,内眦赘皮,鼻梁宽而扁平,耳位低,小颌,皮纹异常。婴儿期肌张力低,成年患者肌张力亢进。约50%的患儿有先天性心脏病,主要是室间隔缺损和动脉导管未闭等。大部分患者可存活到儿童期,少数可存活至成年,但有严重智力障碍和重度语言障碍。

患者的核型多为46,XX(XY),del(5)(p15),由于5号染色体短臂1区5带处发生断裂导致末端缺失引起,畸变多数是新发生的。

(二) 性染色体病

性染色体病是X染色体或Y染色体数目畸变或结构畸变所引起的疾病。这类患者共同的临床特征为性发育不全或两性畸形,但有的患者只表现为生育力低下、原发闭经和智力较差等特征。

1. 克兰费尔特综合征 又称先天性睾丸发育不全,1942年Klinefelter首先报道了本病。1956年,Bradbryury等在患者的间期细胞核内发现有一个X染色质。1959年,Jacobs和Strong确证了患者的核型为47,XXY。本病的发病率在男性中约为1/800,在男性不育症患者中约占1/10。

主要临床特征是外观男性,在儿童期无明显异常,青春期后出现临床症状并逐渐加重。患者身材高大(身高180cm以上),四肢修长,皮肤细腻,第二性征发育不良,小睾丸或隐睾,睾丸生精小管呈玻璃样变性,不能产生精子,因而无生育能力。阴毛呈女性分布,胡须、体毛稀少,喉结不明显。约25%患者到青春期后有女性型乳房发育。部分患者有轻度或重度智力障碍,有的还有精神分裂倾向。

患者中80%的核型为47,XXY,主要由于患者双亲之一在形成生殖细胞时发生了性染色体不分离,其中60%是母亲的X染色体不分离,40%是父亲的XY染色体不分离,此型患儿出生率随母亲年龄的增大而升高。嵌合型核型为46,XY/47,XXY,占15%,是受精卵早期卵裂时发生X染色体的姐妹染色单体不分离所致。嵌合体个体一侧睾丸发育正常时可有生育能力。

2. 特纳综合征 又称先天性卵巢发育不全,1938年由Turner首先报道。1954年,Polani等发现本病患者大多数性染色质阴性;1959年,Ford证实了患者缺少一条X染色体。本病约98%的胚胎在胎儿期自然流产,在新生女婴中的发病率为1/5 000~1/2 500。

主要临床特征是外观女性,身材矮小,身高多在120~140cm之间;第二性征不发育,青春期后乳腺发育差,乳间距宽;外生殖器幼稚型,卵巢呈条索状,原发闭经,无生育能力;肘外翻,后发际低,50%患者肩颈部有过剩的、松弛的皮肤即蹼颈;半数患者常伴有主动脉狭窄和肾脏畸形。新生儿出生后,依据个体很小、有蹼颈和手脚呈现淋巴性水肿等症状可初步诊断本病。

患者中60%的核型是45,X,主要由于其父亲形成精子时发生XY染色体不分离,导致无性染色体的精子与正常卵子结合而成。约15%为嵌合体,其核型为45,X/46,XX,主要由于受精卵早期卵裂时发生后期迟滞,X染色体丢失所致。如果正常细胞系所占的比例较大,则嵌合体患者临床症状较轻,表现为身材矮小、原发闭经、条索状性腺等,部分患者可有月经。如果正常细胞系占绝对优势,则表型接近正常,但生育能力降低。

3. X三体综合征(XXX综合征) 1959年由Jacobs等首次报道,并称为超雌综合征或X三体综合征。在新生女婴中发病率约为1/1 000,在女性精神病患者中升至4/1 000。

大多数患者外表如正常女性,性发育正常,可生育。部分性发育幼稚、原发或继发闭经,不育。2/3患者有智力低下和患精神病倾向。超雌综合征中一部分人因智力正常且能正常生育而不被发现。

患者核型多为47,XXX,少数为46,XX/47,XXX嵌合体。有些患者核型为48,XXXX和49,XXXXX。一般情况下,X染色体越多,智力发育越差,临床症状越重,出现严重智力低下(IQ<40)和其他畸形,如眼间距宽、下颌前突和多发性骨骼畸形等。

4. XYY综合征 1961年由Sandburg等首次报道,又称超雄综合征。本病在男性群体中的发病率约为1/1 000,但在监狱或精神病院男性中的发病率高达3/100。

患者身材较高大,常在180cm以上,智力正常或轻度低下,一般能生活到成年期。大多数性腺发育正常,有生育能力;少数性腺发育不全、隐睾、尿道下裂,无生育能力。性格暴躁粗鲁,有攻击性行为。

主要核型为47,XYY,是由于父亲形成精子时在第二次减数分裂中发生Y染色体的姐妹染色单体不分离,形成24,YY精子与正常卵子结合所致。此外还有48,XYYY、49,XYYYY、46,XY/47,XYY等。通常情况下,额外的Y染色体越多,智力障碍和各种畸形越严重。

5. 脆性X综合征 1943年Martin和Bell首次报道,也称为Martin-Bell综合征(Martin-Bell

syndrome)。本病主要发生于男性,女性常为携带者,男性群体中发病率为 1/1 000~1/500,在 X 连锁所致智能发育不全患者中约占 1/3~1/2。

患者有中度到重度智力低下、语言障碍和计算能力差,还可表现为焦虑、多动等倾向,常伴有大头、方额、大耳、长脸和下颌突出;青春期后睾丸比正常男性大一倍以上,但睾丸功能正常,生育功能正常。

核型可表示为 FraX(q27)Y。FraX 指在 Xq27 和 Xq28 的交界部位易断裂,称为脆性部位。1991 年,Verker 等在 Xq27.3 处克隆出脆性 X 综合征基因,并命名为 *FMR1*,该基因 5' 端外显子上的非翻译区有一个遗传不稳定的(CGG)区。正常人 *FMR1* 基因中 CGG 重复拷贝次数在 6~54 次,携带者 CGG 重复拷贝次数在 55~200 次,称前突变,而患者 CGG 重复拷贝次数大于 200 次,并伴有异常甲基化,称全突变。甲基化可抑制 *FMR1* 基因正常表达,从而出现临床症状。

第四节　单基因遗传与单基因遗传病

单基因遗传(single gene inheritance)指某种性状或疾病主要受一对等位基因控制,其遗传方式符合孟德尔定律,因此又称为孟德尔遗传(Mendelian inheritance)。

一、遗传的基本规律

(一) 分离定律

早在 19 世纪中叶,奥地利学者孟德尔用了 10 余年时间,从事以豌豆为材料的植物杂交实验,于 1865 年发表了《植物杂交实验》论文。在实验中孟德尔选取 34 个豌豆品种,种植 2 年后选出 22 个纯系进行观察,选用了豌豆的 7 对相互间容易区分而又稳定的相对性状(高茎和矮茎;黄子叶和绿子叶;圆子叶和皱子叶;红花和白花;腋生花和顶生花;凸豆角和凹豆角;绿豆荚和黄豆荚)作为研究对象,严格控制实验条件,保证自花传粉,同时还采取互交(即让杂交亲本互为父本或母本),仔细观察各种相对性状在杂种后代中的表型,实验进行到第 7 代。

实验中孟德尔分别用纯种的高茎豌豆和矮茎豌豆作为亲本,以人工杂交方法,得到的子一代(F_1)为高茎豌豆,又将子一代植株自花授粉形成了子二代(F_2)植株,其中既有高茎又有矮茎,其比例为 3∶1。孟德尔对其他几种性状也做了同样的实验,得到了相同的结果(表 4-3)。

表 4-3　豌豆杂交实验

亲代相对性状		子一代(F_1)性状	子二代(F_1)性状及数量	比率
显性	隐性			
高茎　×　矮茎		高茎	高茎 787;矮茎 277	2.84∶1.0
黄子叶 × 绿子叶		黄子叶	黄子叶 6 022;绿子叶 2 001	3.01∶1.0
圆形种子 × 皱形种子		圆形种子	圆形种子 5 474;皱形种子 1 850	2.96∶1.0
红花　×　白花		红花	红花 705;白花 224	3.15∶1.0
腋生花 × 顶生花		腋生花	腋生花 651;顶生花 207	3.14∶1.0
凸豆荚 × 凹豆荚		凸豆荚	凸豆荚 882;凹豆荚 299	2.95∶1.0
绿豆荚 × 黄豆荚		绿豆荚	绿豆荚 428;黄豆荚 152	2.82∶1.0

综合实验结果,孟德尔提出:生物在形成生殖细胞时,成对的等位基因彼此分离,分别进入不同的生殖细胞,每个生殖细胞只能得到成对基因中的1个,这一基因的行动规律称为分离定律(law of segregation),也称为孟德尔第一定律。它的细胞学基础就是减数分裂过程中同源染色体的彼此分离。

(二)自由组合定律

在豌豆杂交实验中,孟德尔又同时观察了两对相对性状,用黄色子叶圆形种子和绿色子叶皱形种子的纯种豌豆作为亲本进行杂交,观察子一代、子二代情况,结果发现子二代出现了4种不同的表型,除了原来亲本类型(黄色圆粒和绿色皱粒)外,还出现了黄色皱粒与绿色圆粒,显示出不同相对性状的组合,黄圆、黄皱、绿圆、绿皱间的比例接近 9:3:3:1 (图 4-17)。

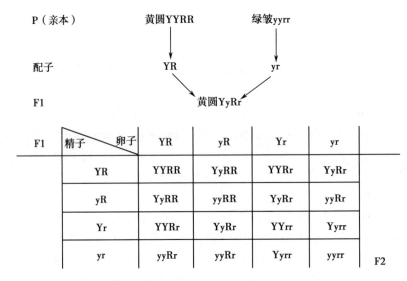

图 4-17 豌豆两对相对性状杂交图解

根据实验结果,孟德尔认为:生物形成生殖细胞时,在每对等位基因彼此分离的同时,不同对的非等位基因之间则可以随机组合在同一个生殖细胞中。这就是自由组合定律(law of independent assortment),也称为孟德尔第二定律。它的细胞学基础是减数分裂过程中非同源染色体之间的随机组合。

(三)连锁与互换定律

1905 年,美国学者摩尔根(Morgan.T.H.)以体型小、饲养容易、生活史短、生殖能力强的果蝇为材料进行遗传实验。在果蝇实验中,摩尔根以野生型灰身长翅与突变型黑身残翅进行杂交,子一代全为灰身长翅,用子一代雌果蝇与黑身残翅雄果蝇测交,子二代出现了4种不同的表型,除原来亲本类型外,还出现了黑身长翅、灰身残翅,其中亲本类型各占 41.5%,重新组合类型各占 8.5%,亲本类型远远多于组合型。通过该实验,摩尔根发现了生物的另一类遗传现象,确定了连锁与互换定律,认为位于同一染色体上的两个或两个以上基因遗传时,联合在一起的频率大于重新组合的频率。

基因在染色体内呈直线排列,染色体可以自由组合,而排在一条染色体上的基因不能自由组合,这些位于同一条染色体上的基因一起遗传的现象称为连锁(linkage)。有些连锁的基因在减数分裂时不发生互换,都随染色体作为一个整体向后代传递,这种位于同一条染色体上的基因不会因重组而分开的现象称为完全连锁(complete linkage)。

如果同源染色体上的等位基因之间发生交换,使原来连锁的基因发生变化,构成新的连锁关系,这一现象称为互换(crossing over)。如果同一条染色体上连锁的基因大部分联合传递,仅有一小部分由于等位基因之间发生互换而重组,这种现象称为不完全连锁(incomplete linkage)。

在生物界,完全连锁的情况很少见,只发现雄果蝇和雌家蚕有此情况,其他生物中普遍存在的是不完全连锁。不完全连锁的细胞学基础是配子形成过程中,同源染色体的非姐妹染色单体之间发生了局部交换。

笔记栏

雌果蝇的不完全连锁遗传

二、单基因遗传病的遗传方式

单基因遗传病(single gene disease)指由 1 对等位基因控制的遗传病。根据致病基因所在的染色体不同,分为常染色体遗传和性连锁遗传两种。根据基因性质的不同(显性与隐性),又细分为常染色体显性遗传、常染色体隐性遗传、X 连锁显性遗传、X 连锁隐性遗传及 Y 连锁遗传等不同的遗传方式。

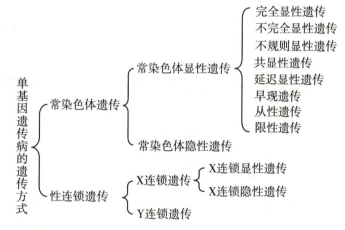

(一)系谱与系谱分析

研究人类性状或疾病的遗传规律,不能采用杂交实验,最常见的方法是系谱分析(pedigree analysis)。

所谓系谱(或系谱图),是从先证者开始,追溯调查其所有家族成员(直系亲属和旁系亲属)的数目、亲属关系及某种遗传病(或性状)的分布等资料,并按一定格式将这些资料绘制而成的图解(常用的系谱绘制符号见图 4-18)。系谱中不仅包括具有某种性状或患有某种疾病的个体,也应包括家族的正常成员。通过系谱,可确定所发现的某一特定性状或疾病在这个家族中是否存在遗传因素的作用,以及其可能的传递方式,为其他具有相同遗传病的家系或患者的诊治提供依据。在系谱中先证者是关键,所谓先证者(proband),是在家族中最先被发现具有某一特定性状或疾病的个体。

根据系谱图家系中各成员的表型来推断某一性状或某一疾病在该家系中的遗传方式的方法称为系谱分析。在对某一种遗传性状或遗传病进行系谱分析时,通常需要将多个具有相同遗传性状或遗传病的家族系谱做综合分析(统计学分析),以便准确、可靠地做出判断。在调查过程中,应做到信息准确,此外还要注意患者的年龄、病情、死亡原因及是否有近亲婚配等。

(二)常染色体遗传

常染色体遗传指控制某种性状或疾病的基因位于 1~22 号常染色体上的遗传方式。常染色体遗传包括常染色体显性遗传(autosomal dominant inheritance,AD)和常染色体隐性遗传(autosomal recessive inheritance,AR)。

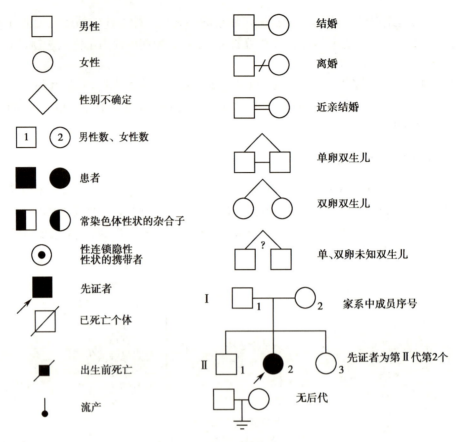

图 4-18 常用的系谱绘制符号

1. 常染色体显性遗传 控制某种性状或疾病的基因位于 1~22 号常染色体上,致病基因是显性基因,在杂合状态下表现出其所代表的遗传性状或疾病,称为常染色体显性遗传。常见的常染色体显性遗传病见表 4-4。

表 4-4 一些常染色体显性遗传病举例

疾病名称	基因定位
神经纤维瘤 I 型(neurofibroma,type I)	17q11.2
结节性硬化症(tuberous sclerosis)	16p13.3,9q34
家族性结肠息肉病(familial polyposis coli)	5q21-q22
先天性强直性肌营养不良(congenital myotonic dystrophy)	19q13.2-13.3
遗传性巨大血小板病(hereditary giant platelet disease)	22q11.2
家族性高胆固醇血症(familial hypercholesterolemia)	19p13.2
遗传性出血性毛细血管扩张(hereditary hemorrhagic telangiectasia)	9q34.1
遗传性球形红细胞增多症(hereditary spherocytosis)	1p36.2-p34
急性间歇性卟啉病(acute intermittent porphyria)	11q23.3
迟发性成骨发育不全症 I 型(delayed osteogenesis hypoplasia type I)	17q21.31-q22
成年多囊肾病(adult polycystic kidney disease)	16p13.3-p13.12
α- 珠蛋白生成障碍性贫血(α-thalassemia)	16pter-p13.3
短指 / 趾畸形 A1 型(brachydactyly,type A1)	2q35-q36
特发性肥厚性主动脉瓣下狭窄(idiopathic hypertrophic subaortic stenosis)	7q11.2
努南综合征(Noonan syndrome)	12q24.1

在常染色体显性遗传中，根据杂合子的不同表型，又分为以下几种类型：

(1) 完全显性遗传：杂合个体与纯合显性个体（即 Aa 与 AA）的表型完全一样的遗传方式称为完全显性遗传（complete dominant inheritance）。

如在决定人耳形态的三个主要性状中，宽耳壳对狭耳壳为显性；长耳壳对短耳壳为显性；有耳垂对无耳垂为显性。即长耳壳、宽耳壳、有耳垂等性状都受显性基因控制，短耳壳、狭耳壳、无耳垂等性状均为隐性基因所控制。

又例如，家族性结肠息肉病（familial polyposis coli）是一种完全显性遗传病，患者的结肠壁上有许多大小不等的息肉，这由 5 号染色体上的显性致病基因控制，主要症状是便血并伴有黏液。随着年龄的增长，通常在 20 岁左右，息肉可发生恶变成为结肠癌。该病患者基因型为杂合子（Aa）或显性纯合子（AA），患者的子女将有 1/2 的风险发生结肠息肉病。图 4-19 中先证者 II$_3$ 的结肠息肉已经变为结肠癌，手术后复发。他的母亲 I$_2$、姐姐 II$_1$ 均死于结肠癌。他的三个子女可能由于年龄小，还未出现恶变，但随着年龄的增长有发病的危险，同样也都有 1/2 的可能是正常人（aa），将终生不发病。

完全显性遗传代表了常染色体显性遗传（AD）的一般规律。常染色体显性遗传的系谱特点表现为：

1）患者的双亲中，往往有一方患有相同遗传病，患者大多数是杂合子。

2）一般情况下，遗传病在每代中都有发生，即连续传递。

3）发病与性别无关，男女发病机会均等，均为 1/2。

4）双亲无病时，子女一般不患病，若子女患病，视为突变而来。

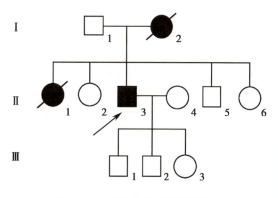

图 4-19　家族性结肠息肉病系谱

(2) 不完全显性遗传：杂合子（Aa）患者的表型介于纯合显性（AA）患者与纯合隐性（aa）正常人之间，这种遗传方式称为不完全显性遗传（incomplete dominant inheritance），也称为半显性遗传（semi-dominance inheritance）。

此类遗传病的纯合显性患者的病情严重，杂合子患者的病情较轻。例如，软骨发育不全患者出生时即出现体态异常，表现为四肢短粗、躯干相对长、垂手不过髋关节、手指短粗、各指平齐、前额突出、马鞍形鼻梁、下颌明显前凸、臀部后突、下肢向内弯曲。主要原因是长骨骺端软骨细胞的形成及骨化障碍而影响了骨的增长。患者几乎都为杂合子（Aa），纯合子（AA）因病情严重多死于胎儿期或新生儿期。人类苯硫脲（phenylthiocarbamide，PTC）尝味能力由一对等位基因决定，T 对 t 为不完全显性。PTC 无毒无副作用，呈白色结晶状，其水溶液有苦涩味。人群中能尝出 1/750 000~1/50 000 浓度 PTC 溶液味道的人为苯硫脲"尝味者"（基因型为显性纯合子 TT），只能尝出浓度大于 1/24 000 的 PTC 溶液味道的人称为苯硫脲"味盲者"（基因型为 tt），介于两者之间的称为 PTC 杂合尝味者（基因型为 Tt），这种性状的遗传方式属于不完全显性遗传。又如，β-珠蛋白生成障碍性贫血，原发于地中海区域，我国也有，原因是血红蛋白（Hb）中的 β 链合成受影响，血红蛋白分子发生改变，导致低色素性贫血。不同个体 β 链合成所受影响的程度不同，因此临床上有重型和轻型患者，轻型患者表型介于重型患者和正常人之间。β-珠蛋白生成障碍性贫血的致病基因是 Th，因此重型患者基因型为 βThβTh，轻型患者基因型为 βThβth，正常人基因型为 βthβth。两个轻型患者婚配，其后代会出现重症、轻型、正常人三种表型，其比例为 1∶2∶1（图 4-20）。

笔记栏

（3）不规则显性遗传：在一些常染色体显性遗传病中，有的带有显性致病基因的杂合子（Aa）患者由于受遗传背景或环境因素的影响，并不发病，或即使发病但表现程度也有差异，导致显性遗传规律出现不规则现象，故称为不规则显性遗传（irregular dominance inheritance），也称为不完全外显。

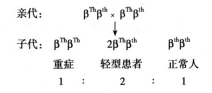

图 4-20　两个轻型 β- 珠蛋白生成障碍性贫血患者婚配的后代情况

多指 / 趾畸形就是一个不规则显性遗传的典型例子，畸形的类型有轴前型（赘生指在拇指侧）和轴后型（赘生指在小指侧），赘生指可能有完整的全指 / 趾发育，有指骨、关节、肌肉等，也可能发育不全而只有残迹，最轻者只有赘生的皮肤蒂，出现了不一致的表现度。图 4-21 系谱中先证者Ⅲ₂的子女Ⅳ₁和Ⅳ₂都为多指，Ⅳ₃不是多指，因此可以推断出先证者Ⅲ₂的基因型是杂合子。其父母Ⅱ₃和Ⅱ₄均不是多指，那么他的致病基因从何处来？通过整个系谱分析可以发现，其伯父Ⅱ₂和祖母Ⅰ₂为多指，因此Ⅲ₂的致病基因应该是通过其父亲Ⅱ₃传递给他，而产生基因突变的可能性不大。Ⅱ₃是杂合子，由于某种原因使致病基因未能表达，因此表型是正常的，没有多指。

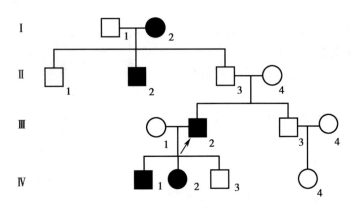

图 4-21　多指畸形系谱

不规则显性遗传的原因可能是某些本身没有表型效应的修饰基因（基因组中除主基因 A 和 a 以外的其他基因）影响主基因的表达所致或其他环境因素的作用，造成表现度不一致和外显率降低。

表现度指致病基因在个体中的表达程度，如果在不同个体中这种表达程度有差异，称为表现度不一致，是常染色体显性遗传病的常见特征。外显率是在一个群体中带有某一致病基因的个体，表现出相应疾病表型的比率，一般以百分率来表示。当外显率为 100% 时称完全外显，当外显率低于 100% 时称不完全外显。

（4）共显性遗传：一对等位基因在杂合状态时，两种基因同时发挥作用，所代表的性状同时表达出来，不存在显性与隐性的关系，这种遗传方式称为共显性遗传（codominance inheritance）。如人类的 MN 血型系统，M 血型个体的红细胞表面有 M 抗原，决定于基因 M，其基因型为 MM；N 血型个体的红细胞表面有 N 抗原，决定于基因 N，其基因型为 NN；M 和 N 是位于第 4 号染色体上的一对等位基因。M 血型的个体与 N 血型的个体婚配，其子女基因型为 MN，因为 M 基因和 N 基因呈共显性，所以表现为 MN 血型（图 4-22）。

又如人类的 ABO 血型系统，决定于第 9 号染色体上的一组复等位基因。红细胞表面有 A、B 两种抗原，血清中有 α 和 β 两种天然抗体。所谓复等位基因，指在群体中同源染色

体的相对应的两个基因座上,有 3 种或 3 种以上的基因
(如 I^A、I^B 和 i),然而对任何一个人来说,其等位基因只能占
有其中任意两个基因。人类的 ABO 血型由 I^A、I^B、i 构成
的复等位基因决定。I^A、I^B 对 i 是显性。依照抗原和抗体
的情况,血型分为:A 型,基因型为 $I^A I^A$、$I^A i$;B 型,基因型为
$I^B I^B$、$I^B i$;O 型,基因型为 ii;AB 型,基因型为 $I^A I^B$。其中 AB
型的人是典型的共显性遗传(表 4-5)。

$$
\begin{array}{c}
\text{亲代:} \quad MM(L^M L^M) \times NN(L^N L^N) \\
\text{(M型)} \qquad \text{(N型)} \\
\downarrow \\
\text{子代:} \qquad MN(L^M L^N) \\
\text{(MN型)}
\end{array}
$$

图 4-22　M 血型的人与 N 血型的
人婚配后代情况

表 4-5　ABO 血型的特点

血型	基因型	红细胞抗原	血清中的天然抗体
A	$I^A I^A$,$I^A i$	A	β
B	$I^B I^B$,$I^B i$	B	α
AB	$I^A I^B$	A,B	—
O	ii	—	α,β

(5)延迟显性遗传:某些带有显性致病基因的杂合子患者,在生命早期并不表现相
应症状,当发育到一定年龄以后,致病基因的作用才表现出来,称为延迟显性(delayed
dominance)。如亨廷顿病(Huntington disease,HD),临床症状表现为进行性不自主的舞蹈样
运动,大多数患者 30~40 岁发病,但也有 10 多岁或 60 多岁发病者。

(6)早现遗传:一些遗传病在连续世代传递过程中,发病年龄一代比一代提早,且病情加
重,称为早现遗传(anticipation)。如强直性肌营养不良,表现为肌营养不良而无力,从面部开
始逐渐遍及全身,并常伴有轻度智力低下。

(7)从性遗传:一些常染色体显性遗传,由于性别的差异而显示出男女性分布比例上的
差异或基因表达程度上的差异,称为从性遗传(sex-influenced inheritance)。如秃顶为常染色
体显性遗传,人群中男性秃顶人数明显多于女性。杂合子男性表现为秃顶,而杂合子女性则
不表现为秃顶,这可能与雄激素的作用有关。再如原发性血红蛋白病是一种由于铁质在体
内器官广泛沉积而引起的损害,男性的发病率远高于女性。究其原因,可能由于女性月经、
流产或妊娠等生理或病理性失血导致铁质丢失而减轻了铁质沉积,故不易表现出症状。

(8)限性遗传:某些常染色体上的基因,由于基因表达的性别限制,只在某一性别表达,
而在另一性别则完全不能表达,称为限性遗传(sex-limited inheritance)。这主要是由于解剖
学结构上的性别差异造成的,也可能受激素分泌差异的限制。如女性的子宫阴道积水症、男
性的前列腺癌等。

2. 常染色体隐性遗传　控制某种性状或疾病的基因是隐性基因,位于 1~22 号常染
色体上,纯合子表现出相应的性状或疾病,其遗传方式称为常染色体隐性遗传(autosomal
recessive inheritance,AR)。由于致病基因为隐性基因,杂合子的表型正常,但可将致病基因
遗传给后代,称为携带者(carrier)。常见的常染色体隐性遗传病见表 4-6。

(1)常染色体隐性遗传病例:白化病是典型的常染色体隐性遗传病,由于某种纯合基因
aa 的存在,导致体内缺乏酪氨酸酶,不能形成黑色素。患者皮肤、虹膜呈粉红色或淡红色,畏
光,紫外线照射下皮肤容易发生癌变。图 4-23 为一个白化病系谱,先证者 Ⅳ₁ 的双亲 Ⅲ₂ 和
Ⅲ₃ 表型正常,Ⅱ₄ 为患者,Ⅱ₄ 的致病基因从 Ⅰ₁ 和 Ⅰ₂ 得到,因此 Ⅰ₁ 和 Ⅰ₂ 均为携带者,他们将
致病基因传给了 Ⅱ₁ 和 Ⅱ₃,Ⅱ₁ 和 Ⅱ₃ 也为携带者,又将致病基因传给了 Ⅲ₂ 和 Ⅲ₃,Ⅲ₂ 和 Ⅲ₃ 通
过婚配同时将致病基因传给 Ⅳ₁,因此 Ⅳ₁ 获得了一对纯合致病基因。

先天性聋哑发病率高,患者因内耳发育不全而无听觉,不能学习说话。在常染色体隐性遗传中,有 40 多个基因座,任何一个基因座的隐性致病基因纯合,都可以导致先天性聋哑,这种不同遗传基础决定相同或相似表型的现象称为基因异质性。因此,有时两个先天性聋哑患者婚配,所生子女均为正常人,可能与基因异质性有关。

苯丙酮尿症(PKU)也属于常染色体隐性遗传病,由于隐性致病基因纯合,导致体内缺乏苯丙氨酸羟化酶,使苯丙氨酸不能形成酪氨酸而产生苯丙酮酸及其代谢产物,并聚积在血液和脑脊液中,部分经尿排出。患者的代谢紊乱,脑发育障碍,此外由于酪氨酸缺少,黑色素形成减少,所以皮肤、毛发色淡。

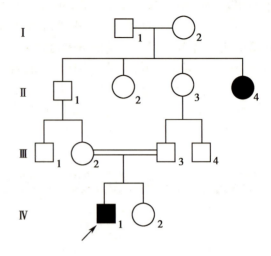

图 4-23　白化病家族系谱

镰状细胞贫血是由纯合隐性基因编码的氨基酸有误所致。由于氧分压低下,患者红细胞中的血红蛋白形成结晶而致红细胞呈镰刀状,使血液黏滞度增高,形成红细胞堆积,阻塞各器官,进而出现脾肿大、腹痛、四肢疼痛、血尿及肾衰竭、心力衰竭、脑血管意外等。

(2)常染色体隐性遗传病的系谱特点

1)患者双亲无病,但都为杂合子(携带者)。

2)患者的子女中一般无患儿,看不到连续传递,往往是散发的。

3)发病与性别无关,男女机会均等,患者同胞中约有 1/4 的可能发病。

4)近亲婚配时,子女中患病风险比非近亲婚配高。

表 4-6　一些常染色体隐性遗传病举例

疾病名称	基因定位
β- 珠蛋白生成障碍性贫血(β-thalassemia)	11p15.5
同型胱氨酸尿症(homocystinuria)	21q22.3
苯丙酮尿症(phenylketonuria)	12q24.1
丙酮酸激酶缺乏症(pyruvate kinase deficiency)	1q21
尿黑酸尿症(alcaptonuria)	3q21-q23
镰状细胞贫血(sickle cell anemia)	11p15.5
弗里德赖希共济失调(Friedreich ataxia)	11q22.3
巴尔得 - 别德尔综合征(Bardet-Biedl syndrome)	20p12
半乳糖血症(galactosemia)	9p13
肝豆状核变性(Wilson disease)	13q14.3-q21.1
黏多糖贮积症 I 型(mucopolysaccharidosis,type I)	4p16.3
先天性肾上腺皮质增生症(congenital adrenal cortical hyperplasia)	6p21.3
血浆活酶前体缺乏症(PTA deficiency)	4q35
囊性纤维化(cystic fibrosis)	7q31.2
血色素沉着病(hemochromatosis)	6p21.3

（3）常染色体隐性遗传中的几个问题

1）近亲婚配，子女发病风险高：近亲婚配（consanguineous marriage）指 3~4 代以内有共同祖先的个体进行婚配。两个近亲个体在某一位点上具有同一基因的概率称为亲缘系数（coefficient of relationship）。亲子之间或同胞间基因相同的概率为 1/2，彼此称为一级亲属（first degree relative），亲缘系数为 0.5；同理，某人与其祖父母、外祖父母、叔、伯、姑、舅、姨之间基因相同的概率为 1/4，彼此称为二级亲属（second degree relative），亲缘系数为 0.25；堂兄弟姐妹之间、表兄弟姐妹之间基因相同的概率为 1/8，彼此称为三级亲属（third degree relative），亲缘系数为 0.125。其他的以此类推。

近亲带有相同基因的概率高，两个携带同种隐性致病基因的携带者近亲婚配，子女形成隐性纯合子的可能性比随机婚配大得多。

2）临床上患者比例超过 1/4：这是由于临床上医师在统计时选择偏倚造成的，那些只生出正常儿而未生出患者的携带者一般不会来就诊，往往被漏检，因此在计算发病率时有必要校正统计结果。

（三）性连锁遗传

控制一种性状或遗传病的基因位于性染色体上，上下代之间随着性染色体传递，称为性连锁遗传（sex-linked inheritance）。

1. X 连锁遗传　人类有些性状或疾病在男女个体中出现的几率不同，或男高女低，或女高男低，这是因为控制这些性状或疾病的基因位于 X 染色体上，在上下代之间的传递随着 X 染色体的行动而进行，这种遗传方式称为 X 连锁遗传。在 X 连锁遗传中，男性的致病基因只能从母亲传来，将来传给自己的女儿，不存在男性向男性的传递，称为交叉遗传（criss-cross inheritance）。

根据 X 染色体上致病基因性质不同，分为 X 连锁显性遗传和 X 连锁隐性遗传。

（1）X 连锁显性遗传：控制某种性状或遗传病的显性基因位于 X 染色体上，其遗传方式称为 X 连锁显性遗传（X-linked dominant inheritance，XD）。常见的 X 连锁显性遗传病见表 4-7。

表 4-7　一些 X 连锁显性遗传病举例

疾病名称	基因定位
奥尔波特综合征（Alport syndrome）	Xq22.3
色素失调症（incontinentia pigmenti）	Xq28
家族性低磷酸血症佝偻病（familial hypophosphatemic rickets）	Xp22.1-p22.2
口面指综合征Ⅰ型（oral-facial-digital syndrome Ⅰ）	Xp22.3-p22.2
鸟氨酸氨甲酰转移酶缺乏症（ornithine carbamoyl transferase deficiency）	Xp21.1

在 X 连锁显性遗传中，由于致病基因是显性基因，所以无论男女，只要 X 染色体上有一个致病基因就会发病。男性细胞中只有 1 条 X 染色体，Y 染色体上缺少相应的等位基因，称为半合子（hemizygote）。女性细胞中有 2 条 X 染色体，女性获得致病基因的机会比男性多 1 倍，所以人群中女性患者多于男性患者，但男性比女性病情重。

家族性低磷酸血症佝偻病（familial hypophosphatemic rickets）又称抗维生素 D 佝偻病（vitamin D resistant rickets），是典型的 X 连锁显性遗传病，该病是一种以低磷酸盐血症导致骨发育障碍为特征的遗传性骨病。患者由于肾小管对磷酸盐再吸收障碍，使血磷水平下降，尿磷增多，小肠对磷、钙的吸收不良而影响骨质钙化，形成佝偻病。临床表现可有 O 形腿，严重者还有进行性骨骼发育畸形、多发性骨折、骨痛、行走困难和生长发育缓慢等症状。杂合子女性患者的病情较轻,少数只有低磷酸盐血症,而无佝偻病的骨骼变化,这可能与其正常 X 染色体上的等位基因发挥了一定的作用有关。图 4-24 是家族性低磷酸血症佝偻病系谱,从中可以看出,这个家系中每代都有患者,女性发病率高,男性患者后代中女儿全为患者,儿子全正常,而女性患者后代中女儿和儿子都有患者。

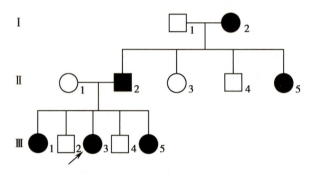

图 4-24 家族性低磷酸血症佝偻病系谱

X 连锁显性遗传的系谱特点:
1)患者的双亲之一为患者。
2)系谱中常可看到连续传递的现象。
3)发病与性别有关,人群中女性患者多于男性患者,女性病情较轻。
4)由于交叉遗传,男性患者的女儿均为患者,儿子均正常;女性患者的后代中,女儿和儿子各有 50% 的发病风险。

(2)X 连锁隐性遗传:控制某种性状或疾病的隐性基因位于 X 染色体上,其遗传方式称为 X 连锁隐性遗传(X-linked recessive inheritance,XR)。常见的 X 连锁隐性遗传病见表 4-8。

表 4-8 一些 X 连锁隐性遗传病举例

疾病名称	基因定位
法布里病(Fabry disease)	Xq22
威斯科特 - 奥尔德里奇综合征(Wiskott-Aldrich syndrome)	Xp11.23-p11.22
葡萄糖 -6- 磷酸脱氢酶缺乏症(glucose-6-phosphate dehydrogenase deficiency)	Xq28
肾性尿崩症(nephrogenic diabetes insipidus)	Xq28
慢性肉芽肿病(granulomatous disease)	Xp21.1
色盲(color blindness)	Xq28
睾丸女性化(testicular feminization)	Xq11-q12
鱼鳞病(ichthyosis)	Xp22.32
莱施 - 奈恩综合征(Lesch-Nyhan syndrome)	Xq26-q27.2
眼白化病 I 型(ocular albinism,type I)	Xp22.3
Hunter 综合征(hunt syndrome)	Xq28
无丙种球蛋白血症(agammaglobulinemia)	Xq26
血友病 B(hemophilia B)	Xq27.1-q27.2
无汗性外胚层发育不良症(anhidrotic ectodermal dysplasia)	Xq12-q13.1

男性细胞中只有 1 条 X 染色体,只要 X 染色体上有隐性致病基因(X^a)就会患病,因此男性发病率等于致病基因的频率。女性细胞中有 2 条 X 染色体,在纯合隐性(X^aX^a)状态时才患病,而在只有 1 个 X 连锁隐性致病基因的情况下,为携带者(X^AX^a),因此女性发病率等于男性发病率的平方。所以,人群中男性患者多于女性患者。如人类的红绿色盲,患者不能正确区分红色和绿色。在中国人中,男性红绿色盲的发病率为 7%,女性红绿色盲的发病率为 $7\%^2$=0.49%。

一个红绿色盲的男性患者(X^aY)与一个正常的女性(X^AX^A)婚配后,他们的子女表型都正常,因交叉遗传,女儿为携带者(X^AX^a)(图 4-25);携带者女性(X^AX^a)与正常的男性(X^AY)婚配后,后代儿子中 1/2 为患者,1/2 正常,女儿表型都正常,但 1/2 为携带者(图 4-26);携带者女性(X^AX^a)与男性患者(X^aY)婚配后,后代儿子中 1/2 为患者,1/2 正常,女儿则 1/2 为携带者,1/2 为患者(图 4-27)。

亲代　　　X^aY

配子	X^a	Y
X^A	X^AX^a	X^AY

X^AX^A

图 4-25　色盲男性患者与正常女性婚配

亲代　　　X^AY

配子	X^A	Y
X^A	X^AX^A	X^AY
X^a	X^AX^a	X^aY

X^AX^a

图 4-26　携带者女性与正常男性婚配

又如血友病 A(hemophilia A),是一种出血性疾病。患者血浆中因缺少抗血友病球蛋白(AHG)或称Ⅷ因子,而不能使凝血酶原变成凝血酶,导致凝血功能障碍。患者自幼在自然或轻微外伤后出血不止,但大量出血罕见。皮肤出血可形成皮下血肿;关节、肌肉出血累及膝关节时,导致跛行,严重者可因颅内出血而致死。图 4-28 是血友病 A 的系谱,系谱中的患者均为男性,且父母都正常,但其母亲都是携带者。

亲代　　　X^aY

配子	X^a	Y
X^A	X^AX^a	X^AY
X^a	X^aX^a	X^aY

X^AX^a

图 4-27　携带者女性与男性患者婚配

X 连锁隐性遗传系谱特点:

1)双亲无病时,儿子可能患病,女儿则不会发病。儿子如果发病,其致病基因由携带者母亲传来。

2)系谱中看不到连续传递,常出现隔代遗传的现象。

3)发病与性别有关,人群中男性患者远多于女性患者,系谱中往往只有男性患者。

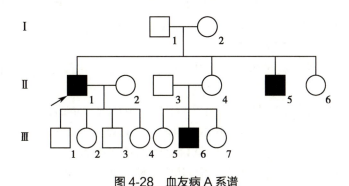

图 4-28　血友病 A 系谱

4)由于交叉遗传,男性患者的兄弟、外祖父、外甥、舅父、姨表兄弟、外孙等可能是患者,其他亲属则不可能是患者。

5)女性患者的父亲一定是患者,母亲是携带者或患者。

2. Y 连锁遗传　控制某种性状或疾病的基因位于 Y 染色体,其传递方式称为 Y 连锁遗传(Y-linked inheritance,YL)。具有 Y 连锁基因者均为男性,这些基因将随 Y 染色体行动而传递,父传子、子传孙,又称为限雄遗传(holandric inheritance)。

目前已经定位在 Y 染色体上的基因不多,主要有外耳道多毛基因、H-Y 抗原基因和睾丸决定因子基因等。因此,外耳道多毛症属于 Y 连锁遗传病,患者到了青春期,外耳道中会长出 2~3cm 的成丛黑色硬毛,常可伸出于耳孔之外。从外耳道多毛症系谱可见祖孙三代患者全部为男性,女性均无此症状(图 4-29)。

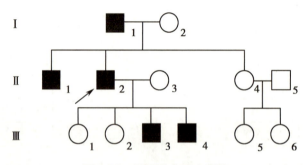

图 4-29　外耳道多毛症系谱

三、两种单基因性状或疾病的遗传

(一) 符合自由组合定律的遗传

当控制两种性状或疾病的基因位于非同源染色体上时,将遵循孟德尔的自由组合定律。例如一位并指父亲与一位正常的母亲生下一个先天性聋哑的孩子,根据孟德尔自由组合定律,他们以后每次生育孩子时,情况如下(并指:致病基因 S;先天性聋哑:致病基因 d):

父亲:SsDd　×　母亲:ssDd
↓

♀ \ ♂	SD	Sd	sD	sd
sD	SsDD	SsDd	ssDD	ssDd
sd	SsDd	Ssdd	ssDd	ssdd

由上图解可见:在后代中表型正常个体占 1/2 × 3/4=3/8(其中 2/3 为先天性聋哑携带者);并指患者占 1/2 × 3/4=3/8;聋哑患者占 1/2 × 1/4=1/8;并指伴聋哑患者占 1/2 × 1/4=1/8。

(二) 符合连锁与互换定律的遗传

当控制两种疾病或性状的基因位于同一对染色体上时,将遵循摩尔根的连锁与互换定律向后代传递。

如 ABO 血型的基因和指甲髌骨综合征(nail-patella syndrome)的致病基因(NP)都位于 9 号染色体上(9q34),且紧密相邻,其中,NP 的正常等位基因 np 与 I^B 基因或 i 基因连锁,而 NP 基因本身和 I^A 基因相连锁,已知 NP 和 I^A 之间的重组率为 10%。假设一位 O 型血正常人与一位 A 型血指甲髌骨综合征患者婚配,其后代情况如图 4-30。

NPnpI^Ai × npnpii

$$\downarrow$$

NPnpI^Ai	:	npnpii	:	NPnpii	:	npnpI^Ai
45%		45%		5%		5%
A型血		O型血		O型血		A型血
指甲髌骨综合征		正常人		指甲髌骨综合征		正常人

图 4-30　A 型血指甲髌骨综合征患者与 O 型血正常人婚配图解

第五节　多基因遗传与多基因遗传病

　　除单基因性状和单基因遗传病外,人类还有一些性状或疾病由多对共显性的等位基因参与调控,这些基因通过相互作用而形成明显的表型效应。此外,这些性状或疾病的形成还受到环境因素的影响,它们的遗传方式称为多基因遗传(polygenic inheritance)或多因子遗传(multifactorial inheritance)。

　　目前的研究认为,多基因性状或多基因遗传病的遗传背景中,除多对等位基因外,可能还存在对性状的形成起主导作用的主基因(major gene)。人类基因组计划开展以来,数以百计的先天性遗传病相关基因被定位和克隆,越来越多的疾病的分子机制得以阐明,多基因遗传病的研究也取得了重大突破,人们有望在不远的将来准确找到其相关基因。

一、质量性状和数量性状的概念

　　单基因性状或单基因遗传病主要由 1 对等位基因控制,其最大的特点是相对性状之间的差异是显著的,其变异在群体中的分布是不连续的,可以明显地把变异个体分为 2~3 群,各群之间差异显著,具有质的区别。在遗传学上,把这类由 1 对基因控制、不易受环境因素影响、表现为不连续变异的性状称为质量性状(qualitative character)。例如:正常人的苯丙氨酸羟化酶(phenylalanine hydroxylase,PAH)活性为 100%,而苯丙酮尿症(PKU)患者的 PAH 活性为 0~5%,携带者 PAH 的活性为 45%~50%。三者虽然也有一定变异,但分布是不连续的。这分别决定于基因型 BB、bb 和 Bb(图 4-31A)。又如垂体性侏儒症患者的平均身高约为 120cm,而正常人的平均身高约为 165cm,虽有一定变异,但两者之间的变异分布是不连续的。分别决定于基因型 bb 及 Bb 或 BB(图 4-31B)。

　　多基因性状或多基因遗传病的遗传特点明显不同于单基因遗传,其变异在一个群体中是连续的,有一个峰,峰值代表平均值。不同变异的个体间没有质的区别,只有量的差异,性状决定于多对等位基因,在遗传学上,这类由多对基因控制、易受环境影响、呈现连续变异的性状称为数量性状(quantitative character)。例如,人的身高、智力、血压、体重、肤色等就是数量性状。以人的身高为例,在一个随机取样的群体中,如果许多人按高矮顺序排在一起,可以看出他们之间是由高到矮逐渐过渡的,并且人数越多,相邻两人之间的差距就越小。如果把该群体身高变异分布绘成曲线,可以看出,变异呈正态分布,极矮和极高的个体只占少数,大部分人接近平均身高。这表明人的身高性状在群体中的不同个体之间只有量的差异(图 4-32)。

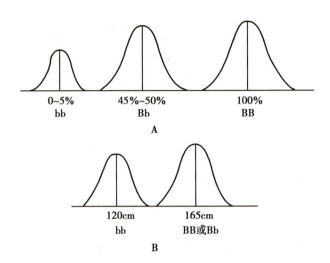

图 4-31 质量性状变异的分布

A. PKU 患者、携带者和正常人 PAH 的活性;B. 垂体性侏儒症患者与正常人的身高

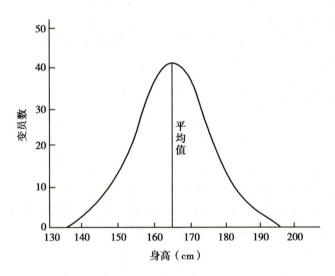

图 4-32 人身高变异的分布图

二、多基因假说

1909 年,瑞典遗传学家 Nilsson-Ehle 以小麦为实验材料,通过白色品种和暗红色品种的杂交实验,发现了多基因遗传现象,并提出了多基因假说(polygene hypothesis),用以解释多基因遗传机制。该假说的要点如下:

1. 数量性状的遗传基础也是基因,但不是一对等位基因,而是两对以上的等位基因。

2. 这些基因的遗传方式仍然符合孟德尔遗传方式,每对基因彼此之间没有显隐性的区别,而是共显性。

3. 每对基因对多基因性状形成的效应是微小的,所以也称为微效基因(minor gene),多个微效基因通过累加作用形成一个明显的表型。

4. 数量性状除受多基因遗传基础影响外,还受环境因素影响。

三、多基因遗传的特点

数量性状由多对微效基因控制,其遗传特点与质量性状不同。仍然以人的身高为例,假设人的身高由三对非连锁基因控制:AA′、FF′、GG′,其中 A、F、G 三个基因各使人的身高在平均值(165cm)的基础上增高 5cm,A′、F′、G′ 各使人的身高在平均值的基础上降低 5cm。这样 AAFFGG 个体为极高身材个体(195cm),A′A′F′F′G′G′ 则为极矮身材个体(135cm),如果一个极高个体(AAFFGG)和一个极矮个体(A′A′F′F′G′G′)婚配,子一代都将具有杂合的基因型(AA′FF′GG′),呈中等身高(165cm)。但由于环境因素的影响,子一代个体间在身高上有一些变异。如果中等身高的子一代个体间再进行婚配,夫妻双方可能产生的精子和卵子各有 8 种(AFG、A′FG、AF′G、AFG′、A′F′G、AF′G′、A′FG′、A′F′G′),精子和卵子随机结合可产生 64 种基因型的子二代(表 4-9),统计结果表明(表 4-10),这些子二代的大部分个体仍将具有中等身高,但是变异范围比子一代广泛,而且也会有少数极高和极矮的个体。实际上,决定身高或其他数量性状的基因远不止三对,而且每一对基因的作用也并不等同,再加上环境因素(如营养、阳光、运动等)的影响,使身高等数量性状在群体中变异范围更加广泛,通常变异呈连续的正态分布。

表 4-9　人身高三对基因遗传的基因组合

配子	AFG	A′FG	AF′G	AFG′	A′F′G	AF′G′	A′FG′	A′F′G′
AFG	AAFFGG	AA′FFGG	AAFF′GG	AAFFGG′	AA′FF′GG	AAFF′GG′	AA′FFGG′	AA′FF′GG′
A′FG	AA′FFGG	A′A′FFGG	AA′FF′GG	AA′FFGG′	A′A′FF′GG	AA′FF′GG′	A′A′FFGG′	A′A′FF′GG′
AF′G	AAFF′GG	AA′FF′GG	AAF′F′GG	AAFF′GG′	AA′F′F′GG	AAF′F′GG′	AA′FF′GG′	AA′F′F′GG′
AFG′	AAFFGG′	AA′FFGG′	AAFF′GG′	AAFFG′G′	AA′FF′GG′	AAFF′G′G′	AA′FFG′G′	AA′FF′G′G′
A′F′G	AA′FF′GG	A′A′FF′GG	AA′F′F′GG	AA′FF′GG′	A′A′F′F′GG	AA′F′F′GG′	A′A′FF′G′G	A′A′F′F′G′G
AF′G′	AAFF′GG′	AA′FF′GG′	AAF′F′GG′	AAFF′G′G′	AA′F′F′GG′	AAF′F′G′G′	AA′F′FG′G′	AA′F′F′G′G′
A′FG′	AA′FFGG′	A′A′FF′GG′	AA′FF′GG′	AA′FF′G′G′	AA′FF′GG′	AA′FF′G′G′	A′A′FFG′G′	AA′F′FG′G′
A′F′G′	AA′FF′GG′	A′A′FF′GG′	AA′FF′GG′	AA′FF′G′G′	AA′FF′G′G′	AA′F′F′G′G′	A′A′FF′G′G′	A′A′F′F′G′G′

表 4-10　人身高三对基因遗传的基因组合统计结果

基因型类型	频数分布
0′,6	1
1′,5	6
2′,4	15
3′,3	20
4′,2	15
5′,1	6
6′,0	1

注:0′,6:0 个带 ′ 的身高降低基因,6 个不带 ′ 身高增高基因。

根据上述人类身高的遗传特点,多基因遗传的特点可归纳如下:

1. 两个极端变异(纯种)的个体杂交后,子一代表现为中间类型,但有一定的变异,这是环境因素影响的结果。

2. 两个中间类型的子一代个体杂交后,子二代大部分也是中间类型,但子二代的变异范围要比子一代更为广泛,有时也会出现少量的极端类型,这里除环境因素的影响外,微效基因的分离和自由组合对变异的产生有重要的作用。

3. 在一个随机杂交的群体中,变异范围很广泛,但大多数个体为中间类型,极少数为极端类型。在这些变异的产生中,遗传基础和环境因素都起作用。

四、多基因遗传病

人类一些常见的畸形或疾病的发病率大多超过 0.1%,这些病的发病除有一定的遗传基础(多对基因)外,环境因素往往也起着重要的作用,且常表现有家族聚集倾向,这类疾病就是多基因遗传病(polygenic inherited disease)。常见的有高血压、哮喘、冠心病、精神分裂症、糖尿病、胃及十二指肠溃疡、风湿病、原发性癫痫、癌症、骨质疏松、阿尔茨海默病,以及唇裂、腭裂、脊柱裂等先天畸形。目前已知的多基因遗传病有 100 余种,与单基因遗传病相比,虽然多基因遗传病患者同胞中的发病率仅为 1%~10%,而单基因遗传病患者同胞中的发病率高达 25%~50%,但是,每一种多基因遗传病的群体发病率却很高,如原发性高血压的发病率为 4%~8%,冠心病的发病率为 2.5%,哮喘的发病率为 4%。所以人群中有 15%~20% 的人受累于多基因遗传病。

(一) 易感性、易患性与发病阈值

在多基因遗传病中,若干作用微小但有累加效应的致病基因构成了个体患病的遗传基础。

1. 易感性 在多基因遗传病中,由多基因遗传基础决定某种多基因遗传病发病风险的高低,称为易感性(susceptibility)。与多基因遗传病相关的基因称为易感基因,某个体易感性的高低取决于其所带易感基因的数量。易感基因可以传给后代,但改变饮食、生活方式等能够在一定程度上调整相关基因的表达。另外,多基因遗传病的易感性往往具有家族聚集倾向。

2. 易患性 在多基因遗传病中,由遗传基础和环境因素共同作用决定一个个体患某种多基因遗传病的可能性,称为易患性(liability)。在人群中,对某种多基因遗传病来说,易患性很高或很低的个体都很少,大多数个体的易患性呈中等水平,即接近平均值,也就是说,人群中易患性变异的情况像一般的多基因遗传性状一样呈正态分布(图 4-33)。

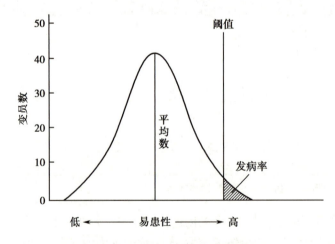

图 4-33 群体易患性变异分布图

曲线下的面积代表总人群,人群易患性超过阈值的那部分面积为发病率

3. **阈值**　当一个个体的易患性达到或超过一定的限度后就可能患病,这个限度称发病的阈值(threshold)。阈值将具有连续分布的易患性变异的人群分为两个部分,一部分为正常个体,另一部分为发病的个体。在一定环境条件下,阈值也代表发病所必需的、最低限度的易感基因数量。

虽然一个个体易患性的高低目前还无法测量,通常只能根据婚后所生子女的发病情况做出粗略估计,但一个群体的易患性平均值的高低则可以根据该群体发病率做出估计。衡量的尺度可以用正态分布的标准差作单位。在正态分布中,以平均数为 0,在 ±1 个标准差范围内的面积占总面积的 68.28%,以外的面积占 31.72%,左右两侧各占约 16%;在 ±2 个标准差范围内的面积占总面积的 95.46%,以外的面积占 4.54%,左右两侧各占约 2.3%;在 ±3 个标准差范围内的面积占总面积的 99.74%,以外的面积占 0.26%,左右两侧各占 0.13%(图 4-34)。例如一个群体中某多基因遗传病的发病率是 2.3%,以阈值为 0 做估计,其易患性平均值与阈值距离约 2 个标准差;如果一个群体某多基因遗传病的发病率是 0.13%,同样以阈值为 0 做估计,其易患性平均值与阈值距离约 3 个标准差。因此,从群体发病率的高低就可以估计出发病阈值与易患性平均值的距离。多基因遗传病的阈值与平均值距离越近,其群体易患性的平均值越高,阈值越低,则群体发病率越高。反之,两者之间相距越远,群体易患性平均值越低,阈值越高,则群体发病率也就越低。

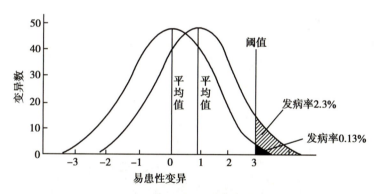

图 4-34　易患性的测量图解

(二) 遗传度

在多基因遗传病中,易患性的高低受遗传基础和环境因素的双重影响,其中遗传基础所起作用的大小称为遗传度或遗传率(heritability),一般用百分比(%)来表示。

遗传度(%)=［遗传基础 /(遗传基础 + 环境因素)］×100%

一种多基因遗传病如果完全由遗传基础决定,遗传度就是 100%,这种情况在多基因遗传病中很少见。有些多基因遗传病遗传度可高达 70%~80%,表明遗传基础在决定易患性上起主要作用,环境因素的作用较小;还有的多基因遗传病遗传度仅为 30%~40%,这表明在决定易患性上,环境因素起主要作用,而遗传基础起次要作用。常见的一些多基因遗传病和先天畸形的遗传度见表 4-11。此外有研究显示,人类某些性状的遗传度分别为:比奈智商 68%,计算能力 12%,拼音能力 53%,语言能力 68%。

遗传度的计算有两种方法,一种是 Falconer 法,通过调查先证者亲属发病率和一般人群的发病率进行计算,由于该法是根据先证者亲属的发病率与遗传度有关而建立的,亲属发病率越高,遗传度越大;另一种是双生子法,是根据遗传度越高的疾病,单卵双生的患病一致率与双卵双生患病一致率相差越大而建立的。患病一致率指双生子中一个患某种疾病,另一个也患同样疾病的频率。遗传度的计算在临床实践中有重要意义。

遗传度估计值是根据特定环境中的特定人群发病率估算得到的,不适宜扩大到其他人群和其他环境;遗传度是群体统计量,对于个体毫无意义;遗传度的估算仅适用于没有遗传异质性且没有主基因效应的疾病;在遗传度估算中,估计值会有取样误差。因此,一般只提某种多基因遗传病遗传度的高与低。遗传度的高低与患者亲属的发病风险有关。

表 4-11 常见多基因遗传病和先天畸形的发病率和遗传度

病名	群体发病率(%)	患者一级亲属发病率(%)	遗传度(%)
冠心病	2.5	7	65
躁狂抑郁症	0.6		70
糖尿病(青少年型)	0.2	2~5	75
糖尿病(成年型)	2~3		35
消化性溃疡	4.0	8	37
先天性心脏病(各型)	0.5	2.8	35
先天性髋关节脱位	0.07	男性先证者 4 女性先证者 1	70
精神分裂症	0.5~1.0	10~15	80
原发性高血压	4~8	20~30	62
脊柱裂	0.3	4	60
无脑儿	0.2	2	60
癫痫	0.36	3~9	55
先天性幽门狭窄	0.3	男性先证者 2 女性先证者 10	75
唇裂 ± 腭裂	0.17	4	76
腭裂	0.04	2	76
哮喘	4.0	12	80
先天性畸形足	0.1	3	68
先天性巨结肠	0.02	男性先证者 2 女性先证者 8	80
强直性脊柱炎	0.2	男性先证者 7 女性先证者 2	70

(三) 多基因遗传病的特点

1. 发病有明显的家族聚集现象 在多基因遗传病的传递过程中,患者家族成员的发病率高于群体发病率,但不符合单基因遗传病的遗传方式,患者同胞及子女的发病率远低于 1/2(AD)或 1/4(AR)。患者同胞的发病率一般为 1%~10%。表现出家族聚集倾向。

2. 与患者亲缘系数相同的亲属有相同的发病风险 患者的父母、同胞、子女均为一级亲属,与患者的亲缘系数均为 1/2,这些个体的发病风险相同,以此类推,其叔、伯、姑、舅、姨、祖父母、外祖父母与患者之间亲缘系数为 1/4,这些个体的发病风险也相同。同样,患者的表兄妹、堂兄妹、曾祖父母之间也有相同的发病风险。

3. 随着亲缘系数的下降,患者亲属的发病风险明显降低。发病率低的疾病这个特点表现得更为明显。

4. 近亲婚配时,子女发病风险增高,但没有常染色体隐性遗传病明显,这与微效致病基因作用弱有关。

5. 发病率有种族或民族的差异　遗传分析中除要区别血缘和非血缘亲属(养子女和养父母)外,考虑种族或民族差异也很重要,发病率有种族或民族差异,这与不同种族或民族基因库有差异有关。

(四) 多基因遗传病复发风险的估计

1. 患者亲属发病风险与遗传度与群体发病率有关　当群体发病率(P)在 0.1%~1%、遗传度在 70%~80% 之间时,患者一级亲属的发病率(f)约为群体发病率的平方根($\sqrt{P}$),即 $f = \sqrt{P}$,这就是 Edwards 公式。利用此公式计算患者一级亲属发病风险时,必须同时满足上述两个条件,否则不能应用此公式。但是,有了群体患病率和遗传度的数值,就可以对患者一级亲属患病率做出适当估计。

2. 患者亲属发病风险与亲缘关系有关　多基因遗传病患者家族成员的发病率高于群体发病率。患者亲属与患者亲缘关系越近,则发病风险越高,随着患者亲属级别的降低,发病风险会迅速降低。如遗传度为 68% 的先天性畸形足的群体发病率为 0.1%,患者一级亲属的发病率为 2.5%,二级亲属的发病率却只有 0.2%。

3. 患者亲属发病风险与家庭中患者人数有关　家庭中患者人数越多,亲属的发病风险越高。例如,人群中一对表型正常的夫妇,其第一胎罹患唇腭裂的风险是 0.17%(即群体发病率),如果这对夫妇第一胎生出了唇腭裂患儿,他们再生出该病患儿的风险约为 4%,在第二胎也出现患儿的情况下,则第三胎的再发风险就接近 10%。说明这对夫妇带有更多能导致唇腭裂的易感基因,易患性更接近发病阈值,因而造成其一级亲属再次发生此病的风险增高。

4. 患者亲属发病风险与家庭中患者病情轻重有关　家庭中患者病情越严重,亲属再发风险越高。这是由于病情严重的患者带有更多的易感基因,其双亲也会带有较多的易感基因,因此亲属再发风险较高。

5. 患者亲属发病风险与性别有关　当某种多基因遗传病的群体发病率存在性别差异时,表明不同性别的发病阈值不同。群体中发病率高的性别发病阈值低,发病所需要的易感基因数量相对较少,该性别患者的亲属再发风险相对较低;反之,群体中发病率低的性别发病阈值高,则发病所需要的易感基因数量相对较多,该性别患者的亲属再发风险相对较高。

在进行多基因遗传病复发风险估计时,应该根据多基因遗传病的特点,充分分析各方面因素,以得出符合实际的结果。

ER-4-14

群体发病率、患者一级亲属发病率与遗传度的关系图解

ER-4-15

多基因遗传病再发风险估计(Smith 表格)

第六节　线 粒 体 病

线粒体是普遍存在于真核细胞中的重要细胞器,生命所需能量的 80% 来自线粒体,因此,线粒体被称为细胞的氧化中心和"动力工厂"。自从 1963 年 Nass 首次在鸡卵母细胞中发现线粒体以来,人们开始对线粒体 DNA(mtDNA)的结构、遗传特征和线粒体 DNA 突变与疾病的关系进行探索,并取得了可喜的成绩。目前已经发现人类疾病中与线粒体 DNA

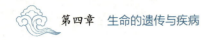

突变有关的约有 100 多种。

一、线粒体 DNA 遗传特征

与核 DNA 相比,线粒体 DNA 的结构(详见第三章)具有特殊性,因此它的遗传特征也有别于核 DNA,主要表现在以下几个方面:

(一) 半自主性

如第三章所述,mtDNA 能自我复制、转录和翻译部分线粒体蛋白,但大多数维持线粒体结构和功能的蛋白质是由核基因编码的,因此 mtDNA 对核 DNA 有一定的依赖性。

(二) 母系遗传

母亲将她的 mtDNA 传给儿子和女儿,再由女儿将其传给下一代,这种遗传方式称为母系遗传(maternal inheritance)。这是由于受精时,精子只有细胞核与卵子融合,受精卵中的线粒体和相关的 mtDNA 均来自卵子。即使精子中有少量的 mtDNA 进入卵子,与卵子中数目众多的 mtDNA 相比,其对表型的影响微乎其微。可见线粒体病的遗传模式与经典孟德尔性状的遗传模式不同。临床上如果发现某种疾病具有家族聚集倾向,而且都是从女性患者传递下来,就应考虑其可能是一种线粒体病,同时可以通过 mtDNA 序列分析进行确诊。

人类卵母细胞中约有 10 万个 mtDNA,但成熟卵细胞中只有 10~100 个,这种卵细胞形成过程中 mtDNA 数目锐减的现象称为瓶颈效应(bottleneck effect)。瓶颈效应限制了母亲传给后代的 mtDNA 的种类和数量,由于 mtDNA 数目的锐减是随机的,因而形成具有不同细胞质基因型的卵子,造成子代个体间明显的表型差异,甚至核基因型完全相同的同卵双生子,也可能具有不同的表型。

(三) 异质性与纯质性

一个细胞或组织中同时存在野生型和突变型线粒体基因组,即异质性(heteroplasmy)。一个细胞或组织中的 mtDNA 都是突变型或野生型,即纯质性(homoplasmy)。异质性细胞在有丝分裂和减数分裂期间,mtDNA 经过复制后随机分离到两个子细胞中,导致子细胞中所携带的突变型和野生型 mtDNA 的比例发生改变,向纯质性漂变。分裂旺盛的细胞通常能排斥突变 mtDNA,经过无数次分裂后,逐渐成为只有野生型 mtDNA 的纯质性细胞,而分裂不旺盛的细胞则成为只有突变型 mtDNA 的纯质性细胞。

(四) 阈值效应

带有突变 mtDNA 的人不一定有异常表现,这主要取决于异质性细胞中突变型与野生型 mtDNA 的比例及细胞是否出现能量短缺。如果细胞或组织中突变型 mtDNA 数量很少,则对细胞产能的影响不大。但是,当突变型与野生型 mtDNA 的比例达到并超过一定限度时,细胞所产生的能量不足以维持其正常功能,就会引起特定组织或器官功能障碍,即阈值效应(threshold effect)。由于不同细胞或组织对能量的需求不同,故阈值也不同。神经组织对能量的依赖程度最高,阈值最低,因此当 mtDNA 突变时,最先受累的是中枢神经系统,其余的依次是骨骼肌、心脏、胰腺、肾脏和肝脏。

(五) 遗传密码的特性

线粒体的遗传密码与真核细胞的通用密码不完全相同。如核基因的通用密码中,AGA 和 AGG 编码精氨酸,在线粒体中则作为终止密码;通用的终止密码子 UGA 在线粒体内则编码色氨酸。

(六) 突变率极高

由于 mtDNA 是裸露的,缺少组蛋白保护,其次线粒体中缺乏完善的 DNA 损伤修复系统,再者,线粒体基因组中几乎没有内含子,mtDNA 的任何突变都会累及线粒体基因组中的一个重要功能区域,因此线粒体 DNA 突变率极高,是核 DNA 的 10~20 倍。这种突变可发生在所有组织细胞,包括生殖细胞和体细胞。高突变率导致人群中突变的 mtDNA 基因很常见且序列差异较大,如任意两个人平均每 1 000 个碱基对就有 4 个不同。这些突变多为中性到中度有害的突变。虽然高度有害的突变会不断增加,但有害的突变常通过选择而被淘汰,所以临床上线粒体病发病率不高。

二、线粒体病

1987 年,Wallace 等通过研究 mtDNA 突变与 Leber 遗传性视神经病之间的关系,首先提出了 mtDNA 突变可以引起人类疾病。随后,与 mtDNA 突变有关的疾病不断被发现。此类疾病多累及神经、肌肉等高耗能组织。如果病变主要累及中枢神经系统,称为线粒体脑病;如果以骨骼肌的病变为主,称为线粒体肌病;如果两者同时累及,则称为线粒体脑肌病。此外,一些退化性疾病(如帕金森病)、代谢性疾病(如 2 型糖尿病)及衰老等也与线粒体功能障碍有关。由于 mtDNA 的异质性及细胞分裂时线粒体的不均等分配,导致不同个体、不同组织中突变 mtDNA 的比例不同,因此在一个线粒体病的家族中,不同成员的临床症状不一,病情轻重程度也存在明显差异。多数线粒体病是母系遗传,但并非全部遵循这个模式,主要取决于突变的 mtDNA 能否通过遗传瓶颈。mtDNA 的突变一般分为错义突变、蛋白质生物合成基因突变、插入缺失突变和 mtDNA 拷贝数目突变。

(一) Leber 遗传性视神经病

Leber 遗传性视神经病(Leber's hereditary optic neuropathy,LHON)是由德国眼科医生 Theodor Leber 在 1871 年首次报道的。本病为母系遗传,存在性别差异,男女比例约为 4∶1。发病年龄通常在 20~30 岁,平均 27 岁,有的病例最早在 6 岁发病,最迟在 70 多岁。主要症状为急性或亚急性双眼视力减退,多为双眼同时发病,有些病例双眼先后相差 1~6 个月发病。由于视神经坏死,使双眼的中心视力迅速丧失,但周围视力仍存在。患者可能还有周围神经退化、震颤、心脏传导阻滞和行动异常等表现。

目前已经发现 LHON 表型的出现至少直接或间接地与 18 种错义突变有关,约涉及 9 种编码线粒体蛋白的基因。其中最常见的突变是 1987 年由 Wallace 发现的 Wallace 突变,即第 11 778 位点 G → A,使编码 NADH 脱氢酶亚单位 4(ND4)中第 340 位高度保守的精氨酸变成组氨酸,导致线粒体能量供应不足,从而诱发高耗能的视神经细胞退行性病变,直至萎缩。

(二) 肌阵挛癫痫伴破碎红纤维综合征

肌阵挛癫痫伴破碎红纤维综合征(myoclonic epilepsy with ragged red fibre,MERRF)是一种罕见的线粒体脑肌病,包括线粒体缺陷和大脑、肌肉功能的变化,有明显的母系遗传特性。主要症状为肌阵挛性癫痫的短暂发作,并伴有共济失调、痴呆、耳聋和脊髓神经退化等进行性神经系统障碍。同时在肌细胞中可见大量异常线粒体聚集成团块,被电子传递链中复合体 II 的特异性染料染成红色,称为破碎红纤维(ragged red muscle fiber)。本病多因线粒体基因组中 tRNA^{Lys} 基因第 8 344 位点 A → G 点突变,降低了线粒体内膜参与氧化磷酸化的蛋白的整体合成水平,使线粒体产能不足。当神经和肌肉细胞中此类突变线粒体比例达到 90% 时,即可出现典型的症状,且症状随比例的下降而减轻。

(三) 线粒体脑肌病伴高乳酸血症和卒中样发作

线粒体脑肌病伴高乳酸血症和卒中样发作(mitochondrial encephalomyopathy with lactic acidosis and stroke-like episode,MELAS)是一种以卒中样发作和高乳酸血症为特征的线粒体脑肌病,是最常见的母系遗传病。主要症状为发作性呕吐及头痛、肌病、共济失调、肌阵挛、痴呆和耳聋。脑卒中样发作时表现为偏盲、偏瘫、视物模糊等。多数患者体重低,肌无力,身材矮小。由于丙酮酸无法正常代谢,从而产生大量乳酸并在血液和体液中累积,产生乳酸酸中毒。肌组织病理检查可见大量异常线粒体堆积形成的破碎红纤维。本病约80%的病例是因线粒体基因组中tRNA^{Leu}基因第3 243位点A→G点突变所导致的。此种突变是异质性的,当肌组织中突变线粒体DNA比例超过90%时,复发性休克、痴呆、癫痫和共济失调的发病风险就会增加。当达到40%~50%时,有可能出现慢性进行性眼外肌麻痹、肌病和耳聋。

(四) 线粒体心肌病

线粒体心肌病(mitochondrial cardiomyopathy)是由于线粒体产能障碍导致心脏和骨骼肌受损的一类疾病,患者常有严重的心力衰竭。常见临床症状为劳力性呼吸困难、心动过速、全身肌无力伴全身严重水肿、心脏和肝脏增大等。mtDNA缺失突变是各种心脏损害的主要原因。虽然在扩张型及肥厚型心肌病的心肌mtDNA出现多种缺失,但它们有一个共性特征,即均含有位于8 637~16 037bp的7 436bp片段缺失。该片段缺失造成氧化磷酸化障碍,细胞产能显著减少。此外,在缺血性心脏病患者中也发现了mtDNA的点突变。

(五) 线粒体糖尿病

线粒体糖尿病(mitochondrial diabetes mellitus,MDM)又称非胰岛素依赖型糖尿病伴耳聋,呈母系遗传。患者发病年龄多在45岁前,体型消瘦,常伴有轻度至中度神经性耳聋,耳聋与糖尿病并不同时发生。研究发现,线粒体糖尿病患者的发病涉及多种类型的mtDNA突变,其中最为常见的是mtDNA的tRNA基因3 243位点A→G的点突变,该突变导致胰岛β细胞氧化磷酸化障碍,产能不足,引发胰岛素分泌受限。

(六) 帕金森病

帕金森病(Parkinson disease,PD)又称震颤麻痹,多在60岁以后发病。有震颤、动作迟缓、运动失调、言语不清等症状,少数患者还表现为痴呆。患者脑组织,特别是黑质中存在一段4 977bp长的mtDNA缺失。本段缺失涉及多个编码线粒体蛋白质的基因,导致线粒体复合体Ⅰ中的4个亚单位功能失常,从而使神经元能量代谢障碍,引起脑黑质中多巴胺能神经元的退行性病变。此类突变为异质性,正常人细胞中突变mtDNA只占0.3%,而帕金森病患者可达5%。

除上述疾病外,氨基糖苷诱发的耳聋、肿瘤和衰老等都与mtDNA突变有关。

第七节 肿瘤与遗传

肿瘤是以分化障碍为特性的遗传性细胞过度、自律性增生形成的赘生物。根据肿瘤对机体的影响,可将肿瘤分为两类:良性肿瘤(benign tumor)和恶性肿瘤(malignant tumor)。良性肿瘤通常与原有的组织形态相似,生长缓慢,常有包膜形成,与周围组织边界比较清晰,可完整切除,一般不复发,很少发生坏死和出血。恶性肿瘤通常与周围的组织形态差别大,生长速度较快,一般无包膜,边界不清,表面不光滑,会伴有浸润性生长及转移,常发生坏死、出血和溃疡,导致受侵袭的脏器遭到破坏,最终使机体衰亡。恶性肿瘤是当前严重影响人类健康、威胁人类生命的主要疾病之一。

一、肿瘤发生的遗传特点

用遗传学中的双生子法、系谱分析及遗传流行病学等方法进行研究,都证实许多肿瘤的发生具有明显的遗传基础,是遗传基础和环境因素共同作用的结果。遗传基础在肿瘤的发生中占有重要地位,但多数情况下只表现为一种倾向性,如某些肿瘤在某一家族甚至某一种族中有一定的聚集现象,发病率较高等。

(一)肿瘤发病率的种族差异

种族是具有相同的地理、文化和遗传背景等相对聚集的人群。研究表明某些肿瘤的发病率与人种和民族有着明显的关系,在不同人种、不同民族中存在着不同的高发肿瘤。例如,中国人鼻咽癌的发病率居世界首位,比印度人高 30 倍,比日本人高 60 倍,而且这种发病率不因中国人移居到其他国家而降低;白种人乳腺癌、淋巴细胞白血病的发病率远较其他人种高。肿瘤发病率的种族差异与种族间遗传背景的差异有关,由此可知肿瘤的发生与遗传因素有关。

(二)肿瘤的家族聚集现象

大多数肿瘤在人群中是散发的,但是有些肿瘤的发生表现出家族聚集现象。主要包括癌家族和家族性癌。

1. 癌家族 指一个家族中多个成员患有一种或几种解剖部位相同的肿瘤。癌家族的报道始于 1913 年 Warthin 对 G 家族的调查研究。他于 1895 年开始,后经多人近 80 年的调查,最后由 Lynch 等完成了这个家族较完整的资料收集(图 4-35)。这一家族的 10 个支系已有 824 名后代,共有 95 名癌症患者,其中 48 人患结肠癌,18 人患子宫内膜腺癌,其余为其他癌症患者。95 名癌症患者中,13 人为多发性肿瘤,19 人的癌症发生在 40 岁之前,72 人的双亲之一是癌症患者(76%),男性与女性分别为 47 人和 48 人,接近 1∶1,符合常染色体显性遗传。Lynch 根据这些表现,总结癌家族的特点如下:①腺癌发病率相当高,原发癌位于结肠或子宫内膜;②多发性原发性恶性肿瘤的发病率也较高;③发病年龄较早;④肿瘤的传递基本符合常染色体显性遗传。

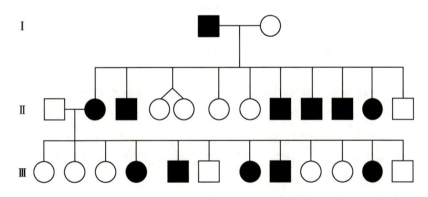

图 4-35 Lynch 癌家族的部分系谱

2. 家族性癌 指一个家族内多个成员患同一类型的肿瘤。家族性癌大多数属于常见肿瘤,如乳腺癌、胃癌等。通常是散发的,只有少数有家族聚集现象,表现为近亲发病率比一般人群高,患者一级亲属的发病率高出一般人群 3~5 倍。家族性癌的遗传方式尚不是很清楚,但这种家族聚集现象表明其可能有多基因遗传的基础。

以上事实都表明一些肿瘤在家族中具有聚集现象,说明肿瘤发生与遗传密切相关,具有明显的遗传学特征。

(三)肿瘤的遗传易感性

肿瘤的遗传易感性(genetic susceptibility)指某些具有遗传缺陷或者某种基因多态性的个体,更容易感受环境因素的影响而患肿瘤的特性。肿瘤的发生是环境因素与遗传基础共同作用的结果。在相同的环境中,具有遗传易感性的个体可以比不具有遗传易感性的个体的肿瘤发病率高 10~100 倍。如白化病患者由于缺乏酪氨酸酶,皮肤无法产生黑色素,更容易患皮肤癌。而具有较高的肿瘤遗传易感性,并不代表一定会发生肿瘤。研究发现大部分肿瘤起源于环境致癌因素的作用,但同样暴露在特定的致癌物中,有些人发病而另一些人不发病。如吸烟已经被流行病学研究证实是肺癌的主要原因,但是在吸烟者中发生肺癌者不到 20%。肿瘤遗传易感性的研究对于肿瘤的防治与诊断有着非常重要的意义。

二、遗传性肿瘤

肿瘤属于体细胞遗传病,遗传物质的改变几乎都发生在体细胞。有些肿瘤的遗传符合孟德尔遗传规律,即属于单基因遗传,此类肿瘤被称为遗传性肿瘤(hereditary tumor)。

(一) 常染色体显性遗传的肿瘤

遗传性肿瘤可表现常染色体显性遗传特性,发病往往早于散发型,并可以表现出双侧发病等特点,如视网膜母细胞瘤(retinoblastoma,RB)、肾母细胞瘤[又称维尔姆斯瘤(Wilms tumor)]等。

另外还有一些癌前病变,有着不同程度的患恶性肿瘤的倾向,也符合常染色体显性遗传方式,如家族性结肠息肉病(familial polyposis coli,FPC)、Ⅰ型神经纤维瘤病(neurofibromatosis,NF Ⅰ)等。

1. 视网膜母细胞瘤 是一种恶性程度很高的眼部肿瘤,多见于幼儿。在婴儿中发病率约为 1/28 000~1/15 000。临床表现为眼底有黄白色不透明的实体,迅速向玻璃体内生长,可以引起眼球突出,或者进入眼眶和颅内。分为遗传型和散发型两类。其中 35%~40% 为遗传型,发病早,常在 2 岁以前发病;散发型的发病年龄较晚,多为单侧发病。

2. 家族性结肠息肉病 是一种较常见的常染色体显性遗传病,在人群中的发病率为 1/10 000。其特征为直肠和结肠表面有数目不等的息肉状病变,临床表现为血性腹泻。息肉极易恶变为结肠癌或直肠癌,平均恶变年龄为 35 岁。因此,有结肠息肉的患者宜及早手术切除。

3. Ⅰ型神经纤维瘤病 属常染色体显性遗传病,患者出生后不久皮肤即有浅棕色的"咖啡牛奶斑",腋窝有广泛的雀斑,儿童期在皮肤上可出现多个纤维瘤,主要分布于躯干部,大小不等,小的如米粒,大的犹如核桃,质软量多。一般在 20~50 岁时,3%~15% 可恶变为纤维肉瘤、鳞状细胞癌或神经纤维肉瘤。与该病发生密切相关的基因定位于 17q11.2,现已被分离克隆,是一个抑癌基因 *NF* Ⅰ。

(二) 常染色体隐性遗传的肿瘤

有些遗传病患者容易自发或诱发染色体的断裂和重排,并且易患肿瘤,这类疾病称为染色体不稳定综合征,也被称为遗传性肿瘤综合征。常表现出常染色体隐性遗传特性,如布卢姆综合征(Bloom syndrome,BS)、范科尼贫血(Fanconi anemia,FA)等。

1. 布卢姆综合征 多见于东欧犹太人的后裔。患者的特征为身材矮小、免疫缺陷。对日光敏感,所以暴露于日光的部位会出现红斑皮疹,面部的红斑呈蝴蝶状,甚至会出现轻度的面部畸形。患者外周血培养细胞可见染色体断裂、重排等畸变。其中姐妹染色单体交换率比正常人高 10 倍。患者常易患白血病和其他恶性肿瘤。

2. 范科尼贫血 为一种罕见的儿童期骨髓疾病,临床表现为全血细胞减少,最终导致患者产生贫血、易疲乏、易出血和感染等症状,并常伴有先天畸形,拇指指骨和桡骨发育不良、皮肤色素沉着等。患者的染色体自发断裂率明显增高,单体断裂、裂隙、双着丝粒染色体、断片、核内复制也很常见。患者易患鳞状上皮癌,白血病的发病率也比一般群体高20倍。

除上述符合单基因遗传的肿瘤外,临床上一些常见的恶性肿瘤,如乳腺癌、胃癌、肺癌、宫颈癌等,大多是多基因遗传的肿瘤,是遗传基础和环境因素共同作用的结果。患者一级亲属的患病率显著高于群体发病率。如乳腺癌群体发病率为 2.3%,患者一级亲属发病率为6.7%;而两侧发病患者的一级亲属发病率高达 17%。

三、染色体畸变与肿瘤

1960 年,Nowell 与 Hungerford 首次报道慢性粒细胞白血病中存在费城染色体(Ph 染色体)以来,肿瘤和染色体的关系引起了人们的注意。大多数恶性肿瘤细胞存在染色体畸变,同一肿瘤细胞的染色体常有相同的畸变特征。

(一)染色体数目畸变与肿瘤

恶性肿瘤细胞中染色体的数目常发生明显的改变。即使在同一肿瘤中,不同肿瘤细胞中的染色体数目也可以出现较大的差别。在恶性肿瘤细胞群的选择和演变过程中,逐渐占据主导地位的细胞系称为干系(stem line)。除干系之外的细胞系称为旁系(side line)。有的肿瘤没有明显的干系,而有的肿瘤却可能有 2 个或 2 个以上的干系。并且在恶性肿瘤的生长过程中,干系和旁系可以发生改变和相互转化。

正常人体细胞为二倍体(2n=46)。在肿瘤细胞中可见三倍体、四倍体等整倍体的变化,如胸腹水中癌细胞染色体数目常超过四倍体。大多数恶性肿瘤细胞为非整倍体,如亚二倍体和超二倍体、亚三倍体和超三倍体、亚四倍体和超四倍体、假二倍体、假三倍体和假四倍体等。

(二)染色体结构畸变与肿瘤

恶性肿瘤细胞的染色体结构畸变主要包括缺失、倒位、易位、重复、环状染色体和双着丝粒染色体等。如果在某一肿瘤的大多数细胞内具有同一结构畸变的染色体,则这种结构畸变的染色体称为标记染色体(marker chromosome)。标记染色体可分为特异性标记染色体和非特异性标记染色体两类。

1. 特异性标记染色体　指特异性的经常出现在同一类肿瘤细胞内的标记染色体,对该肿瘤具有代表性。

(1)Ph 染色体:是慢性粒细胞白血病(chronic myelocytic leukemia,CML)的特异性标记染色体。1960 年,Nowell 和 Hungerford 发现在慢性粒细胞白血病患者的骨髓及外周血淋巴细胞中有一个比 G 组染色体还小的染色体,因在美国费城首先发现,因而命名为费城染色体(Ph 染色体)。最初认为 Ph 染色体是由于 22 号染色体长臂缺失所致,后来通过显带技术证明,它是 9 号和 22 号染色体相互易位的产物,其核型为 46,XX(XY),t(9;22)(q34;q11),易位使 9 号染色体长臂增长、22 号染色体长臂缩短,形成了该染色体(图 4-36)。

大约 95% 的 CML 患者具有 Ph 染色体(即 Ph 染色体阳性),可作为诊断依据。并且 Ph 染色体可以随着病情的转变而发生变化,病情好转时 Ph 染色体的出现率下降甚至消失,而病情严重者 Ph 染色体的出现率升高。所以 Ph 染色体可以作为衡量治疗效果的指标之一。另外,在 CML 患者发病前 5 年就可以在其骨髓细胞中检测到 Ph 染色体,因此 Ph 染色体可以作为 CML 的早期诊断指标。

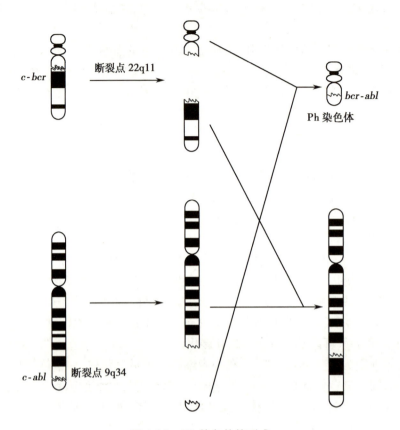

图 4-36　Ph 染色体的形成

(2)14q⁺ 染色体：在 75%~90% 的伯基特淋巴瘤（Burkitt lymphoma）病例中，可以见到一个长臂增长的 14 号染色体（14q⁺），这条 14q⁺ 染色体是伯基特淋巴瘤的特异性标记染色体。这也是一种相互易位的结果，即 t(8；14)(q24；q32)。此外，还可见到 t(8；22)(q24；q11)、t(2；8)(q11；q24) 等易位性核型。

2. 非特异性标记染色体　指那些非某一种肿瘤所特有，而见于同一种肿瘤不同型或不同种肿瘤的多种多样的结构异常体。肿瘤的结构畸变染色体大多属于这种非特异性的标记染色体，如双微体（double minute，DM）（图 4-37）。双微体是一种无着丝粒的成对出现的微小环状遗传结构，多见于神经源性肿瘤和小儿肿瘤，如神经母细胞瘤。

大部分恶性肿瘤细胞有染色体畸变。肿瘤标记染色体的研究，在临床上对肿瘤的早期诊断、预后估计和某些肿瘤易感性个体的检出均具有较大的临床意义。

染色体畸变与肿瘤发生的关系一直是人们所关注的问题，随着癌基因和抑癌基因的发现及深入研究，人们已经认识到染色体畸变与原癌基因的激活和抑癌基因的失活密切相关，染色体畸变在诱发癌变过程中起着重要作用。

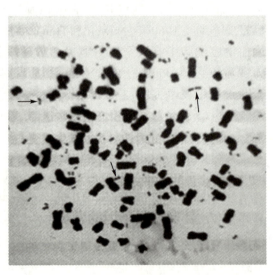

图 4-37　人类恶性肿瘤细胞核型中的双微体

四、癌基因、抑癌基因与肿瘤

目前认为肿瘤发生的分子机制是以多个癌基因的激活和多个抑癌基因失活为基础的。

（一）癌基因

癌基因（oncogene）指活化后能导致正常细胞转变为癌细胞的基因，主要包括病毒癌基因（viral oncogene，v-oncogene）和细胞癌基因（cellular oncogene，c-oncogene）。病毒癌基因指病毒中使宿主细胞发生癌变的基因。细胞癌基因也称原癌基因（proto-oncogene），是胚胎早期表达的，编码调节细胞生长或分化有关蛋白质的一类基因，出生后大多已经关闭，不再表达。原癌基因的作用是通过其表达产物蛋白质来行使的，在正常细胞内行使重要的生物学功能，而在突变或过度活化时可转变成癌基因，导致肿瘤的发生。

1. 原癌基因的分类 早在 20 世纪 80 年代初第一个癌基因 *ras* 被克隆以来，截至目前已鉴定了 100 多个癌基因。其中原癌基因按照其在细胞内的功能可以分为以下四类：

（1）生长因子类：此类癌基因多为多肽类分子，能够与靶细胞的受体结合，引起细胞的增殖、分化与凋亡等。*sis* 基因是第一个被发现的具有生长因子作用的癌基因。生长因子类的癌基因包括 *PDGF* 家族、*EGF* 家族、*FGF* 家族和 *Wnt* 家族等。

（2）生长因子受体类：此类受体多具有酪氨酸激酶活性，属于跨膜的多肽类分子，分子结构包括胞外配体结合区、跨膜区和胞内酪氨酸激酶活性区。生长因子与受体的胞外配体结合区相结合，使细胞内酪氨酸激酶催化区域激活，引起一系列的生化反应，最终导致细胞分裂。重要的生长因子受体的癌基因包括 *erbB*、*her-2*、*GR*、*fms* 和 *vk* 等。

（3）信号转导分子类：又可分为两类，一类与细胞膜相联系，一类位于细胞质中。信号转导分子类癌基因的产物为丝/苏氨酸激酶（如癌基因 *raf*、*fes*、*akt*、*col* 和 *mos* 等）和非受体型酪氨酸激酶（如 *src*、*fyn*、*ahl*、*fp*、*lck* 和 *hn* 等）等蛋白质激酶，最终胞外信号传递至胞核，通过诱导或抑制一系列基因的表达活性，对细胞的生物学行为（如细胞生长、分化和凋亡）产生重要影响。

（4）核转录因子类：核转录因子多具有两个结构域——DNA 结合结构域和蛋白结合结构域。核转录因子通过 DNA 结合结构域与特异基因的近端或远端的顺式作用元件结合，并通过与其他蛋白分子的相互作用实现对基因表达的正性或负性调控。目前已发现的重要的核转录因子类癌基因包括 *myc*、*myb*、*c-fos*、*c-jun*、*rel* 和 *evi-l* 等。

2. 原癌基因激活机制

（1）基因突变：是原癌基因活化的一种主要方式。这些突变包括点突变、移码突变、基因重排和其他结构上的改变。这些突变都有可能激活癌基因。

在 *ras* 基因家族中有三个成员：*H-ras*、*K-ras* 和 *N-ras*，其编码产物同为 P21 蛋白，是一种 GTP 结合蛋白。*ras* 基因点突变常见于第 12、13、59 和 61 位密码子。由于突变，引起 P21 蛋白肽链中氨基酸被替换，引起 P21 蛋白的构象改变，始终处于激活状态，促使细胞过度增殖形成肿瘤。

（2）基因扩增：指基因组某个基因的拷贝数增加。基因扩增可导致转录 mRNA 增多，其编码的蛋白质水平增加，原癌基因一旦扩增，扩增部分的拷贝数目具有绝对的优势，可以充分在细胞内表达，其结果是使细胞不受控制地生长，并且向异常方向转化。在肿瘤细胞里，尤其是在胚胎神经组织肿瘤细胞中，有时可见到双微体和染色体上的均染区（homogeneously staining region，HSR），就是原癌基因扩增的表现。

（3）染色体易位：染色体易位和重排造成原本无活性的原癌基因与某些强的启动子或增强子相连而被激活或表达增强，或者由于易位而改变了基因的结构并与其他高表达的基因形成所谓的融合基因,使控制癌基因的正常调控机制作用减弱,激活癌基因,导致细胞癌变。

(4)启动子的插入:原癌基因附近一旦插入一个强大的启动子,或原癌基因插入一个强大的启动子附近,原癌基因就有可能被激活,转变成癌基因。

(5)原癌基因缺失:癌细胞中常发现有原癌基因 DNA 片段缺失,可以是单个碱基对的缺失,也可以是基因的一部分缺失。如果原癌基因内发生小的缺失,在正常情况下,抑制蛋白活性的那一部分蛋白缺失或诱导产生类似于正常刺激信号,就可导致细胞的过度增殖。

知识链接

人乳头瘤病毒(HPV)的发现

德国科学家哈拉尔德·楚尔·豪森发现人乳头瘤病毒(HPV)导致宫颈癌,因此获得 2008 年诺贝尔生理学或医学奖。

哈拉尔德·楚尔·豪森 1936 年出生于德国,毕业于德国杜塞尔多夫大学,获得医学博士学位,是德国海德堡癌症研究中心的荣誉教授、前主任和科学主管。他用了 10 年时间对妇女的第二大多发癌症——宫颈癌的致癌病毒进行研究,在宫颈癌切片中发现了新的人乳头瘤病毒 DNA,于 1983 年发现了可致癌的 HPV16 型病毒。1984 年成功克隆了 HPV16 型和 HPV18 型病毒。

他的发现使科学家最终能够研发出抗 HPV16 型和 HPV18 型病毒感染的疫苗,疫苗的保护率超过了 95%。疫苗的使用降低了宫颈癌的患病风险,为广大妇女带来了福音,同时也减少了因宫颈癌给全球卫生体系造成的负担。

(二)抑癌基因

抑癌基因(tumor suppressor gene)是一类存在于细胞内能抑制细胞增殖,并能潜在抑制癌变作用的基因。自 1986 年首次克隆出 *Rb* 抑癌基因以来,目前已发现多种抑瘤基因在细胞信号转导途径的多层次起作用,从而对肿瘤的增殖、发生及转移等发挥重要调节作用。

1. 常见的抑癌基因

(1)*p53* 基因:*p53* 基因是迄今发现与人类肿瘤相关性最高的抑癌基因,已发现许多恶性肿瘤中存在 *p53* 基因突变,如肺癌、肝癌、胃癌、卵巢癌、白血病和淋巴瘤等。*p53* 基因全长 20kb,由 11 个外显子组成,编码 393 个氨基酸组成的蛋白质。野生型 P53 蛋白是核内的一种磷酸化蛋白,可作为转录因子与特异的 DNA 序列结合。由外界刺激引起的细胞内 P53 蛋白水平的升高可激活一系列下游靶基因的转录,诱导细胞周期 G_1 期阻断及细胞凋亡和分化,从而发挥保护基因组的完整性以及抑制细胞生长等作用。

导致细胞转化或肿瘤形成的 P53 蛋白是 *p53* 基因突变的产物,是一种肿瘤促进因子,可以消除正常 P53 蛋白的功能。突变型 P53 蛋白过度表达,能够同正常 P53 蛋白结合形成寡聚蛋白复合物使 P53 蛋白失活,进而抑制后者的功能。可以说,突变的 P53 蛋白不仅失去了正常野生型 P53 蛋白的生长抑制作用,而且本身又具有癌基因的功能。

(2)*Rb* 基因:视网膜母细胞瘤基因(*Rb* 基因)为最早鉴定的抑癌基因。*Rb* 基因全长约 200kb,有 27 个外显子,26 个内含子,编码具有 928 个氨基酸残基的 Rb 蛋白。Rb 蛋白的主要作用是调节细胞周期,其调节细胞周期的能力与 Rb 蛋白的磷酸化状态有关。有丝分裂原可以刺激静止细胞中的 Rb 蛋白磷酸化,相反,细胞分化能促使 Rb 蛋白的低磷酸化。因此,Rb 蛋白的低磷酸化状态可以抑制细胞增殖。

(3) *p16* 基因：多重肿瘤抑制基因（multiple tumor suppressor 1，MTS1）简称 *p16* 基因，定位于人染色体 9p21，编码含有 148 个氨基酸残基的蛋白质。*p16* 基因主要通过调节细胞周期来参与肿瘤的发生，是通过 *Rb* 基因依赖性途径来实现的。P16 蛋白能与 cyclinD 竞争结合 cdk4，它与 cdk4 结合后抑制 Rb 蛋白的磷酸化，从而可以抑制细胞增殖。

2. 抑癌基因功能失活机制　抑癌基因的抑癌作用是控制细胞增殖、生长或分化。导致抑癌基因丧失抑癌功能的主要机制如下：

(1) 抑癌基因自身突变或缺失：这是某些抑癌基因功能失活的重要原因。例如 *p53* 基因在多种肿瘤中发生异常，往往等位基因出现一条有缺失、另一条有突变，主要发生错义突变。

(2) 与 DNA 肿瘤病毒的致癌蛋白结合而失活：如人乳头瘤病毒（HPV）E6、E7 蛋白可分别与野生型 P53 蛋白或 Rbl 蛋白结合，抑制其功能或促进其降解。

(3) 抑癌基因产物与癌基因产物结合而失活：如突变型 P53 蛋白可以与野生型 P53 蛋白结合，使后者丧失抑癌功能。

(4) 抑癌基因的高度甲基化：启动子区 CpG 岛高度甲基化可以引起转录抑制，造成抑癌基因失活。

抑癌基因突变失活或完全失活时，癌基因的作用不受制约，细胞中由癌基因与抑癌基因相互作用保持的动态平衡被打破，结果导致细胞调控紊乱和肿瘤发生。

五、肿瘤发生的遗传理论

肿瘤的具体发生机制至今尚不十分清楚，目前普遍接受的肿瘤发生的遗传理论主要包括以下几种：

(一) 单克隆起源假说

该假说认为，肿瘤的发生是由于各种致癌因子的作用，使体细胞的基因发生了突变，正常体细胞转化为前癌细胞，然后在一些促癌因素作用下，发展成为肿瘤细胞。因此，肿瘤细胞是由单个突变细胞增殖而成的，也就是说肿瘤是突变细胞的单克隆增殖细胞群。但由于内外环境的影响，使细胞不断地发生变异，演化成不同核型的细胞系。

肿瘤的细胞遗传学研究发现同一肿瘤中所有肿瘤细胞都具有相同的标记染色体，再次证明了所有的肿瘤几乎都是单克隆起源。近年来用荧光原位杂交（fluorescence in situ hybridization，FISH）方法可以直接检测癌组织中突变的癌基因或抑癌基因，充分证实了肿瘤的克隆特性。

(二) 染色体不平衡假说

1914 年德国科学家 T.Boveri 观察到海胆幼胚细胞不均等分裂，染色体分配不平衡。他将这种由染色体异常造成的畸形胚胎与肿瘤相提并论，提出了染色体不平衡假说。该假说认为：各种因素造成细胞的不对称分裂而使子细胞内染色体分布不平衡，染色体含量的异常是引起肿瘤发生的根本原因。由于动物细胞染色体的制备和分析技术的限制，该假说一直到 20 世纪 70 年代才被证实。

肿瘤细胞遗传学的研究表明，除慢性粒细胞白血病的 Ph¹ 染色体、伯基特淋巴瘤的 14q⁺ 染色体等属于特异性的标记染色体外，虽然一般肿瘤细胞的染色体变化较大，但仍然可以发现一些结构异常的染色体在某种肿瘤内的出现是非随机的。从而证实染色体的异常与肿瘤的发生之间有着必然的联系。

(三) 二次突变假说

20 世纪 70 年代，Knudson 在研究遗传性视网膜母细胞瘤的发病机制时提出二次突变假说。这一假说的主要论点是：一个正常细胞转化为癌细胞，必须经历两次或两次以上的突

ER-4-16

二次突变假说示意图

变。第一次突变可能发生在生殖细胞或由父母遗传而来,也可能发生在体细胞;第二次突变则均发生在体细胞。第一次突变是肿瘤细胞的启动过程,第二次则是促进过程。

遗传性肿瘤第一次突变发生在生殖细胞,那么该突变产生的染色体异常将存在于上代所形成的每一个体细胞和生殖细胞中,并且会遗传给子代,任何细胞只要再经一次突变就可变为肿瘤细胞。所以遗传性肿瘤的发生会出现家族性、多发性和早发性。而非遗传性肿瘤由于第一次突变发生于体细胞中,则该突变只能存在于该细胞或其克隆中,不会遗传给后代,也就不会表现出家族性患癌倾向。

恶性肿瘤多
步骤发生
机制

(四)多步骤损伤学说

癌症的发生是一个极其复杂的细胞恶变过程,目前的研究证明肿瘤的发生是多步骤、多种相关基因(包括癌基因和抑癌基因)的变异。一种肿瘤会有多种基因的变化,而同一种基因的改变也会在不同种类肿瘤的发生中起作用,大多数肿瘤的发生与癌基因的活化或抑癌基因的失活有关。据研究,每个人的体细胞中都含有多种原癌基因,当这些细胞受到物理因素(如紫外线、电离辐射等)、化学因素(如联苯胺、黄曲霉毒素等)和生物因素(如 DNA 致癌病毒)等致癌因子的作用后,经过启动阶段、促癌阶段和演进阶段等步骤,会逐渐由正常细胞经癌前细胞转变成癌细胞,最终发展成恶性肿瘤。

总而言之,正是由于各种原癌基因发生了量变和质变,导致表达异常,造成细胞分裂与分化失控,通过多阶段演变而转化为肿瘤细胞,这就是肿瘤的多步骤损伤学说的基本观点。多步骤致癌原因除包括原癌基因的激活外,还包括病毒癌基因的整合、抑癌基因的突变或缺失等,这些都是多步骤致癌过程的重要环节。

随着对肿瘤发生机制的不断深入研究,认识到肿瘤的发生、发展不但与遗传因素、环境因素有关,还受到表观遗传修饰的影响。目前对于肿瘤的表观遗传学研究主要涉及 DNA 甲基化作用的改变和染色质蛋白的修饰作用、非编码小分子 RNA 参与调控方式的变化等。

第八节 遗传病的诊断与治疗

遗传病的确诊是开展遗传咨询和防治工作的基础。遗传病不同于一般疾病,过去人们认为遗传病是不治之症,近年来随着现代医学的发展、对遗传病研究的不断深入,遗传病的治疗和预防已有了突破性的进展。遗传病的诊断与治疗是一项复杂的工作,需要儿科、妇产科、内科、外科、影像科、检验科等多个学科密切配合。

一、遗传病的诊断

遗传病的诊断主要包括临症诊断(symptomatic diagnosis)、症状前诊断(presymptomatic diagnosis)、产前诊断(prenatal diagnosis)及遗传病的实验室辅助诊断。

(一)遗传病的临症诊断

临症诊断指医务工作者根据患者的各种临床表现(如病史和体征等)进行分析,对患者所患疾病是否为遗传病及遗传方式做出初步判断。

1. 病史、症状和体征

(1)病史采集:遗传病多有家族聚集现象,因此病史的采集尤为重要,除询问一般病史外,应着重询问患者的家族史、婚姻史及生育史。采集家族史时,应注意询问家族中有无遗传病的患者及其发病情况;采集婚姻史时,应注意询问是否为近亲结婚、婚龄及配偶的健康状况;采集生育史时,应注意询问生育年龄、所生育子女数目及其健康状况,是否有流产、早产或死产等情况发生,妊娠早期是否患有病毒性疾病或接触过各类致畸因素等,患儿出生时有无产伤、窒息等。

(2)症状或体征:症状或体征是患者就诊的主要原因,也为遗传病的诊断提供重要线索。大多数遗传病在婴儿期或儿童期即表现出某些体征或症状,因此除观察外貌特征外,还应注意观察分析患儿身体发育快慢、智力发育情况及性器官和第二性征发育是否正常等,这些为判断是否为某种遗传病提供了非常重要的线索。例如,智力发育不全、毛发淡黄并伴有特殊鼠尿臭味提示可能患苯丙酮尿症;智力发育不全的男性,伴有大耳、大睾丸和/或多动症则提示可能患脆性 X 综合征;若患儿表现为生长发育迟缓、智力低下并伴有特殊的伸舌样呆滞面容等则可能患唐氏综合征。在进行症状和体征检查时,还应注意环境因素所致的表型模拟和遗传异质性。

(3)皮肤纹理分析:人的皮肤纹理于胚胎 14 周时形成,皮肤纹理的形成是遗传和环境共同作用的结果,因此,皮肤纹理分析可作为诊断某些遗传病的辅助手段。某些遗传病,特别是染色体病,患者的皮肤纹理往往出现某些特征性改变。例如,唐氏综合征患者的指纹以尺箕为多,∠atd 常大于 45°,约 1/3~2/3 患者有通贯掌;其他染色体病,如 5p 部分单体综合征、克兰费尔特综合征、特纳综合征等也有明显的皮肤纹理改变。

2. 家系调查与系谱分析　大多数遗传病可按一定的遗传方式在上下代垂直传递。因此,应用家系调查和系谱分析将有助于确定待诊疾病是不是遗传病,是单基因遗传病还是多基因遗传病。如果是单基因遗传病,则可进一步分析出属于何种遗传方式。

在进行系谱分析时应注意以下四个问题:

(1)系谱的系统性、完整性和可靠性:完整的系谱至少应包括 3 代家族成员;家族成员要逐个查询,关键成员更不可遗漏;死亡者(包括婴儿死亡)需查清死因;死胎、流产也要记录在系谱中。

(2)表型受遗传背景和环境因素共同影响的遗传病:某些单基因遗传病,突变基因性状的遗传存在不符合孟德尔遗传规律的例外情况,如有的显性遗传病具有外显不全和延迟显性等特点,要注意与隐性遗传病区分。

(3)区分新发突变与隐性遗传:如果除先证者外,家系中无其他患者时,应分析该病是否由新发生的突变基因所致,不能轻易依据家系中的"散发"病例确定为隐性遗传病。

(4)显性与隐性的相对性:同一遗传病可能因为观察指标的不同而得出遗传方式不同的结论,从而导致对发病风险的错误估计。例如,在临床水平,镰状细胞贫血纯合子患者有严重的贫血,正常情况下杂合子无贫血症状;在氧分压低的情况下,杂合子也有少量红细胞形成镰刀状。因此,如果以贫血作为观察指标,突变基因被认为是隐性的;以镰状红细胞数量为观察指标,则突变基因呈不完全显性。

(二)遗传病的症状前诊断

症状前诊断指对还没有临床表现的可疑杂合子个体是否带有致病基因做出判断。症状前诊断有助于在组织器官尚未出现器质性病变前进行有效防治,也有助于遗传咨询。

某些常染色体显性遗传病具有延迟显性的现象,有的遗传病具有不完全外显的现象,即外显率低于 100%,有的遗传病为限性遗传,因此,虽然个体没有表现出临床症状,但有可能带有致病基因(表4-12)。如亨廷顿病杂合子,发病年龄在 40 岁左右,而这时的杂合子个体已经生儿育女,他们将致病基因传给子代的几率为 50%,造成子代患病。如能在可疑杂合子个体生育前做出诊断,就可采取适当的措施,避免影响子代。常染色体显性遗传病杂合子的诊断主要依赖于家系调查和系谱分析,可估计家系中各成员的杂合子风险。对风险高的个体应做进一步的检查,如基因诊断,以明确诊断。

表 4-12　几种常染色体显性遗传病的症状前诊断

疾病	筛选方法	筛选目的
亨廷顿病	基因突变筛查	遗传咨询
家族性高胆固醇血症	生化检查、基因突变筛查	遗传咨询、预防冠心病
成人型常染色体显性遗传多囊肾病	超声检查、基因突变筛查	遗传咨询、早期治疗
马方综合征	基因突变筛查	遗传咨询、早期预防
强直性肌营养不良	肌电图、基因突变筛查	遗传咨询
急性间歇性卟啉病	生化检查、基因突变筛查	遗传咨询、预防
奥尔波特综合征	基因突变筛查	遗传咨询、预防尿毒症

此外,对新生儿进行某些遗传病的症状前诊断,即新生儿筛查,也是降低发病率的措施之一,我国列入新生儿筛查的病种有苯丙酮尿症、先天性甲状腺功能减退症及听力障碍等。

(三) 遗传病的产前诊断

产前诊断又称出生前诊断或宫内诊断,指在遗传咨询的基础上,在胎儿出生前,对有高发风险的孕妇进行特殊检查,了解胎儿在子宫内的发育情况,对胎儿是否患有某种遗传病或先天畸形做出的诊断。如果确认胎儿患有严重遗传病或先天畸形,则终止妊娠。因此,产前诊断是优生的重要措施之一。

1. 产前诊断的适应人群　根据遗传病的危害程度和发病率高低,结合目前可进行产前诊断的疾病,通常认为有以下情形之一者应进行产前诊断:①孕妇年龄大于 35 岁;②夫妇一方有染色体异常,特别是平衡易位携带者,或夫妻表型正常,但曾生育过染色体病患儿;③夫妻一方有先天畸形,或曾生育过先天畸形(特别是神经管缺损)患儿;④常染色体隐性遗传病或 X 连锁隐性遗传病携带者,或生育过某种单基因遗传病患儿;⑤有原因不明的习惯性流产、死产、畸胎和新生儿死亡史等;⑥丈夫在孕前及妻子在孕早期接触致畸因子,如化学毒物、辐射、病毒感染等。

2. 产前诊断技术及应用　产前诊断主要以羊膜穿刺、绒毛膜取样和经皮脐血管穿刺等技术为手段,获取胎儿的组织,如羊水、绒毛、脐带血等,通过对这些组织进行细胞遗传学检查、生化分析、基因诊断等,并通过磁共振、超声等方法检查胎儿的外部形态和内部结构,判断胎儿是否患有遗传病。利用孕妇外周血中胎儿细胞或胎儿 DNA 进行产前诊断是近年发展起来的一种非侵袭性产前诊断新技术。

无创产前 DNA 检测技术(non-invasive prenatal testing)是采集孕妇静脉血,利用新一代 DNA 测序技术对母体外周血浆中的游离 DNA 片段(包含胎儿游离 DNA)进行测序,并将测序结果进行生物信息分析,从而得到胎儿的遗传信息的一种技术。由于母体血浆中含有胎儿游离 DNA,胎儿染色体异常会带来母体中 DNA 含量微量变化,通过深度测序及生物信息分析可检测到该变化,从而检测胎儿是否患染色体病。该技术的无创伤性可以避免因为侵入性诊断带来流产、感染风险,而 DNA 测序技术的成熟性能保证技术的准确率,孕妇在孕早期即可检测,且检测效率高,为出生缺陷儿的产前检测做出极大贡献。

随着体外受精胚胎移植术的开展,以及单个细胞基因诊断技术的应用,在体外受精的胚胎,发育到 4~8 细胞期,通过显微操作技术取出单个细胞,应用 PCR、FISH 等技术进行染色体检查或基因分析,并挑选出正常胚胎植入母体子宫,称为植入前遗传学诊断(preimplantation genetic diagnosis,PGD)。与常规产前诊断相比,植入前遗传学诊断能把人类遗传病控制在胚胎发育的最早阶段,从源头上阻断遗传病的传递,避免了常规产前诊断可能引起感染、出血和流产等并发症,提高了有遗传风险的夫妇获得健康子代的机会,这是遗传病产前诊断的重大突破。

（四）遗传病的实验室诊断方法

1. 细胞遗传学检查　细胞遗传学检查包括染色体检查及核型分析、性染色质检查等，是较早用于遗传病诊断的辅助手段。

（1）染色体检查及核型分析：通过染色体检查进行核型分析，是确诊染色体病的主要方法。随着显带技术的发展及高分辨显带技术的应用，目前已能准确判断染色体的结构畸变，甚至能发现染色体微畸变。染色体检查的指征包括：智力发育不全、生长发育迟缓伴其他先天畸形患者；习惯性流产、早产、死产等不良妊娠夫妇；不孕、不育夫妇；原发闭经患者；无精子症患者；性征发育不全或两性内外生殖器畸形或两性畸形患者；疑为唐氏综合征的患儿及其父母；35 岁以上的高龄孕妇等。染色体检查时，大多取外周血淋巴细胞，产前诊断时则取绒毛、羊水中胎儿脱落细胞、脐带血中有核细胞等，进行体外培养，制备染色体标本，最后做核型分析。

（2）性染色质检查：性染色质（X 染色质、Y 染色质）检查主要用于性发育异常疾病、真假两性畸形及性染色体数目异常疾病的辅助诊断。性染色质检查的标本可取口腔黏膜上皮细胞、头发毛囊细胞、皮肤、女性的阴道上皮细胞等，用于产前诊断时可取绒毛细胞或羊水的胎儿脱落细胞等。标本应涂片、染色后进行观察；检测 Y 染色质时，标本需用盐酸喹吖因染色，荧光显微镜观察。该方法的优点是简单，有一定价值，但确诊仍需依靠核型分析。

2. 生化检查　生化检查是遗传病诊断的重要辅助手段，包括一般的临床生化检验和遗传病的特异检查。

（1）蛋白质和酶的检测：蛋白质含量和酶活性的测定是确定某些单基因遗传病的重要方法。随着生化检测技术的不断进步，目前还可鉴别出蛋白质和酶的变异型（variant）。用于分析酶变异型的方法主要有电泳速率法、酶动力学技术、指纹分析法、免疫反应技术等。用于分析蛋白质变异型的方法主要有电泳技术、肽链和氨基酸顺序分析等。检测的样本来自患者血液或特定的组织和细胞。

（2）代谢产物检查：酶缺陷导致一系列的生化代谢紊乱，从而使代谢中间产物、底物、终产物及旁路代谢产物发生变化。因此，检测某些代谢产物的质和量变化，可间接反映酶的变化而做出诊断。如疑为苯丙酮尿症，可检测血清苯丙氨酸或尿中苯乙酸浓度；黏多糖病可测定尿中硫酸皮肤素和硫酸乙酰肝素；进行性假肥大性肌营养不良（Duchenne muscular dystrophy，DMD）可检测血清中磷酸肌酸激酶活性。

3. 基因诊断　基因诊断（gene diagnosis）也称 DNA 诊断，是通过对基因或基因组进行直接分析而诊断疾病的手段。与传统的诊断方法相比，主要差别在于基因诊断直接从基因型推断表型，即越过基因产物直接检测基因结构而做出诊断。常用的基因诊断技术有：

（1）限制性片段长度多态性分析：限制性片段长度多态性（restriction fragment length polymorphism，RFLP）指由于点突变，导致基因的 DNA 序列上限制性内切酶的酶切位点消失或新的酶切位点出现，使不同个体的基因组 DNA 用同一限制性内切酶切割时，DNA 片段长度出现差异，这种由于限制性内切酶酶切位点变化所导致的酶切后 DNA 片段长度的差异，称为限制性片段长度多态性（RFLP）（图 4-38）。通过检测限制性片段长度多态性，判断基因是否发生突变，进行遗传病的诊断，即为 RFLP 连锁分析法。根据待测个体的限制性内切酶酶切片段的大小和数量变化，可做出是否存在基因突变的诊断（图 4-39）。

（2）短串联重复序列多态性连锁分析：短串联重复序列（short tandem repeat，STR）也称微卫星 DNA，是存在于人类基因组中的重复序列，在基因组中出现的数目及频率存在个体差异（多态性）。因此，对于与短串联重复序列紧密连锁的基因，可通过 PCR 检测 STR 的多态性，再通过连锁分析进行基因诊断。

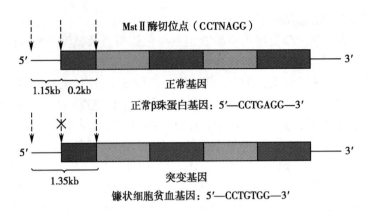

图 4-38 镰状细胞贫血患者基因酶切分析

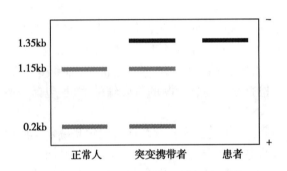

图 4-39 镰状细胞贫血患者基因酶切片断电泳图

(3) 等位基因特异的寡核苷酸探针：当基因突变部位和性质完全明了时，可以应用放射性核素或非放射性核素标记的等位基因特异性寡核苷酸（allele-specific oligonucleotide，ASO）探针进行诊断。探针长度通常为 19bp 左右，在严格的杂交洗脱温度下，可区分一个碱基的差别。检测等位基因点突变时一般需要合成两种探针，一种与正常基因序列稳定杂交，另一种与突变基因序列稳定杂交，这样，就可以把只有一个碱基突变的基因检测出来。

(4) 聚合酶链反应及其生物技术：聚合酶链反应（polymerase chain reaction，PCR）是 DNA 的体外复制技术（详见第六章）。如果疾病由于基因缺失引起，可在缺失基因的两端设计一对引物，扩增结果是无扩增产物，或是缩短了的扩增产物；如果疾病由点突变引起，且突变的位置和性质已知，可设计正常引物和包括突变部位的引物（突变引物），扩增结果是用正常引物扩增，无扩增产物，而用突变引物扩增，有扩增产物，据此可诊断是否存在突变。

(5) DNA 测序和基因芯片技术：DNA 测序（DNA sequencing）是目前突变基因检测的金标准，能诊断已知的和未知的点突变及小片段核苷酸的缺失与插入。目前常用的是第一代测序技术——双脱氧法（桑格 - 库森法）。随着测序技术的提高，出现了新一代测序技术——高通量测序。

基因芯片技术（gene chip technology）又称 DNA 微阵列（DNA microarray），是将许多特定的寡核苷酸或基因片段作为探针，有规律地排于固相支持物上（如玻片、硅片或尼龙膜等），形成矩阵点。通过激光扫描共聚焦显微镜获取信息，电脑软件分析处理资料，可快速、准确、高效地检测上千种或更多基因的表达水平、突变和多态性。基因芯片技术样品处理能力强,自动化程度高,检测靶分子种类多,具有广阔的应用前景。

二、遗传病的治疗

遗传病由于发病机制不同,治疗方法也不同。近年来,随着人们对遗传病发病机制认识的逐渐深入,以及分子生物学技术在医学领域的广泛应用,遗传病的治疗已从传统的手术治疗、药物治疗和饮食疗法等发展到基因治疗。

(一) 手术治疗

遗传病造成的器官、组织畸形,可予以手术矫正。如先天性心脏畸形可进行手术矫正,唇裂、腭裂可进行修补,多指 / 趾畸形可切除等。受损的组织或器官可施行组织、器官移植。如对 1 型糖尿病患者施行胰岛细胞移植,对重型地中海贫血及某些免疫缺陷患者施行骨髓移植等。

(二) 药物治疗

药物治疗的原则是补其所缺、去其所余。

1. 补其所缺　根据遗传病病因,有针对性地补充患者缺乏的某些成分。如给特纳综合征患者补充雌激素,可使患者的性器官及第二性征得到发育。

2. 去其所余　由于酶促反应障碍,导致体内贮积过多 "毒物",治疗原则即为去其所余,即采用各种理化方法排出这些过多的 "毒物"。如肝豆状核变性(威尔逊病,Wilson disease)患者细胞内铜离子蓄积造成肝损害、肝肿大、肝硬化,脑基底神经节变性及肾功能损害等,使用促排泄剂或螯合剂(D- 青霉胺或三乙烯四胺二盐酸盐)可加速清除体内多余的铜离子。

(三) 饮食疗法

饮食疗法的原则是禁其所忌。由于酶缺乏不能对底物进行正常代谢的患者,可限制底物的摄入量,以达到治疗的目的。饮食疗法成功的先例是苯丙酮尿症的治疗,用低苯丙氨酸饮食疗法治疗苯丙酮尿症患者,治疗后患者体内苯丙氨酸明显减少、症状减轻、病情缓解。此外,减少所忌食物的吸收也可减轻症状,是饮食疗法的另一途径。如苯丙酮尿症患者常规进食后,口服含苯丙氨酸氨基水解酶的胶囊,胶囊在肠内释放出的酶能将食物消化产生的苯丙氨酸转化成苯丙烯酸,从而减少苯丙氨酸的吸收。饮食疗法应用越早,治疗效果越好。

(四) 基因治疗

基因治疗(gene therapy)是在基因水平上治疗疾病,即把基因或 RNA 导入人体的细胞,使其发挥生物学效应,修复患者细胞内有缺陷的基因,改变患者细胞的基因表达,使细胞恢复正常功能,从而达到治疗遗传病目的的方法。

1. 基因治疗的策略　根据治疗措施是否针对患者细胞的致病基因,基因治疗的策略分为直接和间接两大类。

(1) 直接策略:针对致病基因,包括基因矫正(gene correction)、基因替换(gene replacement)、基因添加(gene addition)和基因失活(gene inactivation)四种方法。

1)基因矫正:指在体内对致病基因的突变碱基进行纠正而正常部分予以保留。

2)基因替换:指通过同源重组,定点导入外源正常基因代替有缺陷的基因,对靶细胞的基因组无其他改变。

3)基因添加:又称基因增补,指在不去除异常基因的情况下,将有功能的正常基因导入病变细胞,发生非定点整合,表达正常产物以补偿或替代有缺陷基因的功能,此法难度较小,是目前基因治疗中常用的方式。

4) 基因失活：又称基因干预，指采用反义技术、反基因技术或基因敲除等，阻断基因的表达。反义技术是将反义 RNA、核酶或反义核酸的表达质粒等导入细胞后，与特定 mRNA 结合，并使其灭活，从而在转录和翻译前水平阻断基因的表达。反基因技术是将设计的寡脱氧核苷酸或肽核酸（一种以多肽骨架取代糖 - 磷酸骨架的 DNA 类似物）导入靶细胞，使寡脱氧核苷酸或肽核酸与靶基因的 DNA 双螺旋分子形成 3 股螺旋，从 DNA 水平阻断或调节基因转录。基因敲除是应用 DNA 同源重组原理，用设计的无功能的同源片段替代靶基因片段，从而达到基因敲除的目的。

(2) 间接策略：并不针对致病基因，而是导入与靶基因无直接联系的治疗基因，此类策略常用于肿瘤的基因治疗。包括以下几种：

1) 免疫性基因治疗：导入能使机体产生抗肿瘤或抗病毒免疫力的基因。如导入肿瘤坏死因子、白介素 -2 等细胞因子的基因，以增强抗肿瘤效应。

2) 化疗保护性基因治疗：将编码抗细胞毒性药物蛋白基因导入人体细胞，以提高机体耐受肿瘤化疗药物的能力，如将多药抗性基因导入骨髓造血干细胞，降低骨髓受抑制的程度，以加大化疗剂量，提高化疗效果。

3) 自杀基因疗法：指将来源于病毒或细菌的基因导入肿瘤细胞，该基因产生的酶可将无毒的药物前体转变为有毒的药物，使导入基因的细胞死亡。

2. 基因治疗的基本过程

(1) 目的基因的选择与制备：选择目的基因是基因治疗的首要问题，对于单基因遗传病，可选择与致病基因相对应的有功能的野生型基因；对于遗传因素复杂或不清的遗传病，如肿瘤，可选择与致病基因无关但有治疗作用的基因。获取目的基因的方法有多种，包括基因克隆、人工合成等。

(2) 基因载体的选择：理想载体应易进入细胞，在特异细胞内可高效表达，含整合到基因组活化区或能自主复制的构件，整个过程应安全有效并具有选择性；易于大量生产。载体分为病毒载体和非病毒性载体两大类，根据治疗需要选择。

(3) 基因导入方式的选择：基因导入体内的方法一般分为三种：体内法、回输法和原位法。体内法是将目的基因直接导入体内有关的组织或器官，使其进入相应的细胞并进行表达，在全身发挥作用。回输法是在体外将目的基因转移入合适的靶细胞，经过筛选后将细胞回输给患者，使该基因在患者体内有效地表达相应产物，这是目前常用的方式。原位法是把基因直接导入患者的疾病部位，使其表达后在病变部位发生作用。

(4) 靶细胞的选择：根据疾病的特点、基因治疗的策略、目的基因及其转移方式等因素来确定，可以选择病变细胞，也可选择正常细胞。在基因治疗中，可供选择的靶细胞有两大类，一类是生殖细胞，一类是体细胞。为了防止给后代造成可能的损害，国际上严禁进行生殖细胞的基因治疗操作。目前，基因治疗仅限于体细胞，且这些体细胞应具备易于取出和回输、能体外扩增、高效表达、能在体内长期存活等特点。

(5) 目的基因转移：可分为两大类。

1) 病毒载体感染法：主要通过携带外源基因的病毒载体感染靶细胞实现基因的转移。较常用的是反转录病毒和腺病毒。

2) 非病毒学法：即通过物理、化学或受体介导的内吞作用等方法，将外源基因导入细胞内。物理方法包括显微注射法、电穿孔法、微粒轰击（基因枪技术）及 DNA 直接注射等；化学方法包括磷酸钙 -DNA 共沉淀法、DEAE- 葡聚糖法、脂质体融合法等。

(6) 转染细胞的筛选与导入基因鉴定：基因转移的效率通常较低，所以需要对基因转染的细胞进行筛选，转染细胞的筛选与导入基因鉴定可采用常用的分子生物学方法从 mRNA、蛋白质等水平进行检测。

（7）回输体内：可采用静脉注射、肌内注射、皮下注射、滴鼻等方法将稳定表达外源基因的细胞回输体内。如将皮肤成纤维细胞以细胞胶原悬液方式注射至患者皮下组织等。

3. 基因治疗的临床应用　自 1990 年 Bleese 等首次对腺苷酸脱氨酶（adenosine deaminase，ADA）缺乏的重度联合免疫缺陷病（severe combined immunodeficiency disease，SCID）患者进行基因治疗获得成功以来，基因治疗的研究范围已从单基因遗传病扩展到多基因遗传病，如肿瘤、心血管疾病、感染性疾病及神经系统疾病等。

（1）单基因遗传病治疗方面：目前已有 30 多种遗传病列为基因治疗的对象，低密度脂蛋白受体基因缺陷所致的家族性高胆固醇血症、凝血因子Ⅸ缺陷引起的血友病 B、葡糖脑苷脂酶基因缺乏引起的戈谢病（Gaucher disease）等的基因治疗研究已获准进入临床试验阶段。复旦大学薛京伦教授团队采用反转录病毒基因转移系统，以皮肤成纤维细胞为靶细胞进行了血友病 B 基因治疗临床试验，取得了安全有效的结果。目前血友病 B 的基因治疗是我国基因治疗第一个取得疗效的例子。

（2）肿瘤治疗方面：目前采用基因治疗的有体内缺陷的基因，但更多的是体内原本不表达、低表达甚至根本不存在的基因，如肿瘤多药耐药（multiple drug resistance，MDR）基因，即 *MDR* 基因。外源基因导入的受体细胞可以是肿瘤细胞，也可以是免疫细胞。目前，肿瘤的基因治疗在体外已取得显著效果。

（3）心血管疾病治疗方面：通过将尿激酶原基因、组织型纤溶酶原激活物基因导入内皮细胞，再经导管定位导入血管，以达到防止血栓形成的作用；采用心房钠尿肽基因治疗高血压等，这些都为心血管疾病的治疗开辟了新的途径。

4. 基因治疗存在的问题　尽管基因治疗针对性强、疗效好，但尚不够成熟，还存在较多急需解决的关键问题。例如：构建高效、靶向性基因转移系统；外源基因表达的调控；发现切实有效的目的基因及减少基因导入对机体带来的不利影响；应用病毒载体的安全性等。随着关键技术的突破，21 世纪的人类基因治疗将逐步成为一种常规治疗方法，造福于人类。

第九节　表观遗传学

随着人类基因组计划的完成，功能基因组研究在生命科学领域中占有越来越重要的地位。人们发现了与中心法则相悖的一些遗传现象，如同窝出生的纯种小鼠毛色不同、同卵双胞胎对疾病易感性有差异、克隆动物的效率低下、许多患者基因组的水平并没有产生突变，等等。这些差异或疾病并不是因为个体 DNA 序列不同造成的，而是表观遗传修饰（epigenetic modification）在起作用，这使科学家们不得不以一种全新的视角来解释生命现象。表观遗传学（epigenetics）的概念由此提出。

表观遗传指 DNA 序列未发生变化，但基因表达却发生了可遗传的变化的现象。其具有以下特点：①没有 DNA 序列的变化或不能用 DNA 序列变化来解释；②性状改变能在细胞或个体世代间遗传；③基因表达调节具有可逆性。

表观遗传学是研究在基因的核苷酸序列不发生改变的情况下，基因的表达发生了可遗传的变化的一门遗传学分支学科。其中表观遗传修饰是近年来生命科学的重大发现和研究热点之一，主要包括 DNA 的甲基化与组蛋白的共价修饰。

知识链接

表观遗传学计划

　　欧洲科学家于 1998 年启动了"绘制多个人组织的人类基因启动子区域 DNA 甲基化谱式"的表观基因组学计划,又于 2003 年启动了以阐明基因的表观遗传谱式建立和维持机制为目标的"基因组的表观遗传可塑性"研究计划。美国国立卫生研究院(NIH)于 2008 年启动了"表观遗传组学研究计划",该项目为 NIH 路线图(Roadmap)计划的一部分,为时 5 年,预算为 1.9 亿美元,其目标是:①协调和开发一系列表观基因组基准图谱并予以公布,促进人类健康和疾病的研究;②评价分析在发育、衰老、环境暴露因子、行为、社会环境和压力因素中表观遗传机制;③开发新工具,用于单细胞表观遗传分析、活体组织表观遗传活动图像监测;④促进国际同行确定标准程序和研究平台。

一、表观遗传修饰

　　广义上,表观遗传修饰有两个方面:①参与基因选择性转录的调控修饰(如 DNA 甲基化、组蛋白共价修饰、染色质重塑和 X 染色体失活等);②参与基因转录后的调控(如 RNA 剪接、RNA 干扰等),以及蛋白质剪接和蛋白质翻译后修饰等。近年来,DNA 甲基化、组蛋白乙酰化、RNA 编辑等表观修饰机制被认为在基因激活与失活、个体发育和表型传递过程中起着重要作用。

(一)DNA 甲基化

　　DNA 甲基化(DNA methylation)指在 DNA 甲基化酶(DNA methylase)的作用下,将活性甲基化合物[如 S- 腺苷基甲硫氨酸(S-adenosylmethionine,SAM)]的甲基转移至 DNA 分子的特定碱基上,最常见的是转移至胞嘧啶第 5 位碳原子上,胞嘧啶由此被修饰为 5- 甲基胞嘧啶(5-methylcytosine,5-mC)(图 4-40)。

　　哺乳动物基因组 DNA 中,5-mC 约占胞嘧啶总量的 2%~7%,绝大多数(约 70%)5-mC 存在于 CpG 二联核苷的胞嘧啶上(图 4-41)。DNA 甲基化与基因沉默(gene silence)相关联,一般来说,DNA 的甲基化程度越高,这段 DNA 被转录成 RNA 的可能性越小;而 DNA 非甲基化与基因的活化相关联,脱甲基(demethylation)往往与一个沉默基因的重新激活相关联。

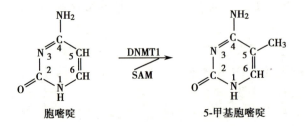

图 4-40　胞嘧啶甲基化反应

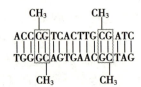

图 4-41　人类基因组的甲基化修饰发生于 CpG 二联核苷的胞嘧啶上

　　DNA 甲基化是一种相对稳定的修饰状态,在 DNA 甲基化酶作用下,可随 DNA 的复制过程遗传给子代 DNA。DNA 甲基化在调控基因表达、维持染色质结构、胚胎发育及肿瘤发生等方面发挥重要的作用。

(二) 组蛋白共价修饰

组蛋白共价修饰指发生在 N 端的共价修饰,主要包括五类:乙酰化、甲基化、磷酸化、泛素化及类泛素化。组蛋白共价修饰可以通过三种途径对染色质结构和功能进行调控:①改变染色质的结构;②阻断某些蛋白质与染色质或组蛋白之间的结合;③吸引某些蛋白质与染色质或蛋白质之间的结合。不同的组蛋白修饰可以对染色质的结构和功能产生不同的影响。共价修饰也可以通过不同组合,产生多种调节效果,这种效果可以是瞬时的,也可以是稳定的,有的效果还可以遗传到子代细胞中去,从而呈现表观遗传现象。针对组蛋白修饰的多样化,科学家提出了组蛋白密码假说(histone code hypothesis),即组蛋白上不同的修饰构成了不同的"密码",可以被不同的效应蛋白"解读",从而调节基因的表达。

1. 组蛋白乙酰化　是由组蛋白乙酰转移酶(histone acetyltransferase,HAT)和组蛋白脱乙酰酶(histone deacetylase,HDAC)协调完成的,主要发生于组蛋白 N 端的赖氨酸。组蛋白乙酰化呈多样性,核小体上有多个位点可提供乙酰化,但特定基因部位的组蛋白乙酰化和去乙酰化以一种非随机的、位置特异的方式进行。一般认为组蛋白乙酰化与基因活化有关。组蛋白乙酰化的功能有:①激活基因转录;②参与染色质高级结构的形成;③促进组蛋白的安置和核小体的组装;④抑制异染色质的建立与传播。

2. 组蛋白甲基化　是由组蛋白甲基转移酶(histone methyltransferase,HMT)完成的,甲基化可发生在组蛋白 H_3、H_4 的赖氨酸和精氨酸残基上。研究表明,组蛋白甲基化既可以与基因抑制有关,也可以与基因的激活相关,这往往取决于被修饰的赖氨酸处于什么位置。许多与发育相关的基因(如 hox 基因)都受到组蛋白甲基化的调控,甲基化修饰失调会导致发育异常。

3. 组蛋白磷酸化　是蛋白激酶和蛋白磷酸酶作用下的可逆过程。磷酸基团携带负电荷,可中和组蛋白上的正电荷,从而减少组蛋白与 DNA 的亲和力,或作为一种标记,被效应蛋白识别、解读来发挥作用。组蛋白磷酸化与许多动态过程(如染色体分离、DNA 损伤应答等)相关。

4. 组蛋白泛素化　与其他蛋白质泛素化一样,也需要三类酶催化:泛素活化酶 E1、泛素缀合酶 E2 和泛素 - 蛋白质连接酶 E3。不同的是,组蛋白泛素化后不被降解。泛素化的修饰位点主要在 H_2A 和 H_2B,H_2A 的泛素化参与抑制转录的起始和延伸,而 H_2B 的泛素化与转录的激活和延伸有关。

5. 组蛋白类泛素化　类泛素化的位点分布在 H_2A、H_2B 和 H_4 上,目前认为类泛素化抑制基因的表达。

(三) 染色质重塑

染色质重塑(chromatin remodeling)指重塑酶通过移动、移除或重组核小体的方式来改变染色体的结构,其能量来自水解 ATP 获得。染色质重塑可以使细胞中的其他蛋白能够结合到核小体 DNA 上,特别是那些涉及基因转录、DNA 复制和修复的蛋白,也改变染色质对核酶的敏感性。

(四) 基因组印记

基因组印记(genomic imprinting)指亲本传给子代的两个等位基因的化学修饰差异造成了在子代中表现的性状取决于基因来自母本还是父本的现象,即一个亲本等位基因沉默,另一个亲本等位基因保持单等位基因活性(monoallelic activity)。该现象在合子形成时已经决定,涉及基因表达调控的遗传。

基因组印记有三个特点：①依靠单亲传递某种性状的遗传信息，被印记的基因会随着其来自父源或母源而表现不同；②不遵循孟德尔遗传定律，是一种典型的非孟德尔遗传，正反交结果不同；③基因组印记在世代中可以逆转，个体产生配子时上代印记消除，打上自身印记。

(五) 基因表达的重编程

对于一个生物机体来讲，所有结构和功能各不相同的细胞虽然具有完全相同的基因组，却有着差别很大的基因表达模式。组织和细胞特异性基因表达模式的建立和相关的细胞信息的维持，是可以通过细胞分裂而遗传的，同时也应该具备被删除和重建的潜能。

已完全分化的细胞，其基因组在特定条件下经历表观遗传修饰重建即为基因表达重编程（reprogramming）。在自然条件下，早期的原始生殖细胞在沿着生殖系统管腔移行时，原属体细胞型的表观遗传修饰（包括基因组印记）会被删除，进而在生殖细胞的发生与成熟过程中，重新建立表观遗传标记。受精后，会进行除印记基因以外的表观遗传修饰的再次删除与重建，重建后的表观基因组在组织特异性定型后被稳定地维持。只有经过重编程的表观基因组才具有发育的全能性，满足胚胎所有细胞发育和专一性分化的需要，才能为胚胎发育和分化发出正确的指令。

(六) X 染色体失活

在女性机体的一个体细胞谱系中，有一条 X 染色体是失活并呈异染色质状态的，而在另一个细胞谱系中，同一条 X 染色体又可以是活化的常染色质状态。失活的 X 染色体即为 X 染色质（详见本章第三节）。在 X 染色体的 Xq13.3 区段存在一个 X 失活中心（X inactivation center，XIC），X 失活过程从 XIC 区段开始启动，然后扩展到整条染色体。失活的 X 染色体有两个表观遗传学特点，一个是组蛋白 H_4 不被乙酰化，另一个是 CpG 岛的高度甲基化。

(七) 非编码 RNA 调控

非编码 RNA（non-coding RNA，ncRNA）指不编码蛋白质的 RNA。从功能上可分为组成性非编码 RNA 和调节性非编码 RNA。从长度上可分为 3 类：短链非编码 RNA（小于 50nt），如微 RNA（microRNA）、干扰小 RNA（siRNA）；50~500nt 非编码 RNA，包括 rRNA、tRNA、snRNA、snoRNA 等；长链非编码 RNA（大于 500nt），包括长的 mRNA 样非编码 RNA、长的不带 poly（A）的非编码 RNA 等。非编码 RNA 种类众多，在不同层面诱导基因活性改变，调节基因转录，调整染色质结构、表观遗传记忆，RNA 选择性剪接及蛋白质翻译等。

上述表观遗传修饰并不是孤立进行的，而是互相影响的。真核细胞中存在着由 RNA 干扰、组蛋白结构修饰和 DNA 甲基化系统等组成的一个表观遗传修饰网络，调控着具有组织和细胞特异性的基因表达模式，机体的表观遗传模式的变化在整个发育过程中是高度有序的，也是严格受控的。

二、表观遗传学与疾病

(一) 表观遗传修饰异常引起的疾病

表观遗传修饰异常可能是许多复杂疾病的根源。表观遗传修饰异常引起的疾病主要分为两大类：一类是在发育的重编程过程中造成的特定基因表观遗传修饰异常，即表观突变（epimutation）；另一类与表观遗传修饰相关的蛋白质编码基因异常有关，如 DNA 甲基化酶基因或差异甲基化 CpG 岛结合蛋白基因突变或表观突变。

1. 普拉德 - 威利综合征和快乐木偶综合征　普拉德 - 威利综合征（Prader-Willi

syndrome)是因父源染色体15q11-q13区段缺失而引起的一种儿童早期发育畸形;快乐木偶综合征(Angelman syndrome)则是因母源染色体同一区段缺失而引起的一种以儿童期共济失调、智力严重低下等为特征的综合征。在有些普拉德-威利综合征和快乐木偶综合征患者中观察到多种该区段的微小染色体缺失,这段缺失集中的区域有成簇排列的富含CpG岛的基因表达调控元件,在父源和母源染色体上,这些调控元件的CpG岛呈现甲基化的明显差异。

2. 贝-维综合征 贝-维综合征(Beckwith-Wiedemann syndrome)又称脐疝-巨舌-巨大发育综合征,是一种过度生长综合征,表现为胚胎和胎盘过度增生、巨舌、巨大发育,常伴有肥胖和先天性脐疝等症状,并有儿童期肿瘤易患倾向,该病与多种造成染色体11p15.5区段印记基因表达失衡的遗传学和表观遗传学调节机制异常有关。

3. 脆性X综合征 脆性X综合征(fragile X syndrome)是一种以智力低下为主要症状的遗传性智力障碍综合征,致病基因*FMR1*(fragile X mental retardation-1)位于Xq27.3,最常见的突变是5′端非翻译区中CGG三核苷酸重复序列扩增。重复序列的扩增会引起CGG中CpG二联核苷酸甲基化,从而使*FMR1*基因沉默。

4. 表观遗传与肿瘤 最近10多年来,通过对DNA甲基化模式的研究,人们发现多种癌细胞有异常的DNA甲基化行为。肿瘤细胞通常有两种现象存在:一方面整个基因组甲基化程度很低,而另一方面,某些抑癌基因的启动子等基因表达调控元件附近的GpG岛又被错误地高甲基化而异常沉默。迄今已发现60多个基因在癌细胞中显现异常甲基化。

(二)表观遗传病的治疗

由于表观遗传修饰具有一定的可逆性,表观遗传修饰的检测方法及表观遗传修饰的分子靶标有可能应用于临床的诊断与治疗。其中,DNA甲基化及组蛋白去乙酰化等可被调控,提示了表观治疗的可能性,已经发现许多药物具有改变DNA甲基化模式或进行组蛋白修饰的作用,并且有部分药物正在进行临床实验。

1. DNA甲基化抑制剂 DNA甲基化抑制剂可以逆转DNA的高甲基化状态,并激活抑癌基因(如*MGMT*、*RARB*等)的表达,因此,大多数DNA甲基化抑制剂被作为抗癌药开发。根据结构不同,将DNA甲基化抑制剂分为核苷类和非核苷类。核苷类抑制剂主要有5-氮-2′-脱氧胞苷(5-aza-2′-deoxycytidine)等核苷类似物,进入机体后,可以被一系列激酶磷酸化,从而嵌入DNA和RNA中,导致甲基转移酶的活性降低,从而使基因组甲基化水平降低。非核苷类抑制剂进一步划分为合成类、天然类和多肽类。合成类抑制剂(如RG108)与5-氮脱氧胞苷相比,对癌细胞具有良好的耐受性,有明显优势。天然类抑制剂有姜黄素、小白菊内酯和多酚类化合物表没食子儿茶素没食子酸酯(epigallocatechin gallate,EGCG)等。

2. 组蛋白脱乙酰酶抑制剂 苯丁酸钠和丁酸盐等一些小分子物质能够非特异或特异地抑制细胞中组蛋白脱乙酰酶活性,从而引起乙酰化组蛋白的积聚,使表观遗传沉默的基因重新表达。

表观遗传学研究是当今生命科学研究的前沿和热点,我国于2005年启动了表观遗传学方面的研究工作。目前,研究内容至少包括DNA的甲基化修饰与功能研究、组蛋白的表观修饰与功能、非编码RNA的鉴定和功能、干细胞定向分化和体细胞重编程、肿瘤和神经系统疾病等的表观遗传调控,染色质重塑、结构与功能,表观遗传调控在动植物生长发育中的作用等多个领域,希望从表观遗传学新视角,寻找疾病诊断和治疗新的突破口。

———————●(包玉龙 宋强 刘艳 吴静 李云峰 王萍 张小莉 张凯)

笔记栏

复习思考题

1. 何为基因、基因组？基因突变的机制有哪些？

2. 简述原核细胞乳糖操纵子学说。

3. 遗传病的主要特点是什么？有哪些类型？

4. 试述唐氏综合征、5p 部分单体综合征、XYY 综合征的核型及主要临床表现。

5. 一对表型正常的夫妇生了一个血友病 A 兼先天性睾丸发育不全的孩子，请写出孩子的核型和基因型，并说明产生的原因。

6. 父亲是红绿色盲患者，母亲表型正常，生下一个女孩是红绿色盲，一个男孩是甲型血友病。请问：①他们所生的女孩中，色盲的概率是多少？正常的概率是多少？血友病的概率是多少？②他们所生的男孩中，色盲的概率是多少？血友病的概率是多少？正常的概率是多少？（用 X^b 表示色盲基因，X^h 表示血友病基因）

7. 医院里一夜间出生了 4 个孩子，血型分别为 A、B、O 和 AB。他们父母的血型分别为：O 和 O、AB 和 O、A 和 AB、B 和 B。请将 4 个孩子准确无误地分送给各自的父母。

8. 两个同患先天性聋哑的夫妇生育了一个正常的孩子，这种现象如何解释？

9. 一对夫妇，丈夫是短指畸形，妻子外表正常，他们生育了一个患有白化病的孩子。如果他们再生育，生育表型正常孩子的概率是多少？（短指的致病基因用 D 表示，白化病的致病基因用 e 表示）

10. 苯丙酮尿症是一种常染色体隐性遗传病，群体中的发病率为 1/10 000，一名男子表型正常，但他的舅舅患有此病。请问：①如果他与他的表妹结婚，那么后代患有此病的可能性是多少？②如果他与他的堂妹结婚，那么后代患有此病的可能性是多少？

11. 试比较单基因遗传和多基因遗传的不同点。

12. 如何理解多基因遗传病中易患性、易感性与发病阈值之间的关系？

13. 什么是线粒体病？在遗传规律上有哪些基本特点？

14. 简述常见肿瘤发生的遗传特点。

15. 简述肿瘤细胞染色体畸变的主要表现。

16. 什么是标记染色体？包括哪些不同的种类？简述标记染色体的临床意义。

17. 简述肿瘤发生的多步骤损伤学说理论。

18. 什么是临症诊断？如何进行临症诊断？

19. 简述基因诊断的方法及原理。举例说明基因诊断的应用。

20. 染色体检查的适应证有哪些？

21. 产前诊断的主要技术及其各自优缺点是什么？

22. 治疗遗传病应掌握什么原则？主要有哪些治疗方法？

23. 什么是表观遗传学？表观遗传修饰主要包括哪些内容？

24. 什么是 DNA 甲基化？DNA 甲基化有何生物学作用？

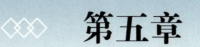

第五章
生命与环境

05章PPT

PPT 课件

1. 掌握环境与生态因子、种群与群落、生态系统、群落的演替等基本概念。
2. 熟悉影响环境的因子、人在环境中的地位和角色、人与环境和谐统一的重要性、生物与环境的相互作用、人与环境的辩证关系。
3. 了解环境对中药资源的影响。

地球在宇宙的大环境中已经存在了45亿年,它不断地进化和演变,孕育和淘汰着一批又一批物种。"适者生存"是生命与环境关系的经典诠释。生命依赖着环境又作用于环境,与环境密不可分。

第一节　环境与生态因子

环境(environment)指生物赖以生存并对其生命活动产生影响和作用的所有外界条件的总和。环境有大小之分,以特定的生物为主体,依主体而定。环境要素中对生物起作用的因子称为生态因子(ecological factor)。根据有无生命的特征,生态因子可分为生物因子和非生物因子两大类,它们共同影响着生物的生命过程和生活周期。

一、生物因子

生物因子指影响某种生物生活的其他生物,包括动物、植物和微生物等。在同一环境中,不同生物互为生物因子,相互作用、相互影响。生物间关系包括以下两种形式:

(一)种内关系

种内关系指同种生物个体间的斗争和互助关系。种内关系有三种类型:种内竞争、拥挤效应和群聚效应。种内竞争指个体间为争夺食物、栖所及配偶等而进行相互格斗、自相残食的现象。拥挤效应指当同一居所环境中个体数量过多、个体密度过大时,出现的个体发育、繁殖能力下降的有害影响。群聚效应是种内互助现象,有利于觅食、御敌、越冬及生殖活动等。

(二)种间关系

种间关系指不同物种种群之间的相互作用所形成的关系。两个种群的相互关系可以是间接的,也可以是直接的。这种影响可能是有害的,也可能是有利的。种间斗争主要表现为竞争、寄生和捕食;种间互助主要表现为共栖和共生。

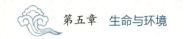

二、非生物因子

非生物因子包括光、温度、水、空气及土壤等。

(一) 光

从太阳表面以电磁波的形式释放出来的能量称为太阳光,也叫太阳辐射。它是一切生物所需能量的最终来源,也是生物节律的信号。地球上所有生态因子中,最具规律性和稳定性变化的就是日照长短的变化。生物依日照的长短而呈现规律性变化的反应称为光周期现象。绝大多数生态系统的能量流动始于植物利用光合作用对太阳辐射的同化。光还通过影响温度而对生物产生作用。

(二) 温度

温度是一种重要的生态因子,任何生物都生活在具有一定温度的外界环境中,环境温度在空间上和时间上的变化给生物造成各种影响,温度能影响生物的生长、发育及繁殖等。温度对植物和变温动物的影响表现得尤为显著,恒温动物因能调节自身的体温,所能适应的温度范围则较广。温度对生物的作用受降水量、湿度、风和营养等条件的影响,也受生物本身的发育时期、生理状况及遗传特性等的影响。

(三) 水

水是所有有机体的内部介质,是生物体最重要的组成部分。水作为外部介质是生命生存的重要资源和栖息场所。水在生命演化中起重要作用。所有生物在其整个生命过程或个体发育的一定阶段,必须以水为直接生存环境。水在细胞中具有多种作用(详见第二章),没有水就没有生命。

(四) 空气

常温下的空气是无色无味的混合气体(由 O_2、N_2、CO_2、CH_4、O_3、惰性气体及水蒸气等组成),其中 N_2 比例最大,占 78%,O_2、CO_2 与生物关系最为密切,O_2 与动植物呼吸作用有关,CO_2 是植物光合作用的主要原料。

(五) 土壤

土壤是一薄层由生物和气候改造的地球外壳,是矿物和有机物的混合组成部分。土壤存在着固体、液体和气体三种状态。土壤是栖息地,是营养物质和水的储存场所,是污染物质的转化基地。土壤的结构、通气性、含水量及酸碱度等对生物有着重要的影响。

第二节　种群和群落

一、种群

(一) 种群的特征

种群(population)指在同一时间生活在一定自然区域内,同种生物的所有个体的集合,是个体通过一定的种内关系所形成的统一整体,是物种在自然界存在的基本单位。

自然种群有三个基本特征:①数量特征:指单位面积(或空间)上的个体数量是变动的;②空间特征:指种群具有一定的空间分布,其个体在种群中的分布有均匀型、随机型、成群型三种;③遗传特征:一个种群中全部个体的全部基因,称为该种群的基因库。在一个种群的基因库中,某个基因占全部等位基因的比例叫作基因频率。一个无穷大的群体在理想情况下进行随机交配,经过多代,仍可保持基因频率与基因型频率处于稳定的平衡状态。

(二) 种群的属性

1. 种群密度 种群密度指单位面积、单位体积中同种生物个体的个体数量或作为其参数的生物量,是种群的基本参数。测定种群密度可以使用总数量调查法,但能全部直接计数的生物种类非常少,因此人们一般运用统计学方法,通过随机取样计算种群中小部分个体,以估测整个种群的数量。

2. 出生率和死亡率 出生率指种群在单位时间内出生的新个体数与种群个体总数之比;死亡率指一定时间内种群中死亡的个体数与种群个体总数之比。出生率和死亡率都可以分为两种,前者分为最大出生率和实际出生率,后者分为最小死亡率和实际死亡率。种群在最适生态条件下的出生率和死亡率分别称为最大出生率和最小死亡率。种群在自然条件下的真正出生率和死亡率分别称为实际出生率和实际死亡率。在自然环境下,种群内个体数量变化与出生率和死亡率密切相关。

3. 年龄结构 指种群中各年龄期个体数在种群中所占的比例。种群的年龄结构分为三种类型:增长型、稳定型和衰退型,通常可用年龄锥体表示,年龄锥体是用从下到上不同宽度的横柱配置而成的图。增长型种群为典型金字塔形锥体,基部宽,顶部狭,表示种群中有大量的幼年个体,老年个体少,出生率大于死亡率;稳定型群体为钟形锥体,幼年个体、老年个体、成年个体数目比例相当,出生率和死亡率大致相同,种群密度在一段时间内保持相对稳定;衰退型种群为壶形锥体,基部比较狭窄,顶部比较宽,表示种群中有大量的老年个体,幼年个体比例减少,死亡率大于出生率,种群处于衰老阶段(图 5-1)。

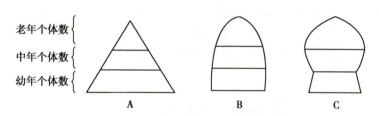

图 5-1 种群年龄结构的三种基本类型
A. 增长型种群;B. 稳定型种群;C. 衰退型种群

4. 性别比例 指种群中雌雄个体的数量比例。大多数种群的性别比例接近 1∶1,同一种群中的性别比例可能会随着环境条件的改变而发生改变。由于某些原因,种群内会出现性别比例失调,使种群的密度发生变化。

(三) 种群的数量变动及调节

种群数量是种群的基本特征之一,种群的数量不断发生变化。种群的数量变动受出生率与死亡率、迁出率与迁入率这两对矛盾的影响,还与种群的性别比例等因素有关。

调控种群数量的因素有很多,理论也呈现多样化。外源性调节理论强调外因,认为种群数量变动主要取决于外部因素,如气候条件、环境容纳量、种间关系等;内源性调节理论强调内因,认为种群数量变动主要取决于内部因素,如种内关系、遗传素质、内分泌调节等。总之,种群数量变动是各种因子综合作用的结果。

二、群落

(一) 群落的特征

群落(community)指一定时间内一定空间上各物种的种群集合,包括动物、植物、微生

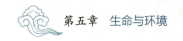

物等各个物种的种群,共同组成生态系统中有生命的部分。

群落的主要特征是:群落由一定种类的生物(动物、植物和微生物种群)组成;各物种之间相互联系,相互影响,群落中的物种地位和作用各不相同;群落具有一定的结构和外部形态;每个群落都有发生、发展、成熟、衰败、灭亡阶段;群落离不开环境,随着群落的产生,群落有自己的内环境;不同群落都有一定的分布规律;有的群落有明显的边界。

(二) 群落的结构

群落中的每个种群都会选择生活在群落中的具有适宜生态条件的结构层次或时间阶段上,这就构成了群落的结构。群落结构主要有空间结构和时间结构。空间结构包括垂直结构和水平结构,垂直结构最直观的是群落的分层现象,如森林群落中的植物由高到低分为乔木、灌木、草本等层次,动物也有分层现象。动物的分层现象与其食物有关,还与不同层次的微气候有关,如某些水生动物根据阳光、温度、含氧量、食物等进行分层。水平结构指群落中的各个种群在水平状态下的分布状况。由于地形、土壤条件等的不均匀性,种群通常呈现不均匀分布,形成了许多小群落。

群落除了空间结构,还有时间结构,群落的时间结构是因种群在时间上的相互更替形成的。

(三) 群落的演替

群落是一个动态系统,群落的稳定是相对的,变化是绝对的。在生物群落发展变化过程中,一个群落代替另一个群落的演变现象称为群落的演替(succession)。在从未有过生物生长,或原来有过生物但已被彻底消灭的原生裸地上发生的演替称为初生演替。当群落受到突发灾难的伤害,群落中发生区域性物种死亡,群落的稳定和平衡被破坏,群落的演替被中断,群落再次进行演替,这种演替称为次生演替。生物群落的演替是群落内部关系(包括种内和种间关系)与外界环境中各种生态因子综合作用的结果。

第三节　生　态　系　统

生态系统(ecosystem)指在一定空间中,共同栖居着的所有生物与其环境之间通过物质循环、能量流动和信息传递相互作用而形成的统一整体。生物圈是地球上最大的生态系统,包含了许多小生态系统。生态系统是一个功能单位,它强调一定地域内各生物相互之间及生物与环境之间功能上的统一性。

一、生态系统的结构

生态系统结构指生态系统各种成分在空间上和时间上相对有序的稳定状态,包括组分结构、时空结构和营养结构三个方面。

生态系统营养结构指生态系统中生产者、消费者和分解者之间以食物营养为纽带所形成的食物链和食物网,它是构成物质循环和能量转化的主要途径。生态系统由四个基本部分组成,即非生物环境、生产者、消费者、分解者。

(一) 非生物环境

非生物环境包括参加物质循环的无机元素(C、H、O、N)及其化合物(无机盐、水、二氧化碳等)、有机物质(如糖、脂类、蛋白质和腐殖质等)和气候(光照、水分、空气等)或其他物理条件(如温度、压力等),非生物环境构成了生命的支持系统。

（二）生产者

生产者指生态系统中能以简单的无机物制造食物的自养生物,包括所有绿色植物、光合细菌及化能细菌等。

（三）消费者

消费者属于异养生物,主要指以其他生物为食的各种动物,由食肉动物、食草动物、杂食动物和腐生动物组成。消费者按其营养能级的不同可分为一级消费者(食草动物)、二级消费者(食肉动物)和三级消费者(大型食肉动物或顶级食肉动物)。

（四）分解者

分解者也是异养生物,其作用是把动植物体的复杂有机物分解为生产者能重新利用的简单化合物,释放出能量。腐生细菌和真菌属于分解者,此外,蟹、软体动物及蠕虫等无脊椎动物也属于分解者。

生态系统中各种生物为维持其本身的生命活动,必须以其他生物为食物的这种由生物联结起来的链锁关系称为食物链。食物链上每一环节就是一个营养级。在生态系统中,一种生物往往并不只固定在一条食物链上,它们可以同时加入几条食物链,这些由食物链彼此相互交错联结成的复杂营养关系为食物网。

二、生态系统的功能

生态系统的功能是生态系统所体现的各种功效或作用,主要表现在生物生产、能量流动、物质循环和信息传递等方面。

（一）生物生产

生物生产是生态系统的基本功能之一。生物生产就是把太阳能转变为化学能,生产有机物,经过动物的生命活动转化为动物能的过程。生物生产经历了两个过程:植物性生产和动物性生产。两种生产彼此联系,进行着能量和物质交换,同时,两者又各自独立进行。

（二）能量流动

生态系统中的生物需要能量,生态系统的能量来源于太阳,其流动始于绿色植物等生产者对太阳能的固定,随后能量以食物链的形式在各个营养级的生物间传递,被逐级利用,能量逐步减少。这些能量一部分通过呼吸作用以热的形式释放到空间,其余的部分被转化储存起来。能量的这种流动是单向的、不可逆的,传递效率很低。这种传递和转化符合热力学两个基本定律。

（三）物质循环

生态系统的物质循环指无机化合物和单质通过生态系统的循环运动。生态系统中生命过程的维持需要物质的供应。生态系统中的物质按照一定的途径从周围环境到生物,再从生物回到大自然环境中,物质在各个营养级之间不断传递和反复利用。

生态系统物质循环包括水循环、气体型循环、沉积型循环三种类型。其中水循环十分重要,地球表面的水通过蒸发进入大气,大气中的水又以雨、雪等形式回到地球表面,进行水循环。生物能利用、吸收水分,同时也能通过排泄、蒸腾等作用排出水,参与水的循环。气体型循环以碳循环和氮循环为主,碳循环主要在大气、水和生物体间进行,其主要形式表现在光合作用、呼吸作用,大气和海洋之间的二氧化碳交换,碳酸盐的沉淀作用等。氮循环是一个复杂的过程,由于一般生物不能直接利用氮,因此氮循环中固氮作用(生物固氮、大气固氮等)显得十分重要。大气中的氮通过固氮作用进入生物体,经食物链最终分解为氨、水、二氧化碳,返回自然环境中。沉积型循环以磷循环和硫循环为主。磷循环的特点是不完全循环,主要从陆地到海洋,很多沉积在海洋中;硫循环既是沉积型循环,也是气体型循环,一些沉积物中的硫以盐溶液形式进入生态系统,也有的硫以气态形式参加循环。气体型循环、沉积型循环都受太阳能所驱动,并都依托于水循环。

(四) 信息传递

生态系统还能进行信息传递,表现在生物与环境之间,生物不同种群之间,种群内部不同个体之间,以及生物机体内、细胞内所进行的信息传递,这些信息主要包括物理信息(如光、声音、电等)、化学信息(如信号分子)和生物信息(如遗传信息、行为信息)等。通过信息传递,生态系统各组分相互发生联系。

三、生态系统的平衡与调节

在一定的时间内,生态系统内的生物种类和数量相对稳定,它们之间及它们与环境之间的能量流动、物质循环与信息交流也保持相对稳定,达到统一协调的状态,这种平衡状态称为生态平衡。

生态平衡是一种相对的、动态的平衡,依赖于生态系统的自我调节力。一般认为生态系统中的生物种类越多,食物链、食物网越复杂,生态系统的调节能力越强。但是生态系统的自我调节能力具有一定的限度,超出这个限度,生态系统的自我调节能力就会降低或消失,最终导致生态平衡的破坏。自然因素和人为因素能影响生态系统的调节能力,破坏生态系统的稳定。

第四节　生物与环境

一、环境对生物的影响

环境中的生态因子(如光照强度、光质及土壤等)均能对生物产生影响,这些影响有直接的,也有间接的,其中光照、温度、水分等能对生物产生直接作用,而部分环境因子则通过影响各种直接作用因子而间接发挥作用,如地形、海拔高度及坡度等。

环境对生物的作用是多方面的,环境可影响生物的生长、发育及繁殖,可影响生物的习性和行为,也可影响生物的分布。

二、生物对环境的适应和影响

(一) 生物对环境的适应

生物生存依赖环境,生物必须从多方面调整自身以适应环境的变化。生物对光照有适应性,尤其是对光照周期的适应,形成了日周期、年周期等节律变化,植物的开花结果,动物的迁徙、繁殖及冬眠,都是对光周期反应的表现。生物对温度有适应,极端温度中生存的生物这种适应尤为明显,在形态结构、生理功能、行为等方面都能表现出来。生物对水分有适应,陆生生物形成了保水结构,以减少水分丢失,通过水分的摄入与排出,维持体内水的平衡;水生生物依赖水的渗透调节等作用,维持水分。生物对于土壤环境也有适应,长期生活在不同土壤中的植物,对土壤酸碱度有明显的适应,植物不同的生态类型(如酸性、中性、碱性土植物)是植物适应土壤环境的结果。

(二) 生物对环境的影响

生物的生存能影响环境,改变生态因子的状况,如微生物能改善土壤的理化性质和结构,植物能吸收水分、放出氧、降低风速、吸收太阳辐射、形成小的气候环境等。

第五节　人类与环境

人类生活在自然环境中,环境提供人类赖以生存的条件,环境的变化可直接或间接地影响人;人能适应环境,同时也能影响环境。人与自然环境是一个辩证的统一体。

一、环境对人类的影响

(一)非生物因子对人类的影响

人处天地之间,自然环境的各种气候因子(光、温度、水分、空气等)、土壤因子、地形因子等对人类都有影响。这些因素能作用于人体的生理和心理,也与人体的病理变化有关。在长期的进化过程中,人类对自然环境产生了适应,如人体中"生物钟"的形成,人体昼夜节律的产生,中医的脉应四时而见春偏弦、夏偏洪、秋偏浮、冬偏沉等变化。但不良的环境可导致疾病,如不良的地球化学环境是地方性疾病克山病、瘿瘤等的发病原因,环境中水污染、噪声及臭氧层破坏等人类活动造成的环境污染都会影响人类健康。染色体畸变、基因突变,以及由此导致的染色体病、肿瘤等都与环境中的物理、化学诱变因素有关。

(二)生物因子对人的影响

环境中的生物对人来说也十分重要。人体摄入的食物直接或间接地来自环境中的动物、植物和微生物,衣着用的棉、麻及服用的药物大多数来源于动植物,建房用的木材、取暖用的煤也都直接或间接来源于生物。

生物因素与人类健康有关。环境中部分致病性微生物能引起多种传染病,如病毒性肝炎、流行性感冒、SARS、COVID-19 及 AIDS 等,威胁着人类健康。在长期进化过程中,人体对病原微生物产生了免疫。寄生虫可以造成宿主机械性损伤或管道堵塞,寄生虫能吸收宿主的营养物质或妨碍宿主吸收而造成宿主营养不良,寄生虫的分泌物、排泄物或蜕皮液还能对宿主产生毒性并造成免疫损伤,寄生虫可引起蛔虫病、钩虫病、血吸虫病等疾病。但有一些寄生于人体消化道的细菌,不仅对人体无害,反而有促进和帮助人体消化的作用。

(三)人为因子对人的影响

人具备社会属性。从现代环境医学角度,人类生活的环境还包括社会环境,社会环境不同可造成个体身心健康的差异。社会安定、生活条件好及人际关系融洽有利于身心健康。不良的社会因素(如政治、经济、文化、婚姻及人际关系等)会引起人体生理、心理变化,并能导致疾病,如抑郁症、肿瘤等。

二、人类对环境的影响

环境是人类赖以生存和社会经济发展的基础。人类对环境有正反两方面的影响。建设环境、改良环境等是人类对环境的正面影响,相反,人类的某些活动如果超越了大自然的极限,影响了大自然的生态平衡、破坏了自然环境,就属于负面影响,负面影响更值得注意。目前与负面影响有关的人口急剧增长、环境污染等问题已引起世界各国的普遍关注。

(一)人口问题

人口(population)通常指居住在一定的地域和社会范围内的人的总数。人口是一个国家竞争力的基本要素。人口问题是影响人口生存和发展的各种问题的总称。人口受自然因素、社会因素的影响,同时也受到社会经济规律的制约。

人口问题不是简单的加和减、多和少的问题,错综复杂。一方面,出生率高,人口增长过快,会占用更多的资源,消耗更多的物资,排放更多的污物,引发耕地问题、就业问题、粮食问题、能源问题、环保问题等一系列问题;另一方面,出生率低,人口增长过缓,人口红利丢失,会造成社会老龄化日趋严重、男女性别比例失衡、劳动力严重匮乏、经济发展后劲不足等问题,人口问题不可小视。中华人民共和国成立初期,全国人口仅有 5.4 亿,2005 年突破 13 亿。为了控制人口增长过速,1982 年将"计划生育"定为基本国策,规定一对夫妻只能生育一孩。30 多年来,少生了 4 亿人,经济增长迅速。可是,计划生育使中国的总和生育率逐年走低,2015 年仅有 1.4,已经非常接近国际上公认的低生育陷阱。社会老龄化越来越明显,社会劳动力年龄人口越来越少,严重制约了经济的发展。为此,国家逐步调整人口政策,于 2013 年实施"单独二孩",2015 年实施"全面二孩"。2021 年 8 月 20 日,全国人大常委会会议表决通过了关于修改人口与计划生育法的决定,修改后的人口计生法规定,国家提倡适龄婚育、优生优育,一对夫妻可以生育三个子女。这一系列政策措施的实施,有望带动经济的发展和缓解社会老龄化。

(二) 资源问题

自然资源(natural resource)指自然环境中人类生活和生产所需要的各种物质和能量。供人类生存的资源包括生物资源、水资源、能源、土地资源等,这些资源对人类来说都非常重要,如森林资源具有调节气候、保持水土、防风、固沙等作用,水产资源能提供人类生活所需的蛋白质、脂肪等,人们所需要的电能、机械能等离不开能源,土壤资源是人类生产粮食的基地。但是目前在世界范围内出现了能源危机、食物资源危机、水资源短缺等问题,这些问题的出现除与人口增长有关,还与人类活动有关,人类对生物资源不合理的开发和利用(如森林的过度开采,渔业资源的过度捕捞,草场的过度放牧,围湖围海造田等)使自然资源严重短缺。

(三) 环境污染

由于人为因素导致环境质量下降,对人类及其他生物的生存和发展产生危害的现象称为环境污染(environmental pollution)。按照污染物性质可分为物理污染(如噪声污染、光污染等)、化学污染(如核污染、重金属污染等)和生物污染。按照环境要素可分为空气污染、水污染和土壤污染。

随着工业技术的发展,人口的增多,人类向环境中排放物质的增加,并且超过了环境的自净能力,同时由于生态意识淡薄等原因,排放了有毒的废气、废水、废渣,污染了环境,引发了如大气污染、水污染、酸雨、噪声、臭氧层破坏、温室效应增强、土壤污染等环境问题,这些问题严重影响人类健康,可引发各种疾病,此外还能引起气候变暖、自然灾害增加、生物多样性丧失、物种灭绝等。

总之,因人类活动产生的人口问题、资源问题和环境污染问题对环境的影响日渐显现。科学解决人口问题,合理利用自然资源,减少环境污染,对于维护生态平衡、保护人类赖以生存的环境有着十分重要的意义。

思政元素

保护环境,珍爱生命

人生活在自然环境中,人能适应环境,同时也能影响环境。人与自然环境是一个辩证的统一体。保护环境、珍爱生命是每个公民应负的责任和应尽的义务。

一方面,人类饱尝破坏自然环境带来的灾难性恶果:洪水频发、雾霾深重、山火肆虐、瘟疫横行……另一方面,人类乐享改良自然环境而至的幸福生活:天蓝水碧、鸟语花香、林茂物丰、神清气爽……我们在发展经济、建设家园的同时,务必要牢记人与自然的和谐共生,树立和践行"绿水青山就是金山银山"的理念,坚持节约资源和保护环境的基本国策。实行最严格的生态环境保护制度,形成绿色发展方式和生活方式。使生态文明建设和经济发展齐头并进,相辅相成,共同造福大众苍生。

人类破坏环境的案例——伦敦烟雾事件

工业革命之后,英国伦敦的燃煤量骤增,导致一氧化碳、二氧化碳、二氧化硫、二氧化氮等气体的排放量增加,这些排放到大气中的气体与烟尘结合并凝聚在雾滴中,烟雾颗粒经呼吸道进入人体后,可诱发支气管炎、肺炎,甚至心脏病,对人类的健康造成很大的伤害。1952年底,异常低温的气候使伦敦居民为取暖而大增燃煤量,加上同期盘旋在伦敦上空的反气旋推波助澜,导致了12月5日—9日出现了著名的环境公害事件——伦敦烟雾事件。据统计,1952年12月伦敦约有4 000人因这场烟雾而丧生。

人类改良环境的案例——"绿水青山就是金山银山"

中国浙北湖州因出产品质优良的石灰岩而成为建筑石料的主供地,但长年累月的过度开采严重破坏了当地的环境和生态平衡,使原本"春来江水绿如蓝"的美丽江南变得尘土飞扬、淤泥沉积。2005年,时任浙江省委书记的习近平同志在湖州安吉考察时首次提出了"绿水青山就是金山银山"的科学论断。在此论断的指引下,浙江省通过一系列环境治理行动,终于恢复了白墙黛瓦、绿绕村庄、水满陂塘的江南美景,令人如痴如醉、流连忘返。杭州、湖州、嘉兴等地每年因旅游业收获颇丰,由倡行生态理念而至的生态红利让人民的生活富足美满。

三、中医因时治宜、因地治宜原则

中医强调"天人相应",在诊治和预防疾病时重视自然环境及阴阳四时气候等对人体生理、病理的影响。中医认为:时令气候、地理环境等多种因素都与疾病的发生、发展与转归有关,在治疗疾病时应根据气候特点和地理环境特点制定治疗方案,选择治疗用药。如冬季气候寒凉,当慎用寒凉,以防伤阳;西北地高气寒,病多燥寒,治宜辛润,寒凉之剂也必须慎用。"春夏养阳,秋冬养阴"也体现了中医根据时节进行养生的思想。

第六节　中药资源与环境

许多常用中药来自自然环境,如甘草、茯苓和麻黄等来自野生的植物,蜈蚣和斑蝥等来自野生的动物,芒硝和自然铜等来自天然的矿物。

中药资源的质量受地理因素的影响,表现出明显的区域差异。同种药材产地不同,其质量、品种及产量也不相同,这是由于土壤、气候、水质、日照、雨量等自然条件不同所致,其中土壤的化学成分对中药质量的影响很大,"道地药材"就是因此而来。道地药材分为关药、北药、浙药、南药、川药、云药、贵药、广药等。药材的产地是最基本的决定药材内在质量的生态地理因素,《本草衍义》提到:"凡用药必须择州土所宜者,则药力具,用之有据。"道地药材是业内公认的同类药材中的佳品。地形、位置朝向等对药材品质也有影响。如《千金翼方·养性服饵第二》写到:"山之阳茯苓,其味甘美;山之阴茯苓,其味苦恶。"北宋沈括《良方》自序有云:"越人艺茶畦稻,一沟一陇之异,远不能数步,则色味顿殊。"此外,药材的质量还受季节等因素的影响,采收时应充分考虑自然条件。如对于枯萎时间早的植株药,应在秋季采收;而对于鹿茸这种动物药须在清明后采收,因为过期会发生骨化;贝类药应在发育最旺盛的夏季和冬季收集,以保证质量。

生态环境的日益恶化,动物、植物赖以生存的山林逐年减少,中药资源产地植被毁损面积的逐步加大,国际植物药市场需求量的逐年递增,人类对自然资源的需求量不断增加,使中药资源日趋紧缺。据统计,濒危的植物中,大部分可作为中药或具有药用价值。保护自然环境、保护中医药资源已经刻不容缓。

（文礼湘）

复习思考题

1. 什么是环境? 请结合身边的生活实例,和同学们讨论人类的哪些行为对环境有保护或改良作用,哪些行为对环境有破坏甚至毁灭作用,怎样兼顾经济发展与环境保护。

2. 什么是生态因子? 生态因子有哪些类型?

3. 什么是种群、群落?

4. 什么是生态系统? 生态系统由哪几部分组成?

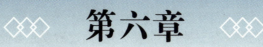

第六章

生命科学的研究技术

PPT 课件

📑 **学习目标**

1. 掌握显微镜技术、流式细胞仪检测技术、细胞培养技术、细胞化学技术和细胞组分分析技术，以及常用的分子生物学技术。
2. 熟悉染色体技术。
3. 了解生命科学技术在中医药现代化研究中的应用。

生命科学的研究技术发展迅猛，已成为医学和生物学教学不可或缺的部分，本章将选择现代生命科学研究中常用的技术进行简要介绍。

第一节　显微镜技术

显微技术（microscopy）是利用光学系统或电子光学系统设备，观察肉眼所不能分辨的微小物体的形态结构及其特性的技术。显微镜是用于观察微观形态的主要工具。根据照明光源的不同，分为光学显微镜和电子显微镜。显微镜技术是细胞学和细胞生物学得以建立和发展的重要技术。

一、光学显微镜技术

光学显微镜技术是采用可见光照明，通过一组玻璃透镜（目镜、物镜）使微小物体形成放大图像，进行一般形态结构观察的技术。可看到细胞、细胞核、核仁、中心体、高尔基复合体等结构。目前光学显微镜已发展为多种类型，适用于多种不同的研究目的，常见的有以下几种：

（一）普通光学显微镜

普通光学显微镜（简称光镜）是最常使用的显微镜，采用可见光作为光源，分辨率为0.2μm，主要由聚光镜、物镜和目镜三部分组成。显微镜的总放大倍数用目镜放大倍数与物镜放大倍数的乘积表示。光学显微镜的有效放大倍数是有极限的，可用公式表示：最大有效放大倍数 = 人眼分辨率 / 光镜分辨率。为了提高显微镜的分辨率，可对被观察的生物样品进行制片和染色等处理。

（二）荧光显微镜

荧光显微镜（fluorescence microscope）通常采用高压汞灯和弧光等作为光源，在光源和反光镜之间设置一组滤色片，以产生从紫外到红外的多种激发光，激发标本内的多种荧光物质使其发射荧光，进行细胞特有结构的观察。荧光显微镜可用于定性、定位和定量地研究组

Mito-Tracker Green(线粒体绿色荧光探针)标记的线粒体荧光染色

织和细胞内的荧光物质。

与生物学有关的荧光现象有三种:①自发荧光:通过激发光会使物体发出荧光,如叶绿素、维生素 A 等;②诱发荧光:通过诱导剂作用而发的荧光,如甲醛蒸汽处理可诱发细胞和组织中生物单胺类产生荧光;③荧光染料染色荧光:目前可供选择的荧光染料很多,如吖啶橙可以对细胞 DNA、RNA 同时染色,显示不同颜色的荧光,DNA 呈绿色荧光,RNA 呈橙色荧光。荧光染料可和抗体共价键结合,这种带荧光标记的抗体再和相应的抗原结合形成抗原-抗体复合物,经激发后发射荧光,用于抗原定位。荧光显微成像技术的优点是染色简便、敏感度较高,图像的色彩鲜明、对比强烈,而且可以在同一标本上同时显示几种物质,因此被广泛应用于活细胞和组织内蛋白质等生物大分子的动态研究。

(三)相差显微镜

相差显微镜(phase contrast microscope)主要用于未经染色的活细胞,其基本原理是由于细胞不同部分的密度不同,对光的折射率不同,使通过细胞的光线和未通过细胞的光线产生相位差,利用光的衍射和干涉现象,将光线透过标本时所产生的光程差(即相位差)转化为振幅差,从而形成各种结构之间的明暗对比,使标本的各种结构变得清晰可见。

倒置相差显微镜是相差显微镜和倒置显微镜的结合,其照明系统位于镜体上方,而物镜和目镜则位于下部。细胞培养过程中,常用倒置相差显微镜观察活细胞或未经染色标本的结构,并可在镜下连续拍摄记录细胞的活动,如细胞分裂、细胞迁移运动等过程。

(四)激光扫描共聚焦显微镜

激光扫描共聚焦显微镜(laser scanning confocal microscope,LSCM)是一台电脑自控的激光扫描仪,在普通显微镜基础上配置激光光源、共轭聚焦装置、扫描装置和检测系统,整套仪器均由计算机自动控制,专用软件监控。其原理是使用单色性好、基本消色差、焦深小的激光作为光源,以 0.1μm 的步距沿轴向对细胞进行分层扫描,得到一组光学切片,再将不同焦平面的图像组经电脑做三维重建后显示样品的立体结构。该仪器分辨率高,是普通光学显微镜的 3 倍,图像质量好,常被用于具有复杂三维结构样品的观察,如细胞骨架网络系统、染色体、发育的胚胎器官等,其荧光检测功能被广泛用于细胞内离子、酸碱度和多种蛋白质大分子的动态监测及细胞显微操作等领域。

二、电子显微镜技术

电子显微镜(electron microscope,EM)简称电镜,是以电子束为光源,电磁场作透镜,利用电子散射过程中产生的信号进行显微成像,使物质的细微结构在非常高的放大倍数下成像的电子光学仪器。电子显微镜由镜筒、真空系统和电源柜三部分组成。镜筒主要有电子枪、电子透镜、样品架、荧光屏和照相机构等部件,这些部件通常自上而下地装配成一个柱体。

目前的电子显微镜大多具有优良的电镜电脑一体化设计,操作简单、图像清晰、分析快速,广泛应用于细胞亚结构、大分子超微结构、微生物病原学鉴定及临床病理诊断等领域。

电子显微镜种类较多,包括透射电子显微镜(transmission electron microscope,TEM)、扫描电子显微镜(scanning electron microscope,SEM)、扫描透射电子显微镜(scanning transmission electron microscope,STEM)、高压电子显微镜(high voltage electron microscope,HVEM)、扫描隧道显微镜(scanning tunneling microscope,STM)及原子力显微镜(atomic force microscope,AFM)等,其中常用的是透射电子显微镜和扫描电子显微镜。

(一)透射电子显微镜

透射电子显微镜是把经加速和聚集的电子束投射到非常薄的样品上,电子与样品中的原子碰撞而改变方向,从而产生立体角散射。散射角的大小与样品的密度、厚度相关,因此在荧光屏上可以形成明暗不同的影像。通常,透射电子显微镜的分辨率为 0.1~0.2nm,放大倍数为几万至几百万倍,用于观察细胞内部的超微结构(ultrastructure)。

电子对样本穿透能力很弱,透射电镜样品需要处理得很薄电子才能穿透,通常为 40~50nm。常用的制片技术包括超薄切片法、冷冻超薄切片法、冷冻蚀刻法、冷冻断裂法等。其中超薄切片法的样品常采用锇酸和戊二醛固定,丙酮逐级脱水,环氧树脂包埋,以热膨胀或螺旋推进的方式切片,由于生物分子散射电子的能力弱,须经过重金属染色以增大反差,因此常用铀、铅等重金属盐染色。对于液体样品,通常挂在预处理过的铜网上进行观察。

(二)扫描电子显微镜

扫描电子显微镜可以对各种材料进行多种形式的表面观察与分析。其成像原理是从电子枪阴极发出的电子束,在阴阳极之间加速电压的作用下,射向镜筒,经过聚光镜及物镜电磁线圈的会聚作用,缩小为直径约几纳米的电子探针。在物镜上部扫描线圈的作用下,电子探针在样品表面做光栅状扫描并且激发出二次电子等多种电子信号。为了使标本表面发射出二次电子,样品在固定、脱水后,表面要喷涂一层重金属膜,重金属在电子束的轰击下发出二次电子信号。相应的检测器检测这些电子信号,再将其放大、转换成电压信号,最后送到显像管的栅极上并且调制显像管的亮度。显像管中的电子束在荧光屏上也做与样品表面的电子束扫描同步的光栅状扫描,即获得衬度与所接收信号强度相对应的扫描电子像。这种图像反映了样品表面的形貌特征。扫描电镜的样品要求表面结构完好,没有变形和污染,样品干燥并且有良好的导电性能。

扫描电子显微镜的分辨率主要决定于样品表面电子束的直径。放大倍数是显像管上扫描幅度与样品上扫描幅度之比,可从几十倍连续地变化到几十万倍。扫描电子显微镜具有分辨率高、景深长、成像富有立体感等优点,因此利用扫描电镜分析显微结构,其内容丰富、方法直观。

(三)扫描透射电子显微镜

扫描透射电子显微镜是利用电磁透镜将电子束聚焦到样品表面并在样品表面快速扫描,通过电子穿透样品成像,既有透射电子显微镜功能,又有扫描电子显微镜功能的一种显微镜,是唯一不需要染色、固定而能够直接观测单个生物分子的仪器。扫描透射电子显微镜技术要求较高,要求非常高的真空度,并且电子学系统比其他电子显微镜都要复杂。

第二节 流式细胞仪检测技术

流式细胞计量术是借助流式细胞仪(flow cytometer,FCM)对悬液中单个细胞、微生物或细胞器等进行快速识别、定量、分析和分离的技术,通常用于细胞分选、细胞凋亡监测、DNA 含量测定、细胞因子检测等研究。

流式细胞仪的主要部件包括激光系统、流动腔(flow chamber)及液流驱动系统、信号检测分析系统、细胞分选系统。流动腔是生物颗粒与鞘液(sheath fluid)相混的场所,其工作原理是将待测细胞染色后制成单细胞悬液,通过一定压力将待测样品压入流动腔,流动腔内充满鞘液,在压力作用下细胞排成单列经喷嘴喷出,形成细胞液柱,液柱与高速聚焦激光束相交,细胞受激光照射,产生散射光并散发荧光,荧光信号被光电检测器接收后转化为电信号,经加工处理储存于计算机中,最后通过分析软件对数据进行统计处理和图像显示。该技术可以 2 万个 /s 的速度对细胞进行快速分选,获得的细胞纯度可超过 95%,同时能准确得到细胞的多种信息。

一、核酸含量检测

细胞内的 DNA 含量在细胞周期的各个时期（G_1/G_0、S、G_2 和 M）中发生周期性变化，荧光染料碘化丙啶（propidium iodide，PI）可与 DNA 结合，其结合量与 DNA 含量成正比。利用 PI 标记的方法，通过流式细胞仪对细胞内 DNA 含量进行检测，将细胞周期各时相分为 G_1/G_0 期、S 期和 G_2/M 期，可分析细胞周期各时相的百分比，检测细胞凋亡率。此外，碘化丙啶与膜联蛋白 V（一种分子量为 35~36kDa 的 Ca^{2+} 依赖性磷脂结合蛋白）匹配使用，可以检测早期凋亡的细胞（图 6-1）。

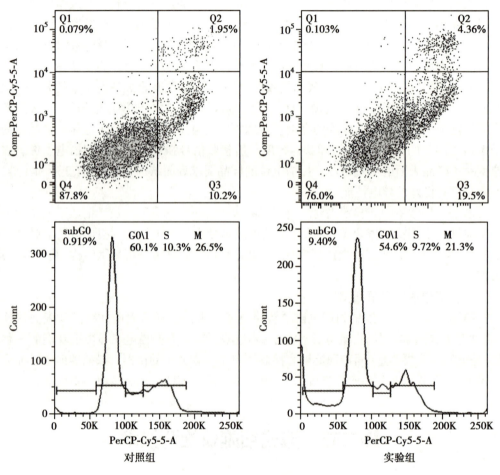

图 6-1　细胞凋亡周期检测

二、蛋白质含量检测

利用抗原 - 抗体特异性结合的原理，活细胞表面表达的蛋白质可与荧光色素标记的抗体结合形成抗原 - 抗体复合物，经激光激发后发出与荧光素相对应的特定波长的荧光，其荧光强度与被测蛋白分子表达密度成正比，由此通过流式细胞仪可检测结合有相应荧光素标记抗体的阳性细胞百分率。

对细胞中的蛋白质进行检测时，可以采用两种染色方法：其一是直接采用连接有荧光素的第一抗体进行免疫标记反应（如做双标或多标染色，可把几种标记有不同荧光素的抗体同时加入),生成抗原-抗体复合物;其二是先加入特异的第一抗体,待反应完全后洗去未结合抗体,再加入荧光标记的第二抗体,生成抗原-抗体-抗抗体复合物。前一种方法操作简便,结果准确,更适用于临床标本的检测,如可以进行淋巴细胞及其亚群分析、淋巴细胞免疫分型、细胞因子检测等;后一种方法费用较低,应用广泛,多用于科研标本的检测。

三、细胞分选

要获取、收集感兴趣的细胞,首先要对细胞进行识别、预处理,如用带有荧光素的抗体进行孵育,然后洗掉未结合的抗体,再将细胞送入流式细胞仪。细胞的分选是通过分离含有单细胞的液滴而实现的。从流动腔喷口喷出的含有待测定细胞的液滴,如果其特性与被选定要进行分选的细胞特性相符,则仪器在这个被选定的细胞刚形成液滴时会给整个液柱充以指定的电荷,使被选定的细胞带有特定的电荷,未被选定的细胞形成的细胞液滴及不包含细胞的空白液滴不被充电,也不带电荷。带有电荷的液滴向下落入带有几千伏特的偏转板时,在高压电场的作用下,落入指定的收集容器中,没有充电的液滴则落入中间的废液容器,从而实现细胞的分选。

第三节　细胞化学技术和细胞组分分析技术

一、细胞化学技术

细胞化学技术(cytochemistry)是在保持细胞原有形态结构的基础上,利用已知的化学反应,原位显示细胞内的某种化学成分,然后通过显微镜进行定性、定位、定量研究的技术。细胞化学技术不是单一的技术,而是一整套有关联的技术,包括酶细胞化学技术,免疫细胞化学技术和放射自显影术等。

(一)酶细胞化学技术

酶细胞化学技术(enzyme cytochemistry)是通过酶与底物的特异显色反应来显示酶在细胞内的分布及酶活性强弱的一种技术。酶细胞化学反应的基本原理是将酶与其底物进行孵育,反应的初级产物与显示剂作用后生成的最终反应产物具有光镜下可见的鲜明颜色,或在电镜下可见的高电子密度,因此可用光镜或电镜观察酶的分布,后者称为电镜酶细胞化学技术(electron microscopic enzyme cytochemistry)。应用光镜和电镜酶细胞化学技术可以研究细胞器的结构与功能、细胞的生理与病理过程,以及细胞器的相互关系。近年来,酶细胞化学技术的原理与免疫组织化学或细胞化学技术结合,在研究细胞大分子定性和定位中得到了广泛的应用。

(二)免疫细胞化学技术

免疫细胞化学技术(immunocytochemistry,ICC)又称免疫组织化学技术,是将免疫化学的基本原理与细胞组织化学技术相结合所建立起来的一项技术,是在保持细胞和组织结构完整的前提下,利用抗原和抗体的结合具有高敏感性和特异性的特点,用已知的经过标记的抗体检测组织与细胞中目的蛋白的方法。

常用的标记物有荧光素和酶。若抗体偶联荧光染料(如异硫氰酸荧光素、罗丹明等),则可以通过荧光显微镜、激光扫描共聚焦显微镜观察。若想观察特异蛋白在细胞内的精细定位,抗体需偶联电子致密物(胶体金)并用电镜观察。免疫胶体金技术实现了超微结构水平上研究特异蛋白抗原的定位,目前已受到越来越多的青睐。

根据被标记抗体的不同,免疫细胞化学技术又可分为直接法和间接法。直接法是将酶和荧光素等标记物直接标记在第一抗体上,而间接法是将标记物标记在第二抗体上。直接法操作简便,特异性高,但敏感性较差,可用于检测未知抗原。间接法具有放大作用,可使抗原分子上的标记物大大增多,故较直接法的敏感性大为增高,应用更为广泛。

(三)放射自显影术

放射自显影术(autoradiography)又称放射性同位素示踪技术,是利用同位素在蜕变过程中发出带电粒子可使感光材料感光的特性,用放射性化合物脉冲标记活细胞,经固定、切片后在暗处把感光乳胶(含 AgBr 或 AgCl)覆盖于切片上,在此期间,由于同位素衰变使乳胶曝光,根据银粒所在部位,就可知道细胞中放射性物质的分布。此技术可对细胞内生物大分子进行定性、定位与半定量研究。

二、细胞组分分析技术

细胞组分分析技术是将细胞内部的亚显微结构,如细胞核、线粒体、溶酶体、高尔基复合体和微粒体等细胞组分,从细胞中分离纯化出来,以研究它们各自特有的化学组成、代谢特点、酶活性和具体功能的分离技术。对细胞组分分析往往需要破坏细胞或细胞内部的微细构造,并尽可能地保留各种细胞成分的固有功能。本部分将介绍分离不同细胞器或大分子的离心技术、蛋白质及核酸的分离和纯化技术。

(一)离心技术

离心技术是分离和提取细胞亚显微结构和大分子的重要手段之一,利用细胞匀浆中各细胞器和生物大分子的大小、形状和密度不同,采用差速离心、速度沉降离心或平衡沉降离心的方法将其分离。在离心分离前,需要破碎细胞,多用超声、低渗透压、强制通过微孔及研磨等物理方法,使细胞膜及内质网膜等破裂并自我封闭形成小泡,而其他的各种细胞器(如细胞核、高尔基复合体、溶酶体、过氧化物酶体及线粒体等)基本不受损伤。

1. 差速离心 差速离心(differential centrifugation)是分离体积、质量差别较大的颗粒(如细胞核与细胞器)常用的方法。在密度均一的介质中,不同大小的颗粒沉降速度不同,颗粒越大,沉降越快。低速离心时,大的组分(如细胞核和未被破坏的细胞)很快沉降,在离心管底部形成小的沉降团块;在较高速度时收集线粒体,更高速度时溶酶体和过氧化物酶体沉降;在更高速度加长时间离心,可以先收集到小囊泡(来自细胞膜、内质网和高尔基复合体等),进而收集到核糖体等。

2. 速度沉降离心 速度沉降(velocity sedimentation)可对差速离心分离的成分进行更精细的分离,适用于分离沉降系数不同的颗粒。加入蔗糖或盐溶液,由顶部到底部逐渐增加密度,形成密度梯度(5%~20%),再将细胞匀浆加在盐溶液的最上层。离心时,混合物中的各成分以不同的速度沉降,形成相互分离的不同区带,分别收集各沉降带,得到不同的组分。不同组分的沉降速度取决于其大小与形状,通常以沉降系数(sedimentation coefficient,S)表示。蛋白质和核酸的沉降系数在 1~200 之间。

3. 平衡沉降离心 平衡沉降(sedimentation equilibrium)是另一种离心分离细胞组分的方法,它取决于细胞成分的浮力密度,与大小、形状无关。该方法是在离心管中制备由顶部到底部高浓度差的蔗糖或氯化铯溶液密度梯度,可把细胞匀浆均匀分布在蔗糖或氯化铯介质中后超速离心。匀浆中的不同组分上升或沉降至与自身等密度处时不再移动,形成沉降带,各沉降带再被分别收集。用这种方法可以将摄入与未摄入放射性核素 ^{13}C 或 ^{15}N 的同一种生物分子离心分开。

（二）层析技术

层析技术是利用混合物中各组分理化性质（吸附力、分子形状、大小、分子极性、分子亲和力及分配系数）的差异，在物质经过两相中进行分离的一种技术。

用层析法可以纯化得到非变性的、天然状态的蛋白质。蛋白质的分离纯化最常用的是柱层析（column chromatography），该技术是将蛋白质混合液通过用固体性颗粒充填的玻璃、塑料或不锈钢柱，不同的蛋白质因与颗粒相互作用的不同而被不同程度地滞留。当它们从柱的底部流出时，可被分别收集。

根据所选择的充填颗粒的不同，常用的柱层析有以下几种类型：

1. 凝胶过滤层析　层析柱装满多孔性凝胶颗粒，根据蛋白质的大小进行分离。当样品流过多孔性凝胶颗粒时，小分子易进入颗粒内部的小孔，移动延迟，而较大分子则易随着溶液在凝胶颗粒之间流动，更快地通过层析柱，较早流出。

2. 离子交换层析　充填颗粒带有正电或负电，根据一定条件下蛋白质表面电荷的分布进行分离。

3. 疏水层析　将疏水基团共价结合在充填颗粒上，根据蛋白质表面疏水性强弱的不同进行分离。

4. 亲和层析　把能够与蛋白质表面的特定部位进行特异性结合的分子共价连接于惰性多糖类颗粒上，可分离特定蛋白质。

由于细胞中蛋白质种类的复杂性，需要将多种方法组合，包括多种柱层析法，才能够达到分离纯化的目的。

（三）蛋白质电泳技术

1. SDS-聚丙烯酰胺凝胶电泳　是依据分子量的不同分离蛋白质的常规蛋白质分析方法。电泳之前，需要先将待分离的蛋白质样品置于阴离子表面活性剂十二烷基硫酸钠（sodium dodecylsulfate，SDS）溶液中，SDS疏水区与蛋白质疏水区结合，使所有蛋白质都带有大量的负电荷，使折叠的蛋白质分子展开为线状。此外，常常加入2-巯基乙醇（2-mercaptoethanol，2-ME）或二硫苏糖醇（dithiothreitol，DTT）类的还原剂，可使蛋白质中所有的二硫键断裂。电泳时，单体丙烯酰胺交联聚合成聚丙烯酰胺凝胶，成为有一定孔径的支持体，由于电场中所有蛋白质都带有大量的负电荷，将向正极迁移，其中小分子比大分子容易通过凝胶网孔，因而迁移快。因此，复杂的蛋白质混合物完全按分子量大小依次被分离，经染色后可以观察到整齐排列的条带。可根据需要通过配制不同浓度的凝胶而控制凝胶孔径的大小。SDS-PAGE适用于分析各种蛋白质，包括不溶于水的蛋白质，但被分离的蛋白质经过变性，功能多已丧失。

2. 等电聚焦电泳　是依据等电点不同分离蛋白质的一种电泳技术。该技术是在丙烯酰胺凝胶两端形成电场，含有不同等电点的两性电解质（ampholyte）在电场当中形成pH梯度，样品中所有的蛋白质在电泳时都向自己的等电点处移动，最后聚集、静止于各自的等电点，从而达到分离蛋白质的目的。

3. 双向电泳　单一方向的蛋白质电泳，无论是SDS-PAGE还是等电聚焦电泳，都会存在许多蛋白质由于分子量或等电点相近或相同而导致相互重叠，无法分离。把等电聚焦电泳与SDS-PAGE结合进行双向电泳，先在长条状凝胶介质中将蛋白质依据等电点不同进行分离，再将凝胶条横放于事先聚集好的SDS-聚丙烯酰胺凝胶上，将同一等电点的蛋白质按分子量大小进行分离，从而可一次分析数千种蛋白质，常用于蛋白质组分析。

第四节 细 胞 工 程

细胞工程（cell engineering）是运用细胞生物学、分子生物学、分子遗传学的方法和技术，在细胞水平上进行遗传操作，按照预先的设计对细胞的遗传性状进行人为修饰或改造，以获得具有特定生物学属性，具有一定研究或应用价值的细胞或其相关产品的技术体系。本节主要介绍与医学实践关系更为密切的动物细胞工程。

一、细胞培养

细胞培养（cell culture）是细胞工程中最基本也是最常用的技术，下面主要介绍细胞培养的原理和过程。

（一）体外细胞培养

细胞培养是在无菌条件下从活体组织分离出特定细胞，模拟体内生存条件，使之在体外继续生存、生长和繁殖的技术。通过细胞培养获得的大量性状相同的细胞可用于细胞形态结构、基因表达调控和代谢机制的研究。近年来，细胞培养技术广泛应用于分子生物学、遗传学、免疫学、肿瘤学、细胞工程等领域，但需要注意的是，细胞培养是在体外（in vitro）进行的，因此得到的研究结果并不能完全等同于体内（in vivo）研究的结果。体外细胞培养通常分为原代培养和传代培养。

1. 原代培养 原代培养（primary culture）是将机体内的某组织取出分散成单细胞的首次培养过程。原代培养细胞离体时间短，性状与体内相似，适用于研究。一般说来，幼稚状态的组织和细胞（如动物的胚胎、幼仔的脏器等）更容易进行原代培养。

原代培养过程主要是采用无菌操作的方法，把组织（或器官）从动物体内取出，经机械处理、胰蛋白酶或胶原酶等消化液消化处理，使其分散成单个细胞，然后在一定的营养成分、合适的温度、pH 等条件下进行培养。体外培养的细胞主要有两种状态：一种是能贴附在培养支持物上的细胞，称为贴壁依赖性细胞，体外培养的细胞绝大多数属于这种细胞；另一种细胞并不贴附在容器的壁上，而是悬浮在培养液中生长，称为悬浮型细胞，这类细胞主要是血液源性或癌源性的细胞。

原代培养是建立各种细胞系的第一步。利用原代培养技术可以在体外进行各种类型细胞的增殖、遗传、变异、分化和脱分化等研究。

2. 传代培养 传代培养（secondary culture）指将原代培养的细胞按一定比例转移到新的容器中进行连续培养的过程。

离体培养的细胞群体增殖达到一定密度时，细胞的生长和分裂速度会逐渐下降，出现接触抑制，细胞分裂停止。因此，体外培养的细胞单层汇合后，需将培养的细胞从容器中取出，按 1:2~1:6 比例分散，以防止密度过大或生存空间不足而引起营养枯竭。体外培养的原代细胞或细胞株需要经过传代，以获得稳定的细胞株或得到大量的同种细胞，并维持细胞株的延续（图 6-2）。通常不同的细胞

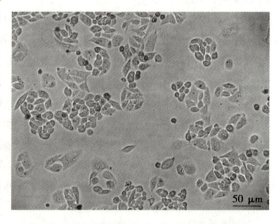

图 6-2 体外培养的 A2780 系人卵巢癌细胞

50 μm

传代时的比例略有差异。细胞传代后，一般经过游离期、指数增生期和停止期三个阶段。来源于肿瘤组织的细胞群或培养过程中发生突变或转化的细胞，可无限繁殖、传代，称为细胞系（cell line）。细胞系的建立为实验室进行大规模和长时间的科学研究提供了大量的遗传性质稳定的细胞。

（二）大规模细胞培养

大规模细胞培养（large-scale cell culture）是在特定的人工条件下高密度、高浓度、大规模进行细胞培养，以生产某种生物产品的技术，是细胞工程的重要组成部分。大规模细胞培养技术主要应用于生物制药领域，借助该技术大大减少了用于疾病预防、诊断和治疗研究的实验动物的使用量，该技术还应用于蛋白质药物、生物产品和疫苗生产等领域。

动物大规模细胞培养的基本原理与实验室中研究性细胞培养是相同的，但由于是大规模培养，所以在培养原则、设备和技术等方面具有一些特殊性。其培养在特定的生物反应器中进行，在培养容器中人为增加支持物和附着面积，须注意抑制细胞的凋亡。大规模细胞培养大致可以分为贴壁依赖性细胞培养和悬浮型细胞培养两大体系。

二、细胞融合

细胞融合（cell fusion）也称细胞杂交（cell hybridization），指 2 个或 2 个以上不同细胞在混合培养时发生融合，形成一个杂种细胞的现象。该杂种细胞未经有性生殖过程形成，是含有 2 个或 2 个以上不同细胞核的异核体。细胞在生长过程中自发融合的频率是极低的，但在多种物理、化学等人为诱导因素的刺激下，细胞间可产生融合现象。许多病毒类融合剂（如仙台病毒）、化学融合剂（如聚乙二醇）对细胞融合具有显著的促进作用。

融合细胞常常具有某些特殊的遗传特性和性状，如人和鼠细胞融合后产生的杂种细胞将随机丢失人类染色体，杂种细胞中仅含一条或少数几条人类染色体。通过多样本比较分析，可以帮助我们认识某条染色体所含基因与其相关功能的对应关系。

在细胞融合技术的基础上，还可实现单克隆抗体的制备。1974 年，Koehler 和 Milstein 利用杂交瘤技术制备 B 淋巴细胞和小鼠骨髓瘤细胞的融合细胞，该融合细胞既具有淋巴细胞分泌特异性抗体的功能，又具备骨髓瘤细胞无限增殖的能力，因此可以不断地从融合细胞培养上清液中获得单克隆抗体。

三、基因转移

将外源 DNA 转移入受体细胞，从而使受体细胞产生相应性状表达的技术称为基因转移，是实现细胞表型定向改变的基本技术手段。实现基因转移的方法主要分为：①物理学方法，包括电穿孔法、显微注射法等；②化学方法，包括脂质体包埋法、磷酸钙沉淀法等；③生物学方法，包括腺病毒载体法等。

四、细胞重编程

细胞重编程（cellular reprogramming）指在一定条件下使已分化的体细胞核基因组恢复其分化前的功能状态，包括核移植（nuclear transfer）、诱导多能干细胞（induced pluripotent stem cell，iPS cell）和转分化（transdifferentiation）技术。细胞重编程技术不涉及医学伦理学问题，可应用于药物研发、筛选和疾病发生机制研究。

（一）核移植技术

核移植是将一个细胞的细胞核移入另一个已去核的细胞中，从而改变重组细胞遗传性状的技术。作为生物学发展史上最伟大的成就之一，核移植技术在医药卫生领域发挥着不可估量的作用。该技术基本流程主要包括受体细胞去核、核供体细胞的准备与选择、供体细胞周期调控、细胞融合调控、重构胚胎激活及细胞培养等步骤,通过显微操作的方法将供体细胞的细胞核移植入受体细胞,形成重组细胞。克隆羊"Dolly"就是通过将乳腺细胞的细胞核移植入另一个体的去核卵细胞中,形成融合细胞发育而成的。

(二)诱导多能干细胞

2006 年,日本京都大学 S.Yamanaka 实验室利用逆转录病毒,将四种转录因子 OCT3/4、SOX2、c-myc 和 KFL4 导入小鼠成纤维细胞中,发现可诱导已分化的细胞转化为具有多潜能性的胚胎干细胞样的细胞,称为诱导多能干细胞。2012 年,Yamanaka 被授予诺贝尔生理学或医学奖。同年 7 月,北京大学邓宏魁教授利用小分子化合物也成功诱导已分化细胞重编程为多能干细胞。诱导多能干细胞的出现,避免了外源转录因子的使用,对传统的细胞分化理论形成了挑战,也为细胞分化调控机制的研究提供了新的思路。

(三)转分化技术

转分化也被称为谱系转换,是一种经过特定程序转化的可逆性细胞生物学行为,是一种类型的细胞或组织由于某些因素的作用转变成另外一种正常的细胞或组织的现象。细胞的转分化主要包括两类:一类是分布于已经分化组织中的未分化的成体干细胞的转分化,另一类是已分化的终末细胞在特定生理病理环境中,通过转分化转变为其他类型的组织细胞。诱导转分化的方法包括转录因子的转分化和化学诱导转分化。

第五节 分子生物学技术

分子生物学技术是中医药现代研究中常用的技术,本节简要介绍聚合酶链反应、分子杂交、DNA 序列测定、免疫沉淀及生物芯片等技术。

一、聚合酶链反应

聚合酶链反应(polymerase chain reaction,PCR)是利用热稳定 DNA 聚合酶在体外快速扩增某一特定 DNA 片段的技术。由 Kary B.Mullis 于 1983 年发明,并因此获得 1993 年诺贝尔化学奖。

PCR 是利用 DNA 半保留复制的原理,通过控制实验温度,使 DNA 处于变性、复性和延伸的反复循环中,从而达到在体外获得快速扩增的特异性 DNA 片段的目的。PCR 体系包括引物(primer)的设计和合成、DNA 模板的制备、PCR 反应过程及产物的分离和纯化。

PCR 一般分三个步骤进行:

1. 模板变性(denaturation) 高温加热,双链 DNA 模板在 95℃左右的温度下变性为单链 DNA。

2. 退火(annealing) 温度降低,引物与单链 DNA 互补结合,也称为复性。

3. 延伸(extention) 在适当的温度下,DNA 聚合酶以 4 种单核苷酸(dNTP)为原料,在一些辅助因子(Mg^{2+})协助下,按 $5' \rightarrow 3'$ 方向催化新链的合成。

上述三个步骤是"变性—复性—延伸"的反复循环,每一个循环的产物又作为下一个循环的模板,每循环一次,DNA 的分子数按 2^n 指数倍增,通过 20~30 个循环,完成 DNA 的扩增,然后通过凝胶电泳进行产物鉴定。

目前 PCR 已产生了许多衍生技术,包括反转录 PCR(reverse transcription PCR,RT-PCR)、实时定量 PCR(real time quantitative PCR,qRT-PCR)和 PCR- 单链构象多态性分析

（PCR-single strand conformation polymorphism analysis，PCR-SSCP）等。

PCR 操作简单、特异性强、灵敏度高、高效并可自动化，因此在分子生物学、医学遗传学（遗传病、传染病和恶性肿瘤等的基因诊断）和中医药研究中得到广泛应用。

二、分子杂交

分子杂交（molecular hybridization）是不同来源或不同种类生物分子间相互特异识别而发生结合的过程，如核酸之间、蛋白质之间等的特异性结合。核酸分子杂交指存在互补序列的不同来源的核酸分子，以碱基配对方式相互结合形成 DNA-DNA 或 DNA-RNA 杂交体的过程。该技术是将一条已知序列的单链核酸片段用放射性核素或其他标记物标记作为探针（probe）去检测或分辨互补的 RNA 或 DNA 序列。蛋白质印迹法是对总蛋白质进行 SDS- 聚丙烯酰胺凝胶电泳，将蛋白质转至尼龙膜，通过特定抗体进行免疫反应，显色后显示蛋白质的存在和表达量的方法。中医药研究中常用的分子杂交技术如下：

（一）DNA 印迹法

DNA 印迹法（Southern blotting）属于核酸分子杂交技术，可用于检测基因组中特异 DNA 序列，进行基因定位、分子量测定等，主要应用于基因突变和缺失分析、DNA 重组子的鉴定、基因敲除与转基因动物的鉴定等。主要过程为：常规技术提取组织或细胞中的 DNA，将被检测的 DNA 分子用一种或几种限制性内切酶消化成若干片段并在琼脂糖凝胶电泳上分离，经 DNA 变性处理后，将凝胶中待测的单链核酸片段转移到硝酸纤维素膜或尼龙膜等固相支持物上，将探针与印有单链核酸片段的硝酸纤维素膜或尼龙膜在杂交液中孵育，使探针与待测的互补核酸单链结合，将 X 线胶片置于杂交后的膜上，低温曝光适当时间后显影分析，对以非放射性物质标记的探针，则选用相应的酶显色方法。

（二）RNA 印迹法

RNA 印迹法（Northern blotting）也属于核酸分子杂交技术，其实验对象是 RNA，主要用于检测组织或细胞中的基因表达。其过程为：提取 RNA 样本，RNA 变性，琼脂糖凝胶电泳分离并转移至膜上，通过探针进行杂交，显影或显色并检测信号。RNA 印迹法需要在琼脂糖凝胶电泳之前对 RNA 样品进行变性处理，以破坏 RNA 分子中的局部双螺旋结构，使整个 RNA 分子呈单链。常用变性剂为甲醛或戊二醛等。

（三）蛋白质印迹法

蛋白质印迹法（Western blotting）是根据抗原抗体特异性结合的原理检测组织或细胞中某种蛋白质的方法。该技术主要过程为：提取蛋白质，通过 SDS- 聚丙烯酰胺凝胶电泳将各种蛋白质组分分离，转移到硝酸纤维素膜或正电荷尼龙膜（PVDF 膜）上，与针对特定氨基酸序列的特异性抗体（探针）进行杂交，然后与标记的第二抗体反应，显色并对某种特定蛋白质进行量化分析和特性鉴定。该法主要用于检测蛋白质表达。

（四）原位杂交

原位杂交（in situ hybridization，ISH）是由标记的单链 DNA 或 RNA 探针与互补的 DNA 或 RNA 的序列结合形成标记的双链杂交分子，利用荧光分子或显色酶作为报告基团，通过组织化学或免疫组织化学等方法，在被检测的核酸原位形成带颜色的杂交信号，进而在光学显微镜或电子显微镜下显示其细胞内定位的技术，该技术操作方便、定位性强。

三、DNA 序列测定

DNA 序列测定方法有多种，其中英国生物化学家 F.Sanger 和 A.R.Coulson 等人发明的桑格 - 库森法（Sanger-Coulson method）是测定 DNA 序列的基本方法，又称双脱氧法或链终止法。其基本原理是利用 4 种双脱氧核苷三磷酸（ddNTP）代替部分脱氧核苷三磷酸作为底物进行 DNA 合成反应。一旦双脱氧核苷三磷酸掺入到合成的 DNA 链中,由于其核糖的 3′碳原子上不含羟基,所以无法与下一个核苷酸反应形成磷酸二酯键,导致正在延伸的 DNA 合成终止,即其测序基础是以双脱氧核苷三磷酸为循环测序反应的链终止剂。

目前最常使用的四色荧光自动化 DNA 序列测定法是基于桑格 - 库森法的基本原理,在正常的 DNA 体外反应过程中,用 4 种发出不同颜色荧光的荧光素分别标记 4 种 ddNTP,以一定的比例与 4 种无标记 dNTP（dATP、dCTP、dGTP、dTTP）混合在同一反应管中,用单向引物进行 DNA 延伸反应,带荧光素标记的某一双脱氧核苷三磷酸在掺入 DNA 片段导致合成终止的同时,使该片段 3′ 端标上了这种特定的荧光素。同一反应管中大量的模板 DNA 经过 20~30 次循环的单向延伸反应,最终会产生许多相差一个单核苷酸的不同长度的单链 DNA 片段混合物,每个 DNA 片段 3′ 端的最后 ddNTP 决定了该片段发出荧光的颜色。每一管中混合存在的不同长度的单链反应产物可以通过毛细管凝胶电泳在同一个泳道有效分开。检测器的激光束在凝胶的底部附近检测并记录通过泳道的每一条带所标记的荧光颜色,计算机阅读这四种颜色后得到并存储核酸序列（图 6-3）。

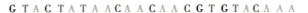

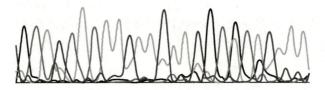

图 6-3　四色荧光自动化 DNA 测序结果

四、免疫共沉淀

免疫共沉淀（co-immunoprecipitation,CoIP）是用抗体将相应特定分子沉淀的同时,与该分子特异性结合的其他分子也会被带着一起沉淀出来,从而研究蛋白质与蛋白质相互作用的一种技术。其基本原理是:在细胞匀浆或裂解液中加入抗兴趣蛋白的抗体孵育后,再加入与抗体特异结合的结合于 Pansobin 珠上的金黄色葡萄球菌 A 蛋白（staphylococcal protein A,SPA）,若细胞中有正与兴趣蛋白结合的目的蛋白质,就可以形成目的蛋白 - 兴趣蛋白 - 抗兴趣蛋白抗体 -SPA\Pansobin 复合物,离心时该复合物被分离出来。经变性聚丙烯酰胺凝胶电泳,复合物四组分分开,再通过蛋白质印迹法等对目的蛋白质进行鉴定。免疫共沉淀方法简便易行,但也存在一些缺陷,如不能给出细胞内蛋白质相互作用的动态结果等。

五、生物芯片

生物芯片（biochip）以微电子系统技术和生命科学技术为依托,在固相基质表面构建微型生物化学分析系统,实现了对细胞、蛋白质、核酸及其他生物分子等进行准确、快速、高通量检测。生物芯片包括基因芯片、蛋白质芯片、细胞芯片和组织芯片等。其中基因芯片在中医药研究中应用较多。

（一）基因芯片

基因芯片（gene chip）是固定有寡核苷酸、基因组 DNA 或 cDNA 等的生物芯片。其工作原理与经典的核酸分子杂交一致,都是基于核酸的变性与复性原理。该技术利用这类芯片与标记的生物样品进行杂交,以对样品的基因表达谱生物信息进行快速定量和定性分析。该技术流程是:芯片的设计与制备,靶基因的标记,芯片杂交,杂交信号检测(图 6-4)。

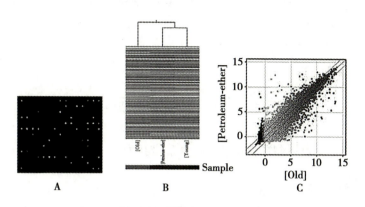

图 6-4　基因芯片检测图
A. 扫描图;B. 聚类分析图;C. 散点图

　　基因芯片同时将大量探针固定于支持物上,可对样品中数以千计的核酸序列进行一次性快速检测和分析,常用于组织细胞的基因表达谱测定、基因多态性与基因突变分析等方面。

(二) 蛋白质芯片

　　蛋白质芯片(protein chip)是高密度的蛋白质阵列,是蛋白质阵列的发展。该技术是将大量蛋白质或多肽微固化于固相支持物表面,通过蛋白质分子进行高通量检测的一种技术。蛋白质芯片的工作原理与基因芯片类似,具有快速、高通量、平行化、自动化的特点。

六、分子克隆

　　分子克隆(molecular cloning)是将核酸分子(DNA)插入可在原核细胞或真核细胞中无性繁殖的载体(如质粒、噬菌体或病毒载体)中,经过筛选获得单一克隆群体的技术,是基因工程的核心技术。

　　分子克隆需要用一系列工具酶(如 DNA 限制性内切酶、DNA 连接酶等)将 DNA 分子进行分离、剪切和重组等,同时还要有合适的运载体(如质粒、λ 噬菌体、病毒等)携带目的基因进入受体细胞并使其扩增。

　　分子克隆的基本程序是:首先通过一定的方法(直接分离、从基因文库中筛选、人工合成等)制备出包含目的基因在内的 DNA 片段,然后在体外对 DNA 分子按照既定目的和方案利用工具酶进行人工重组,构建目的基因 DNA 与运载体 DNA 组成的重组分子,将重组分子导入合适的受体细胞(大肠杆菌、酵母等)内,并使其在细胞中扩增和繁殖,以获取该DNA 分子的大量拷贝,以便进行克隆基因表达。

七、RNA 干扰

　　RNA 干扰(RNA interference,RNAi)是双链 RNA(double-stranded RNA,dsRNA)诱发的同源 mRNA 高效特异性降解,引起基因沉默的技术。该技术的原理是双链 RNA 在特异的核酸酶作用下降解产生干扰小 RNA(siRNA),这些 siRNA 与同源的靶 RNA 互补结合,特异性酶降解靶 RNA,从而抑制或下调基因表达。其基本程序是:确定干扰基因,设计并合成合适的干扰小 RNA,通过一定的载体转染体外培养的细胞,进行转染后蛋白、基因功能检测。该技术操作简便,是基因治疗、基因结构功能研究的快速、有效的方法,目前在中医药研究中已有应用。

RNAi 显示的重要特性使人们开始期待特异性序列的治疗,由于 RNAi 在生物功能研究、疾病治疗和新药研发方面的重大应用价值,美国科学家安德鲁·法厄因发现 RNA 干扰现象被授予 2006 年诺贝尔生理学或医学奖。

第六节　染色体技术

染色体技术包括染色体制片技术和染色体显带技术。

一、染色体制片技术

染色体的形态结构在细胞周期中处于周期性的凝集和去凝集的变化,分裂中期的染色体螺旋化程度最高,形态最典型、最易辨认和区别,是分析染色体的最佳时期。在染色体制片制备过程中,需要解决两个关键问题:①获得大量的中期分裂相;②染色体在细胞核中相互交错缠绕,必须把它们分散开才能便于观察。因此在实验过程中,需要用秋水仙素进行预处理,因为秋水仙素能够抑制纺锤丝(微管)的聚合,使细胞无法进入后期而停止在中期,从而获得大量的中期分裂相。为了得到分散良好的分裂相,用低渗液处理细胞,使细胞体积膨大,染色体松散,再经过一定高度的滴片,细胞破碎,染色体进一步分散。因此染色体制片的流程为:秋水仙素预处理→收集细胞→低渗处理→固定液固定→滴片→吉姆萨(Giemsa)染色→非显带染色体标本。

染色体制片技术的实验材料为分裂的细胞,其中大部分需要经过体外培养后制作染色体标本,如各种体外培养的细胞系、外周血中的淋巴细胞、实体瘤标本、胎儿羊水细胞,以及皮肤、肝、肾等标本。也有的可以直接制作染色体标本,如骨髓细胞、胎儿绒毛、胸水细胞、腹水细胞和性腺活检标本等。

二、染色体显带技术

染色体显带技术(chromosome banding technique)是在染色体制片技术的基础上发展起来的,通过对染色体进行特殊处理,并用特定染料染色,使染色体显现一定的带纹,以显示染色体本身更细微的结构。常用的显带技术有 Q 带、G 带、C 带、N 带、R 带、T 带及高分辨显带等(表 6-1)。

表 6-1　染色体显带技术

带型名称	染色体标本处理方法
Q 带	荧光染料芥子喹吖因处理中期染色体标本,荧光显微镜观察
G 带	盐溶液、胰酶或碱等处理中期染色体标本,吉姆萨染色,普通光镜观察
C 带	染色体标本用酸(HCl)及碱(NaOH)变性处理,再经 2×SSC 在 60℃中温育 1 小时,吉姆萨染色,普通光镜观察
N 带	中期染色体标本用硝酸银溶液染色,普通光镜观察
R 带	用磷酸盐溶液高温处理后,用吖啶橙染色或吉姆萨染色,显微镜观察
T 带	加热处理中期染色体标本,吉姆萨染色,普通光镜观察
高分辨显带	甲氨蝶呤使细胞分裂同步化,秋水仙酰胺短时间处理,对晚前期和早中期的分裂相染色观察

通过染色体显带技术,人们能对人类 24 条染色体(1~22、X、Y)进行识别和鉴定,这对于遗传研究及人类染色体病的临床诊断非常重要。近年来,除传统 G 带、R 带和 Q 带显带技术,已经可以通过计算机软件进行自动核型分析,荧光原位杂交(fluorescence in situ hybridization,FISH)和光谱染色体核型分析(spectral karyo-typing)已经得到应用。

第七节　生命科学技术在中医药研究中的应用

中医药有着几千年的历史,博大精深,对维护人类健康和防治疾病具有重大的现实意义。传统中医药理论和实践成果的继承和发展,需要引入现代生命科学技术,将中医药理论从宏观带入微观,寻求中医病因病机的现代生物学机制,能够更好地服务临床诊断和治疗。研究中医经典名方的作用机制,揭示名老中医经验的科学内涵,研发具有重大临床价值的新药,是 21 世纪中医药发展的主要内容。近年来,中医药研究在继承的基础上吸纳生命科学技术、扩大理论框架、拓宽研究思路,初见成效。生命科学技术在中医药研究中的应用主要体现在以下几个方面(表 6-2):

表 6-2　生命科学技术在中医药研究中的应用

中医药研究	生命科学技术
中医理论研究	分子生物学、代谢组学、蛋白质组学、基因组学等技术
针灸研究	分子生物学、代谢组学、蛋白质组学、基因组学等技术
中医临床研究	基因组学、蛋白质组学及代谢组学等技术
中药研究	细胞培养、PCR、DNA 测序、基因工程等技术

一、中医理论研究

近年来运用生命科学技术和方法对证候的实质、活血化瘀理论等进行了研究。

一般认为,证是概括病变某一阶段的内在病理本质和外部客观表现的综合概念。有关证本质客观化的研究,是中医学理论现代化研究的关键科学问题。利用分子生物学、代谢组学、蛋白质组学、基因组学等研究手段,从证的微观指标和遗传学基础两个方面研究。证的微观指标方面,从生理、病理、内分泌、免疫等方面着手,通过研究证的高特异性、高灵敏性指标找出客观辨证依据。证的遗传学基础方面,采用现代生物学手段(如基因芯片等)对各种病理状态进行微观初探,阐明证的实质。研究提示:证的个体差异可能在于遗传本质,即基因及其表达的多样性。探索证与遗传素质间的关系,可开辟中医辨证论治新的研究领域。

在中医病因病机和治则治法理论中,瘀血和活血化瘀法是近些年研究的热点之一,取得了一些突破性的进展。活血化瘀是中医治疗的重要方法,应用极其广泛。目前有研究表明:痰浊瘀血状态与病理性代谢产物积聚有关,继而分泌某些细胞或体液因子,刺激基因异常表达,引起细胞异常增殖;活血化瘀药能在细胞和基因水平发挥干预作用。

二、针灸研究

针灸学是中医学科体系中独具特色和优势的学科,目前已在 160 多个国家和地区广泛应用,针灸学已成为主流医学的组成部分。较之于西医学,针灸治疗偏头痛、功能性消化不良、原发性痛经和中风后遗症等疾病疗效突出,优势明显。基因组学、蛋白质组学及代谢组学这些研究生物系统的组学方法,已经运用到针灸的机制研究中。研究结果表明,针灸减肥、针灸治疗糖尿病及针灸治疗阿尔茨海默病等的机制与调控基因表达有关。针刺麻醉是我国中西医结合的重大成果,针刺镇痛机制研究现已深入受体、基因水平,研究人员观察到电针可引起脑内阿片肽基因及其他一些基因表达的变化。我国已找到了针灸作用在脑内的靶基因——*C-fos*、*C-jun* 和 *CC-K* 基因,并已运用于临床乃至戒毒。

这些现代高新生命科学技术在针灸临床研究中的运用,为阐明针灸作用机制和治病原理提供了充分的证据。

三、中医临床研究

目前,利用基因组学、蛋白质组学及代谢组学手段开展个性化医疗是一种热门的新兴医疗技术。这些生命科学技术已经被用于中医治则、治法及中药复方等作用机制的探讨。如根据中医理论采用补肾生血药对 β- 珠蛋白生成障碍性贫血进行治疗,研究发现其疗效机制与调控相关基因表达有关。我国学者将传统中药的砷剂与西药结合起来用于治疗急性早幼粒细胞白血病,使急性早幼粒细胞白血病患者的 5 年无病生存率从约 25% 跃升至 95%,如今这种联合疗法已成为急性早幼粒细胞白血病标准疗法,该机制与诱导细胞凋亡、调控相关基因表达有关。这对于丰富中医 "毒药攻邪" 治法理论具有重大临床价值。

四、中药研究

生命科学技术在中药研究的各个方面都得到了普遍应用。

(一) 中药材鉴定

在正确鉴定生药基源、确保用药安全有效和中药研究工作的科学性中,生药的显微鉴定和生药的 DNA 分子遗传标记鉴定发挥了重要的作用。可以运用 PCR 衍生的随机扩增多态性 DNA(RAPD)技术及 DNA 测序准确、迅速地进行药材真伪的鉴别。

(二) 中药组织的离体培养和改良品质

对分生组织进行离体培养,可以建立无性繁殖系并诱导分化成植株。目前已有 100 多种药用植物经离体培养分化成植株,这对稀有珍贵中药品种的保存、繁育和纯化具有重要意义。基因工程技术已应用在改良药材品质和提高有效成分含量等方面。如培养细胞的生物转化研究,筛选出高产细胞,并获得相当好的遗传稳定性。研究者已培养出抗癌活性成分三尖杉酯碱含量高于原植物的三尖杉培养细胞。

(三) 中药药理、毒理研究

中医药在防治疾病方面积累了丰富的经验,是一个亟待开发利用的巨大宝库,但也存在着制约其应用的瓶颈。中药在国际市场上未得到广泛承认的主要原因之一是大多数中药的有效成分不明确,或缺少严格的质量标准。要使中药走向世界,与世界现代医学接轨,并打开国际市场,就必须加强基础研究,在中药研究中应用生命科学技术,并结合人类基因组学和蛋白质组学研究的最新成果,在传统药理学、毒理学研究的基础上,从细胞、分子水平探讨方剂、单味药及有效成分在组织、细胞乃至分子层次上的作用及毒性机制,了解药物作用的部位、靶点,在细胞分子及化学键水平上阐明中药的作用机制,实现中药研究现代化。这对于开发具有我国自主知识产权的新药具有重要意义。

由于中医药对现代科技深邃的包容性,留给生命科学的空间十分广阔。长期从事中药和中西医结合研究的我国药学家屠呦呦,因为从使用了上千年的传统药物青蒿中成功提取了用于治疗疟疾的药物青蒿素而获得 2015 年诺贝尔生理学或医学奖,这不仅是对我国科技发展水平的肯定,更是中医药当代价值的最好体现。目前,运用生命科学知识与技术研究中医药已掀起高潮,随着后基因组学时代的到来,系统生物学、表观遗传学等新理论和技术的引入,人们有望发现更多的中医药作用机制,揭示更多的中医药奥秘。

（董　秀）

复习思考题

1. 试比较光学显微镜技术与电子显微镜技术的原理和用途。
2. 简述细胞化学技术的定义。常用的细胞化学技术有哪些?
3. 什么是细胞原代培养? 请说明如何建立细胞系。

◇◇◇ 主要参考文献 ◇◇◇

［1］吴勉华，王新月．中医内科学 [M]. 3 版．北京：中国中医药出版社，2012.

［2］袁亚男，姜廷良，周兴，等．青蒿素的发现和发展 [J]. 科学通报，2017, 62 (18): 1914-1927.

［3］卢义钦．青蒿素的发现与研究进展 [J]. 生命科学研究，2012, 16 (3): 260 - 265.

［4］龚岳亭，杜雨苍，黄惟德，等．结晶牛胰岛素的全合成 [J]. 科学通报，1965, 16 (11): 941-945.

［5］汪猷，徐杰诚，张伟君，等．自合成的 A 链与天然 B 链合成结晶牛胰岛素 [J]. 科学通报，1965, 16 (12): 1111-1114.

［6］龚岳亭．关于人工合成结晶牛胰岛素研究的回忆 [J]. 生命科学，2015, 27 (6): 780-785.

［7］陈誉华，陈志南．医学细胞生物学 [M]. 6 版．北京：人民卫生出版社，2018.

［8］布鲁斯·艾伯茨，丹尼斯·布雷，亚历山大·约翰逊，等．基础细胞生物学 [M]. 赵寿元，金承志，丁小燕，等译．上海：上海科技教育出版社，2002.

［9］高碧珍．医学生物学 [M]. 2 版．北京：人民卫生出版社，2016.

［10］胡火珍，梁素华．医学生物学 [M]. 9 版．北京：科学出版社，2019.

［11］陈誉华．医学细胞生物学 [M]. 5 版．北京：人民卫生出版社，2015.

［12］赵宗江．细胞生物学 [M]. 10 版．北京：中国中医药出版社，2016.

［13］翟中和，王喜忠，丁明孝．细胞生物学 [M]. 4 版．北京：高等教育出版社，2011.

［14］左伋，刘艳平．细胞生物学 [M]. 3 版．北京：人民卫生出版社，2015.

［15］傅松滨．医学遗传学 [M]. 4 版．北京：人民卫生出版社，2018.

［16］胡火珍，梁素华．医学生物学 [M]. 8 版．北京：科学出版社，2015.

［17］陈竺．医学遗传学 [M]. 3 版．北京：人民卫生出版社，2015.

［18］吴勃岩，赵丕文．医学遗传学 [M]. 10 版．北京：中国中医药出版社，2018.

［19］左伋．医学遗传学 [M]. 7 版．北京：人民卫生出版社，2018.

［20］陆前进，于文强，吕红．表观遗传学与复杂性疾病 [M]. 北京：北京大学医学出版社，2016.

［21］牛翠娟，娄安如，孙儒泳，等．基础生态学 [M]. 3 版．北京：高等教育出版社，2002.

［22］李博．生态学 [M]. 北京：高等教育出版社，2000.

［23］朱景德．表观遗传学与精准医学 [M]. 北京：科学出版社，2017.

复习思考题
答案要点

模拟试卷